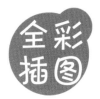

全彩插图

看图学中医中药系列教材

看图学药方

牛彦辉　杨　扬　欧阳斌　编著

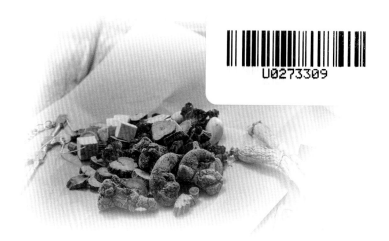

U0273309

全国百佳图书出版单位

中国中医药出版社

·北 京·

图书在版编目（CIP）数据

看图学药方 / 牛彦辉，杨扬，欧阳斌编著 . —北京：
中国中医药出版社，2022.4
ISBN 978-7-5132-7398-5

Ⅰ . ①看… Ⅱ . ①牛… ②杨… ③欧… Ⅲ . ①验方—
图解 Ⅳ . ① R289.5-64

中国版本图书馆 CIP 数据核字（2022）第 022486 号

中国中医药出版社出版

北京经济技术开发区科创十三街 31 号院二区 8 号楼
邮政编码　100176
传真　010-64405721
保定市西城胶印有限公司印刷
各地新华书店经销

开本 710×1000　1/16　印张 20.25　字数 269 千字
2022 年 4 月第 1 版　2022 年 4 月第 1 次印刷
书号　ISBN 978-7-5132-7398-5

定价　119.00 元
网址　www.cptcm.com

服 务 热 线　010-64405510
购 书 热 线　010-89535836
维 权 打 假　010-64405753

微信服务号　zgzyycbs
微商城网址　https://kdt.im/LIdUGr
官 方 微 博　http://e.weibo.com/cptcm
天猫旗舰店网址　https://zgzyycbs.tmall.com

如有印装质量问题请与本社出版部联系（010-64405510）

前　言

　　中医药学是中国古代科学的瑰宝，蕴涵着丰富的哲学思想和人文精神，凝聚着中国人民和中华民族的博大智慧，是我国文化软实力的重要体现。长期以来，中医药和西医药互相补充、协调发展，共同担负着维护和促进人民健康的任务，促进了中医药文化的繁荣与发展，促进了中华优秀文化的复兴与传播。切实把中医药这一祖先留给我们的宝贵财富传承好、利用好、发展好，是建设健康中国、实现中华民族伟大复兴的一项重大战略任务。

　　随着医学模式转变和健康服务业的发展，中医药"简、便、廉、验"的独特优势越来越显现出来，特别是我国在抗击新冠肺炎疫情的过程中，中医药做出了突出贡献，充分彰显了中医药的智慧和力量，展现了中医药文化的巨大魅力。为了进一步普及中医药基本知识，我们编写出版了《看图学中药》（上、下册），将常用的365味中药以思维导图的形式，集中展示其基本知识和文化内涵，图文并茂，形式活泼。在此基础上，为了更好地帮助大众准确记忆中药药方，科学理解组方原则，合理使用中药药方，我们又将历代医家传下来的128个成方，编写成由128幅"思维导图"组成的《看图学药方》，与《看图学中药》（上、下册）共同组成"看图学中医中药系列教材"。

　　本书是将组成药方的中药饮片彩图与其"方解""配伍特点""功用""主治""应用""附方""诵记""思忖"和"善用"等整合为一体，集图、文于一体，以"看、记、思、用"等形式，集中展示了中药药方的基本知识和文化内涵，将知识性、逻辑性和趣味性融于一体，潜移默化地帮助广大读者认识、记忆、理解历代医家通过实践得来、留传下来的成方，提升公众对中药药方的科学认知度，积极营造"热爱中医药、使用中医药、发展中医药"的"生态"环境。

　　本书全新引入"思维导图"，形式新颖活泼，插图精致优美，内容深入浅出，以提升读者的注意力和记忆力，启发读者的联想力和思维力，帮助读者认识中药药方、学习中药药方、应用中药药方。本书是专为初学中医药的学生、"西学中"医务人员和注重康养的中老年朋友"量身"打造的一套精美生动的科普读物。

本书在编写过程中，查阅、参考了部分教材和有关著作，从中借鉴了许多有益的内容，在此向有关的作者和出版社一并致谢。

为了探寻普及中医药文化的特色科普读物，我们在编写理念和形式上进行了改革与创新。然而限于我们对中医药文化内涵的认识水平，其中仍然会有疏漏之处，敬请各位专家、同行及读者予以批评指正，以便修订和完善。

牛彦辉

2021 年 9 月

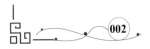

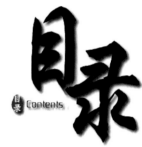

目录 Contents

中医药方 ……………… 001
　药方与治法的关系 …… 001
　药方的分类 ………… 002
　药方的剂型 ………… 003
　药方的煎服法 ………… 007
　药方的组方原则与变化
　　……………………… 009
解表剂 ……………… 011
　辛温解表剂
　　麻黄汤 ………… 012
　　　附方：麻黄加术汤
　　　　麻黄杏仁薏苡甘草汤
　　桂枝汤 ………… 014
　　　附方：桂枝加葛根汤
　　　　桂枝加厚朴杏子汤
　　　　桂枝加龙骨牡蛎汤
　　九味羌活汤 ………… 016
　　　附方：大羌活汤
　　大青龙汤 ………… 018
　　小青龙汤 ………… 020
　　　附方：射干麻黄汤
　　　　小青龙加石膏汤
　辛凉解表剂
　　银翘散 ………… 022
　　桑菊饮 ………… 024

　　麻黄杏仁甘草石膏汤 … 026
　扶正解表剂
　　败毒散 ………… 028
　　　附方：荆防败毒散
　　参苏饮 ………… 030
泻下剂 ……………… 033
　寒下剂
　　大承气汤 ………… 034
　　　附方：小承气汤
　　　　调胃承气汤
　　大黄牡丹汤 ………… 036
　温下剂
　　大黄附子汤 ………… 038
　润下剂
　　麻子仁丸 ………… 040
　逐水剂
　　十枣汤 ………… 042
　攻补兼施剂
　　增液承气汤 ………… 044
和解剂 ……………… 047
　和解少阳剂
　　小柴胡汤 ………… 048
　　　附方：柴胡桂枝干姜汤
　　　　柴胡加龙骨牡蛎汤

调和肝脾剂

四逆散 ············ 050

附方：柴胡疏肝散

逍遥散 ············ 052

附方：加味逍遥散

黑逍遥散

痛泻要方 ············ 054

调和寒热剂

半夏泻心汤 ············ 056

附方：生姜泻心汤

甘草泻心汤

黄连汤

表里双解剂

葛根黄芩黄连汤 ········· 058

清热剂 ·········· 061

清气分热剂

白虎汤 ············ 062

附方：白虎加人参汤

竹叶石膏汤 ············ 064

清营凉血剂

清营汤 ············ 066

犀角地黄汤 ············ 068

清热解毒剂

黄连解毒汤 ············ 070

附方：泻心汤

普济消毒饮 ············ 072

仙方活命饮 ············ 074

附方：五味消毒饮

清脏腑热剂

导赤散 ············ 076

附方：清心莲子饮

龙胆泻肝汤 ············ 078

附方：泻青丸

左金丸 ············ 080

泻白散 ············ 082

附方：葶苈大枣泻肺汤

清胃散 ············ 084

芍药汤 ············ 086

白头翁汤 ············ 088

清虚热剂

青蒿鳖甲汤 ············ 090

附方：清骨散

祛暑剂 ·········· 093

祛暑解表剂

香薷散 ············ 094

附方：新加香薷饮

祛暑利湿剂

六一散 ············ 096

附方：益元散

碧玉散

祛暑益气剂

清暑益气汤 ············ 098

附方：清暑益气汤

温里剂 ·········· 101

温中祛寒剂

理中丸 ············ 102

附方：附子理中丸

小建中汤 ············ 104

吴茱萸汤 ············ 106

回阳救逆剂

　　四逆汤 ············ 108

　　　附方：参附汤

温经散寒剂

　　当归四逆汤 ········· 110

　　阳和汤 ············ 112

　　　附方：小金丹

补益剂 ············ 115

补气剂

　　四君子汤 ·········· 116

　　　附方：异功散

　　　　　　六君子汤

　　　　　　香砂六君子汤

　　参苓白术散 ········· 118

　　补中益气汤 ········· 120

　　　附方：举元煎

　　　　　　升陷汤

　　玉屏风散 ·········· 122

　　生脉散 ············ 124

补血剂

　　四物汤 ············ 126

　　　附方：胶艾汤

　　　　　　桃红四物汤

　　当归补血汤 ········· 128

　　归脾汤 ············ 130

气血双补剂

　　八珍汤 ············ 132

　　　附方：十全大补汤

　　　　　　人参养荣汤

　　炙甘草汤 ·········· 134

补阴剂

　　六味地黄丸 ········· 136

　　　附方：知柏地黄丸

　　　　　　杞菊地黄丸

　　大补阴丸（原名大补丸）

　　　　　　　　　　138

　　一贯煎 ············ 140

　　百合固金汤 ········· 142

补阳剂

　　肾气丸 ············ 144

　　　附方：济生肾气丸

阴阳并补剂

　　地黄饮子 ·········· 146

　　　附方：还少丹

固涩剂 ············ 149

固表止汗剂

　　牡蛎散 ············ 150

敛肺止咳剂

　　九仙散 ············ 152

涩肠固脱剂

　　真人养脏汤 ········· 154

　　四神丸 ············ 156

涩精止遗剂

　　金锁固精丸 ········· 158

　　　附方：缩泉丸

　　桑螵蛸散 ·········· 160

固崩止带剂

　　固冲汤 ············ 162

　　易黄汤 ············ 164

　　　附方：清带汤

安神剂 ·············· 167

重镇安神剂

朱砂安神丸 ········ 168

附方：生铁落饮

补养安神剂

天王补心丹 ········ 170

酸枣仁汤 ·········· 172

附方：甘麦大枣汤

交通心肾剂

黄连阿胶汤 ········ 174

附方：交泰丸

开窍剂 ·············· 177

凉开剂

安宫牛黄丸 ········ 178

附方：牛黄清心丸

紫雪 ·············· 180

附方：小儿回春丹

至宝丹 ············ 182

温开剂

苏合香丸 ·········· 184

附方：紫金锭

理气剂 ·············· 187

行气剂

越鞠丸 ············ 188

柴胡疏肝散 ········ 190

瓜蒌薤白白酒汤 ···· 192

附方：瓜蒌薤白半夏汤

枳实薤白桂枝汤

半夏厚朴汤 ········ 194

金铃子散 ·········· 196

附方：延胡索汤

降气剂

苏子降气汤 ········ 198

定喘汤 ············ 200

旋覆代赭汤 ········ 202

理血剂 ·············· 205

活血化瘀剂

桃核承气汤 ········ 206

附方：大黄䗪虫丸

血府逐瘀汤 ········ 208

补阳还五汤 ········ 210

复元活血汤 ········ 212

附方：七厘散

温经汤 ············ 214

附方：温经汤

生化汤 ············ 216

桂枝茯苓丸 ········ 218

止血剂

十灰散 ············ 220

附方：四生丸

小蓟饮子 ·········· 222

黄土汤 ············ 224

治风剂 ·············· 227

疏散外风剂

川芎茶调散 ········ 228

附方：菊花茶调散

苍耳子散

消风散 ············ 230

附方：当归饮子

小活络丹 ·········· 232

附方：大活络丹

平息内风剂

　　镇肝熄风汤 ·············· 234

　　　附方：建瓴汤

　　大定风珠 ·············· 236

　　　附方：阿胶鸡子黄汤

治燥剂 ·············· 239

轻宣外燥剂

　　杏苏散 ·············· 240

　　　附方：桑杏汤

　　清燥救肺汤 ·············· 242

滋润内燥剂

　　麦门冬汤 ·············· 244

　　增液汤 ·············· 246

　　养阴清肺汤 ·············· 248

祛湿剂 ·············· 251

化湿和胃剂

　　平胃散 ·············· 252

　　　附方：不换金正气散

　　　　　　柴平汤

　　藿香正气散 ·············· 254

　　　附方：六和汤

清热祛湿剂

　　茵陈蒿汤 ·············· 256

　　　附方：栀子柏皮汤

　　　　　　茵陈四逆汤

　　八正散 ·············· 258

　　三仁汤 ·············· 260

　　　附方：藿朴夏苓汤

二妙散 ·············· 262

　　附方：三妙丸

　　　　　　四妙丸

利水渗湿剂

　　五苓散 ·············· 264

　　　附方：胃苓汤

　　　　　　茵陈五苓散

　　猪苓汤 ·············· 266

温化寒湿剂

　　苓桂术甘汤 ·············· 268

　　真武汤 ·············· 270

　　　附方：附子汤

　　实脾散 ·············· 272

祛湿化浊剂

　　萆薢分清饮 ·············· 274

　　　附方：萆薢分清饮

　　完带汤 ·············· 276

祛风胜湿剂

　　羌活胜湿汤 ·············· 278

　　独活寄生汤 ·············· 280

祛痰剂 ·············· 283

化湿和胃剂

　　二陈汤 ·············· 284

　　　附方：导痰汤

　　　　　　涤痰汤

清气分热剂

　　温胆汤 ·············· 286

清热化痰剂

　　清气化痰丸 ·············· 288

　　　附方：清金化痰汤

润燥化痰剂

　　贝母瓜蒌散 ·············· 290

温化寒痰剂

　　苓甘五味姜辛汤 ········· 292

治风化痰剂

　　半夏白术天麻汤 ········· 294

　　附方：半夏白术天麻汤

消食剂 ··············· 297

消食化滞剂

　　保和丸 ················· 298

　　附方：大安丸

　　健脾丸 ················· 300

健脾消食剂

　　附方：枳术丸

驱虫剂 ················· 303

　　乌梅丸 ················· 304

　　附方：理中安蛔汤

　　索引 ················· 307

　　参考书目 ············· 313

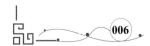

中医药方

药方系指为治疗某种疾病而组合起来的若干种药物的名称、剂量和用法，就是医生治病所开的方剂。中医药方是在中医理论的指导下，按照组方原则配伍而成的药物有序组合，并将其施予一定的剂量、用法。

最早记载中医药方的是1973年长沙马王堆汉墓中出土的《五十二病方》。历代方书和方论专著不断丰富了中医药方之内涵。所以，中医药方是传统中医文化的智慧结晶和组成部分。可以这么说，如果没有那些神奇灵妙的药方，中医必将黯淡无光。

一、药方与治法的关系

药方与治法皆为中医学的理、法、方、药的重要组成部分。治法是在审明病因、辨清证候的基础上所制定的治疗方法。药方是在治法的指导下，按照组方原则配伍而成的药物，并予以有序组合，即"法随证立""方从法出""以法施方"。只有治法与病证相符，药方功用与治法相同，才能邪去正复。

常用治法

汗法　通过开泄腠理、调畅营卫、宣发肺气等方法，使在表的六淫之邪随汗而解的一类治法。

吐法　通过涌吐的方法，使停留在咽喉、胸膈、胃脘的痰涎、宿食、有毒物质等从口中吐出的一种治法。

下法　通过荡涤肠胃、通泄大便的方法，使停留于肠胃的有形积滞从大便排出的一种治法。

和法　通过和解或调和的方法，使半表半里之邪，或脏腑、阴阳、表里失和之证得以解除的一种治法。

清法　通过清热、泻火、凉血、解毒等方法，以解除在里之热邪的一种治法。

温法　通过温散里寒的方法，使在里的寒邪得以消散的一种治法。

消法　通过消食导滞、行气活血、化痰利水、驱虫等方法，使气、血、痰、食、水、虫等有形之邪渐消缓散的一种治法。

补法　通过滋养补益的方法，以恢复人体正气，治疗各种虚证的一种治法。

二、药方的分类

▮病证分类▮

《五十二病方》所载 283 个药方（原数应在 300 个左右）分列于五十二类疾病之下，涉及内、外、妇、儿、五官等科。病证分类便于临床以病索方。

▮组成分类▮

组成分类是以病邪的轻重、病位的上下、病势的缓急、病体的强弱作为制方的依据。金·成无己在《伤寒明理药方论·序》中说："制方之用，大、小、缓、急、奇、偶、复七方是也。"

大方　指药味多或用量大，用治邪气方盛的药方。

小方　指药味少或用量小，用治病浅邪微的药方。

缓方　指药性缓和，用治病势缓慢且需长期服用的药方。

急方　指药性峻猛，用治病势急重且取效迅速的药方。

奇方　指单数药味组成的药方。

偶方　指由双数药味组成的药方。

复方　指两方或数方组合的药方。

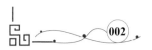

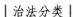

| 治法分类 |

治法分类又称为功用分类，是以治法作为分类依据，分为解表剂、泻下剂、和解剂、清热剂、祛暑剂、温里剂、补益剂、固涩剂、安神剂、开窍剂、理气剂、理血剂、治风剂、治燥剂、祛湿剂、祛痰剂、消食剂、驱虫剂等。此分类法概念比较明确，切合临床实际需要。

| 笔画分类 |

现代大型方剂辞书等仅为检索之便，以方名汉字笔画为纲进行分类。此分类法便于查阅，利于鉴别同名异方。

三、药方的剂型

剂型，是在药方组成之后，根据病情的需要和药物的不同性能，加工制成的一定形态的制剂形式。

| 液体剂型 |

汤剂 又称为煎剂，古称为汤液，是将药物饮片加水或酒浸泡后，再煎煮一定时间，去渣取汁而制成的液体剂型。主要供内服、外洗使用，其优点是吸收快，能迅速发挥药效，尤其是具有其他剂型所无法比拟的适应"个性化"治疗的优势。

酒剂 又称为药酒，古称为酒醴，是将药物用白酒或黄酒浸泡，或加温隔水炖煮，去渣取液后供内服或外用。酒有活血通络、易于发散和助长药力的特性，故常于祛风通络和补益剂中使用。外用酒剂尚可祛风活血、止痛消肿。

酊剂 是以不同浓度的乙醇为溶媒，经过不同的方法浸出中药的有效成分所得到的液体，多为外用。

露剂 又称为药露，是选取新鲜并含有挥发性成分的药物，用蒸馏法制成的具芳香气味的澄清透明水溶液。一般作为饮料及清凉解暑剂。

糖浆剂　是将药物煎煮、去渣取汁、浓缩后，加入适量蔗糖溶解后制成的浓蔗糖水溶液。糖浆剂具有味甜、量小、服用方便、吸收较快等特点，尤其适于儿童服用。

口服液　是将药物用水或其他溶剂提取，经精制而成的内服液体制剂。具有剂量较小、吸收较快、服用方便、口感适宜等优点。

注射液　又称为针剂，是将药物经过提取、精制、配制等步骤而制成的灭菌溶液、无菌混悬液或无菌粉末，供皮下、肌肉、静脉注射的一种制剂。

│固体剂型│

散剂　是将药物粉碎，混合均匀，制成粉末状制剂。分为内服和外用两类。内服散剂是将药物研成细粉，以温开水冲服，量小者亦可直接吞服；亦可制成粗末，以水煎取汁服者，称为煮散。散剂的特点是制作简便、吸收较快、节省药材、便于服用与携带。

丸剂　是将药物研成细粉或使用药材提取物，加适宜的黏合剂所制成的

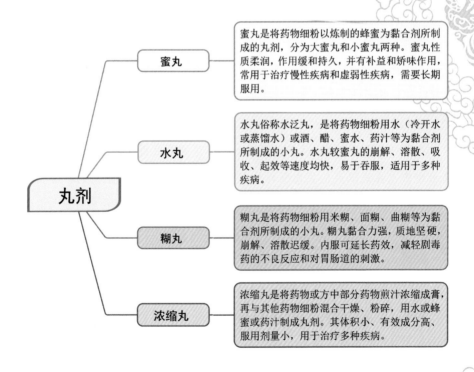

丸剂

蜜丸　蜜丸是将药物细粉以炼制的蜂蜜为黏合剂所制成的丸剂，分为大蜜丸和小蜜丸两种。蜜丸性质柔润，作用缓和持久，并有补益和矫味作用，常用于治疗慢性疾病和虚弱性疾病，需要长期服用。

水丸　水丸俗称水泛丸，是将药物细粉用水（冷开水或蒸馏水）或酒、醋、蜜水、药汁等为黏合剂所制成的小丸。水丸较蜜丸的崩解、溶散、吸收、起效等速度均快，易于吞服，适用于多种疾病。

糊丸　糊丸是将药物细粉用米糊、面糊、曲糊等为黏合剂所制成的小丸。糊丸黏合力强，质地坚硬，崩解、溶散迟缓。内服可延长药效，减轻剧毒药的不良反应和对胃肠道的刺激。

浓缩丸　浓缩丸是将药物或方中部分药物煎汁浓缩成膏，再与其他药物细粉混合干燥、粉碎，用水或蜂蜜或药汁制成丸剂。其体积小、有效成分高、服用剂量小，用于治疗多种疾病。

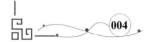

球形固体剂型。丸剂与汤剂相比，吸收较慢、药效持久、节省药材、便于服用与携带。常用的丸剂有蜜丸、水丸、糊丸、浓缩丸等。

茶剂 是将药物经粉碎加工而制成的粗末状制品，或加入适宜黏合剂制成的方块状制剂。用时以沸水泡汁或煎汁，不定时饮用。大多用于治疗感冒、食积、腹泻等病证。

条剂 又称为药捻，是用桑皮纸粘药后搓捻成细条，或将桑皮纸捻成细条再粘药粉而成。用时插入疮口或瘘管内，能化腐拔毒、生肌收口。也可将艾叶和药研成粗末，用纸裹制成圆条，供灸治使用，称为艾条。

线剂 又称为药线，是将丝线或棉线置于药液中浸煮，经干燥制成的外用制剂。用于治疗瘘管、痔疮或赘生物，通过所含药物的轻度腐蚀作用和药线的机械紧扎作用，使瘘管引流通畅或使赘生物萎缩、脱落。

丹剂

内服： 没有固定剂型，有丸剂，也有散剂，是以药品贵重或药效显著而名之曰丹，如至宝丹、活络丹等。

外用： 又称为丹药，是以某些矿物类药经高温烧炼制成的不同结晶形状的制品，常研粉涂撒疮面，治疗疮疡痈疽；也可制成药条、药线和外用膏剂应用。

锭剂 是将药物研成细粉，加适当的黏合剂所制成规定形状的固体剂型，有纺锤形、圆柱形、条形等，可供外用与内服。内服以研末调服或磨汁服，外用则磨汁涂患处。

片剂 是将药物细粉或药材提取物与辅料混合压制而成的片状制剂。片剂用量准确，体积小，异味少，服用和储存方便。

冲剂 是将药材提取物加适量赋形剂或将部分药物细粉制成的干燥颗粒状或块状制剂，用时以开水冲服。冲剂具有体积较小、服用方便等特点。

栓剂 古称坐药或塞药，是将药物细粉与基质混合制成一定形状的固体制剂，用于腔道并在其间融化或溶解而发挥药效，有杀虫止痒、滑润、收敛等作用。栓剂便于婴幼儿直肠给药。

胶囊剂

硬胶囊剂：是将一定量的药材提取物与药材粉末或辅料制成均匀的粉末或颗粒，填充在空心胶囊中制成；或将药材粉末直接分装于空心胶囊中制成。

软胶囊剂：是将一定量的药材提取物密封于球形或椭圆形的软质囊材中，可用滴制法或压制法制备。

┃半固体剂型┃

膏剂　是将药物用水或植物油煎熬去渣而制成的剂型。分为内服和外用膏剂。

内服膏剂：有流浸膏、浸膏、煎膏三种，其中流浸膏与浸膏多用于调配其他制剂使用，如合剂、糖浆剂、冲剂、片剂等。

煎膏：又称为膏滋，是将药物加水反复煎煮，去渣浓缩后，加炼蜜或炼糖制成的半固体剂型。其特点是体积小、含量高、便于服用、口味甜美，有滋润补益的作用，一般用于慢性虚弱患者，有利于较长时间用药。

外用膏剂：有软膏和硬膏两种。

软膏：又称为药膏，是将药物细粉与适宜的基质制成具有适当稠度的半固体外用制剂。其中用乳剂型基质的，称为乳膏剂。多用于皮肤、黏膜或疮面。

硬膏：又称为膏药，古称薄贴，是以植物油将药物煎至一定程度后去渣，再煎至滴水成珠，加入黄丹等搅匀、冷却制成的硬膏。用时加温摊涂在布或纸上，软化后贴于患处或穴位上，可治疗局部疾病和全身性疾病，如疮疡肿毒、跌打损伤、风湿痹证以及腰痛、腹痛等。

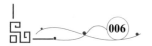

四、药方的煎服法

| 煎药法 |

煎药用具 一般以陶瓷器皿、砂锅为佳。现代亦有用不锈钢器皿，忌用铁器、铜器。煎具的容量宜稍大些，以利于药物的翻动，并可避免药汁外溢。应适时加盖，以防水分蒸发过快，使药物的有效成分过度挥发。

煎药用水 以洁净、新鲜、无杂质为原则，如自来水、井水、蒸馏水均可。根据药物特点和疾病性质，也有用酒或水酒合煎者。

煎药用水量 可视药量、质地及煎药时间而定，一般以高于饮片平面3～5cm为宜。每剂药一般煎煮2次，亦有煎煮3次者。第一煎水量可适当多些，第二、三煎则可略少。每次煎煮所得药量以150mL左右为宜。

煎药火候 一般有"武火""文火"之分。急火煎之，谓"武火"；慢火煎之，谓"文火"。常规煎药先用武火，沸腾后即改用文火。同时，应根据药物性味及所需煎煮时间的要求，酌定火候。解表剂和泻下剂，煎煮时间宜短，其火宜急，水量宜少；补益之剂，煎煮时间宜长，其火宜慢，水量略多。若药物煎煮焦枯时，则应弃之不用。

煎药方法 煎药前，应先将药物浸泡20～30分钟之后再行煎煮，使有效成分易于煎出。有些药物需采用特殊煎法，一般都要在处方中注明。特殊煎法：

先煎：贝壳类（如牡蛎、珍珠母等）、角骨甲类（如水牛角、龟甲、鳖甲等）和矿物类（如生石膏、代赭石等）药物，因质地坚实，难以煎煮，应打碎先煎，即煮沸后20分钟左右，再加入其他药同煎。某些质地较轻而又用量较多（如玉米须、夏枯草等）或含泥沙多的药物（如灶心土、糯稻根等）亦可先煎取汁，然后以其药汁代水煎药。另外，有毒药物（如附子、生草乌、生川乌等）可经过先煎达到降低毒性或消除毒性的目的。

后下：气味芳香的药物，其有效成分易于挥发，一般煎煮时间较短，以5分钟左右为宜。特殊药物，如大黄取其攻下作用，应后下，一般煎10～15分钟即可。后下药物都应先进行浸泡然后再煎。

包煎：某些煎后药液混浊或对咽喉有刺激作用的药物，或易于粘锅的药物，如旋覆花、辛夷、车前子、赤石脂等，要先用纱布包好，再放入锅内与其他药同煎。

单煎：某些贵重的药物，为尽量减少损耗，需将其切成小片，单味煎煮2～3小时，单独服用或与其他药液合服，如西洋参、鹿茸等。

溶化：又称为烊化。胶质类或黏性大且易溶化的药物，如阿胶、龟甲胶、鹿角胶、蜂蜜等，应单独溶化，趁热与煎好的药液混合均匀，顿服或分服，以免因其性黏而影响其他药物的煎煮。

冲服：某些芳香或贵重药物，如麝香、牛黄、琥珀等，应研为细末，用药液或温水冲服。

▎服药法▎

服药时间　一般而言，病在上焦，宜食后服；病在下焦，宜食前服；补益药和泻下药，宜空腹服；安神药宜临卧服；对胃肠有刺激的药，应食后服。急性重病则不拘时服，慢性病应按时服，治疟药宜在发作前2小时服。另外，也有药方的服药时间有特殊要求，如十枣汤宜在"平旦"服，鸡鸣散宜在"五更"服等。

服用方法　服用汤剂，一般一日1剂，分2～3次温服。根据病情需要，可一日只服1次，或一日数服，或煎汤代茶服，甚至一日连服2剂。散剂和丸剂一般根据病情和具体药物定量，日服2～3次。此外，尚有热服、冷服等方法。如治疗热证可寒药冷服，治疗寒证可热药热服，以辅助药力。若病情严重，服药后可能出现呕吐等拒药反应，应寒药热服，或热药冷服，以防邪药格拒。对于服药呕吐者，宜先服少量姜汁，或嚼少许陈皮，然后服药；亦可采取冷服、少量频服等方法。对于昏迷或吞咽困难者，可用鼻饲法给药。使用峻烈药和毒性药时，宜从小剂量开始，逐渐加量，取效即止，慎勿过量，以免中毒或损伤正气。

药后调护　一般服解表药，应取微汗，不可大汗，然亦不可汗出不彻。服泻下剂后，应注意饮食，不宜进食生冷及不易消化的食物，以免影响脾胃之健运。

服药后的饮食"宜和忌"主要有两方面：

一是疾病对饮食的宜和忌，如水肿患者宜少食盐、下利者慎油腻、寒证者禁生冷等。

二是药物对饮食的宜和忌，如服地黄者忌萝卜、服土茯苓者忌茶叶、服荆芥者忌河豚和无鳞鱼等。

此外，尚有汗后避风，以及慎劳役、戒房事、节恚怒等，以防"劳复""食复"。

五、药方的组方原则与变化

药方是由药物组成的，药物通过配伍，增强或改变其自身功用，调其偏胜，制其毒性，消除或减缓其对人体的不良反应，发挥药物间相辅相成或相反相成等综合作用，使各具特性的药物组合成为一个整体，从而发挥更好地预防与治疗疾病的作用。

┃组方原则┃

君药　是针对主病或主证起主要治疗作用的药物，是方中不可或缺，且药力居首的药物。

臣药　一是辅助君药加强治疗主病或主证作用的药物。二是针对兼病或兼证起治疗作用的药物。其在方中之药力小于君药。

佐药　一是佐助药，即协助君、臣药以加强治疗作用，或直接治疗次要兼证的药物。二是佐制药，即制约君、臣药的峻烈之性，或减轻、消除君、

臣药的峻烈之性，或减轻、消除君、臣药毒性的药物。三是反佐药，即根据某些病证之需，配伍少量与君药性味或作用相反而又能在治疗中起相成作用的药物。其在方中之药力小于臣药，一般用量较轻。

使药 一是引经药，即能引方中诸药以达病所的药物。二是调和药，即具有调和诸药作用的药物。其在方中之药力较小，用量亦轻。

┃药方的变化┃

药方的组方原则是根据病情的需要及患者体质、性别、年龄之不同，并参照季节与气候的变化、地域的差异等因素而确定的。因此，运用药方或遣药组方时，必须因病、因人、因时、因地制宜，将原则性与灵活性相结合，使方药与病证丝丝入扣，做到师其法而不泥其方，从而实现治疗的"个体化"主旨。

药味加减

佐使药的加减：因为佐使药在方中的药力较小，不至于引起该方功用的根本改变，故这种加减是在主症不变的情况下，对某些药物进行加减以适应一些次要兼症的需要。

臣药的加减：这种变化改变了药方的主要配伍关系，使药方的功用发生较大变化。

药量加减 药量是药物在方中药力大小的重要标识之一。如两个药方的组成药物相同但用量不相同时，随着方中药物药力的相应变化，必然导致配伍关系及君臣佐使相应变化，遂使功用、主治各有所异。

剂型更换 药方的剂型各有所长，同一方剂，尽管用药及其用量完全相同，但剂型不同，其作用亦异。当然，这种差异往往只是药力大小和峻缓的区别，在主治病情上有轻重缓急之分而已。

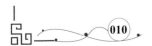

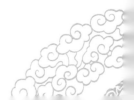

解表剂

解表剂是以发汗、解肌、透疹等作用为主，用于治疗表证的方剂。根据《素问·阴阳应象大论》之"其在皮者，汗而发之"的原则立法，属于"八法"中之"汗法"。

解表剂适用于六淫外邪侵袭人体肌表、肺卫所致的表证。凡风寒外感或温病初起，以及麻疹、疮疡、水肿、痢疾等初起，症见恶寒、发热、头痛、身疼、苔薄白、脉浮者，均为其适用范围。

由于外邪有寒热之异，体质有强弱之别，故表证属风寒者，当辛温解表；属风热者，当辛凉解表；兼见气、血、阴、阳诸不足者，当辅以补益之法，以扶正祛邪。所以解表剂分为辛温解表剂、辛凉解表剂和扶正解表剂。

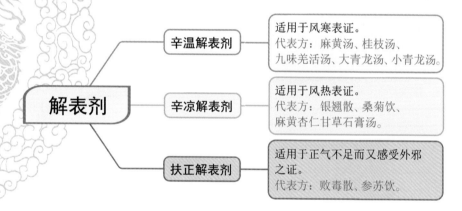

解表剂多用辛散轻扬之品组方，故不宜久煎，以免药力耗散，作用减弱。

汤剂一般宜温服，服后避风寒，并增衣被，或啜热粥以助取汗。汗出以遍身微汗为佳，若汗出不彻，恐病邪不解；汗出太过，易耗气伤津。若汗出病瘥，即当停服，不必尽剂。同时，应注意禁食生冷、油腻之品，以免影响药物的吸收和药效的发挥。

若表邪未尽，而又见里证者，原则上应先解表，后治里；表里并重者，则当表里双解。若外邪已入于里，或麻疹已透，或疮疡已溃，或虚证水肿，均不宜使用。

 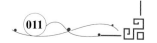

杏仁
9g

麻黄
9g

桂枝
6g

组成

炙甘草
3g

水煎服，覆被取微汗。 — 用法

本方证为外感风寒表实证。风寒之邪外袭肌表，主寒性收引凝滞，使腠理闭塞，卫阳被遏，营阴郁滞，经脉不通，故见恶寒发热、无汗、头身痛；肺主气属卫，司皮毛开合，寒邪束表，致使肺气宣发肃降功能失常，肺气上逆而喘；舌苔薄白、脉浮紧亦是风寒束表之征象。治当发汗解表，宣肺平喘。 — 证治机理

麻黄，辛温，主入肺经，为发汗之峻剂，既开腠理、透毛窍，发汗以祛在表之风寒；又开宣肺气，宣散肺经风寒而平喘。 — 君

桂枝，解肌发表，通达营卫，既助麻黄发汗散寒之力，又可温通营卫之郁。 — 臣

杏仁，利肺平喘，与麻黄相伍，一宣一降，以复肺气宣降之权而平喘，又使邪气去而肺气和。 — 佐

炙甘草，既调和药性，又缓麻黄、桂枝峻烈之性，使汗出而不致耗伤正气。 — 使

方解

麻黄、桂枝相须为用，发汗之力较强，可使风寒去而营卫和；四药相伍，风寒得散，肺气得宣，诸症可愈。 — 解析

麻
黄
汤
《伤寒论》

配伍特点

麻桂相须，开腠畅营；麻杏相使，宣降相宜。

功用 发汗解表，宣肺平喘。

主治 外感风寒表实证。恶寒发热，头身疼痛，无汗而喘，舌苔薄白，脉浮紧。

应用

药味加减 若喘急胸闷、咳嗽痰多、表证不甚者，去桂枝，加苏子、半夏以化痰止咳平喘；若鼻塞流涕重者，加苍耳子、辛夷以宣通鼻窍；若夹湿邪而兼见骨节酸痛，加苍术、薏苡仁以祛风除湿；若兼里热之烦躁、口干，酌加石膏、黄芩以清泻郁热。

现代应用 常用于治疗感冒、流行性感冒、支气管炎、支气管哮喘等属风寒表实证者。

附方

麻黄加术汤（《金匮要略》）
组成：麻黄 9g，桂枝 6g，炙甘草 3g，杏仁 9g，白术 12g。
用法：水煎服，覆被取微汗。
功用：发汗解表，散寒法湿。
主治：风寒湿痹证。症见身体疼烦、无汗等。

麻黄杏仁薏苡甘草汤（《金匮要略》）
组成：麻黄 6g，杏仁 9g，薏苡仁 12g，炙甘草 3g。
用法：水煎，温服。有微汗，避风。
功用：发汗解表，祛风除湿。
主治：风湿在表，湿郁化热证。一身尽痛，发热，日晡所剧者。

思忖

麻黄加术汤与麻黄杏仁薏苡甘草汤的功用异同点是什么？
相同点：麻黄加术汤和麻黄杏仁薏苡甘草汤均由麻黄汤加减而成，皆为治疗风寒湿痹之方。
不同点：麻黄加术汤证属风、寒、湿三邪俱重，其症身体疼烦而无汗，表寒及身痛较重，故用麻黄、桂枝与白术相配，以发汗解表、散寒祛湿。麻黄杏仁薏苡甘草汤证不仅风寒较轻，且有湿邪化热之象，其症身痛、发热、日晡所剧，故而不用桂枝、白术，改用薏苡仁渗湿清化，且全方用量尤轻，为微汗之用。

善用 治疗外感风寒表实证之代表方，又为辛温发汗法之基础方。以恶寒发热，无汗而喘，脉浮紧为辨证要点。本方为辛温发汗之峻剂，当中病即止，不可过服。

诵记 麻黄汤中用桂枝，杏仁甘草四般施，恶寒发热头项痛，喘而无汗服之宜。

麻 黄

桂 枝

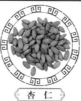
杏 仁

甘 草

桂枝 6g

生姜 9g

芍药 9g

大枣 3枚

炙甘草 6g

组成

桂枝汤
《伤寒论》

用法

水煎服，覆被取微汗。

证治机理

本方主症为外感风寒导致营卫不和而成。风为阳邪，其性开泄，卫气因之失其固护之性，腠理大开，不能固护营阴，而使营阴外泄，故见汗出恶风、发热、头痛、脉浮缓等；肺合皮毛，风邪犯肺，肺胃失和，则鼻鸣干呕。风寒在表，应辛温发散以解表，但本方证属表虚，腠理不固，故当祛邪调正兼顾，治以解肌发表，调和营卫。

方解

君

桂枝，解肌发表，温经止痛，解肌发表而祛在表之风寒。

臣

芍药，益阴敛营，使桂枝辛散而不伤阴，桂、芍相合，一散一收，调和营卫。

佐

生姜，助桂枝以解表散寒，又兼和胃止呕。大枣，甘平，既能益气补中，又可滋脾生津。姜枣相配，是为补脾和胃、调和营卫的常用组合。

使

炙甘草，调和药性，合桂枝辛甘化阳以实卫，合芍药酸甘化阴以益营，功兼佐药之用。

解析

药虽五味，但配伍严谨，发中有补，散中有收，营卫同治，邪正兼顾，阴阳并调。

配伍特点

辛散与酸收相配，散中有收，汗不伤正；助阳与益阴同用，阴阳兼顾，营卫并调。

生姜

大枣

桂枝

芍药

功用　解肌发表，调和营卫。

主治　外感风寒表虚证。恶风发热，汗出头痛，鼻鸣干呕，苔白不渴，脉浮缓或浮弱。

应用

药味加减　太阳病误下伤中，邪陷太阴，土虚木乘之腹痛，芍药的量加至 18g，以温脾和中，缓急止痛。

现代应用　常用于感冒、流行性感冒、原因不明的低热、产后及病后的低热、妊娠呕吐、荨麻疹等属营卫不和者。

附方

桂枝加葛根汤《伤寒论》
组成：桂枝 6g，芍药 6g，生姜 9g，炙甘草 6g，大枣 3 枚，葛根 12g。
用法：水煎服，覆取微似汗。
功用：解肌发表，升津舒筋。
主治：风寒客于太阳经输，经气不输，营卫不和证。桂枝汤证兼项背强而不舒者。

桂枝加厚朴杏子汤《伤寒论》
组成：桂枝 9g，芍药 9g，生姜 9g，炙甘草 6g，大枣 3 枚，厚朴 6g，杏仁 6g。
用法：水煎服，覆取微似汗。
功用：解肌发表，降气平喘。
主治：宿有喘病，又感风寒。症见桂枝汤证兼咳喘者；或风寒表证误用下法后，表证未解而微喘者。

桂枝加龙骨牡蛎汤《金匮要略》
组成：桂枝 9g，芍药 9g，生姜 9g，炙甘草 6g，大枣 4 枚，龙骨 9g，牡蛎 9g。
用法：水煎服。
功用：调阴阳，和营卫，摄精气。
主治：阴阳两虚、营卫失调之精气不固证。多梦，遗精，遗尿，多汗，少腹弦急，目眩发落，脉芤迟或芤动微紧者。

思忖　麻黄汤与桂枝汤的功用异同点是什么？
相同点：麻黄汤和桂枝汤均属辛温解表之剂，皆可用治外感风寒表证。
不同点：麻黄汤为麻黄、桂枝相须，并佐杏仁，发汗散寒力强，兼能宣肺平喘，为辛温发汗之重剂，适用于恶寒发热而无汗喘咳之外感风寒表实证。桂枝汤为桂枝、芍药相伍，并佐姜、枣，发汗解表之力逊，但具有调和营卫之功，为辛温解表之和剂，适用于恶风发热而汗出之外感风寒表虚证。

善用　本方是治疗外感风寒表虚证的基础方，又是调和营卫、调和阴阳治法的代表方。临床应用以恶风、发热、汗出、脉浮缓为辨证要点。凡外感风寒表实无汗者禁用。服药期间禁食生冷、黏腻、酒肉等物。

诵记　桂枝芍药等量伍，姜枣甘草微火煮，解肌发表调营卫，风寒表虚自汗除。

甘草

防风
9g

羌活
9g

白芷
6g

生地黄
6g

苍术
9g

组成

黄芩
6g

细辛
3g

川芎
6g

甘草
6g

用法

水煎服。

证治机理

本方主症是由外感风寒湿邪，兼里有蕴热所致。风寒湿邪侵犯肌表，卫阳郁遏，腠理闭塞，经络阻滞，气血运行不畅，故见恶寒发热、无汗、头痛项强、肢体酸楚疼痛；口苦微渴、舌苔微黄是里有蕴热之征；脉浮紧是风寒束表的常见脉象。治当以发散风寒湿邪为主，清泄里热为辅。

君

羌活，辛苦性温，气味雄烈，入太阳经，功擅解表寒，祛风湿，利关节，止痹痛。

臣

防风，辛甘性温，功善祛风，并能胜湿止痛。
苍术，辛苦而温，入太阴经，功善燥湿，并能祛风散寒。

佐

细辛，主入少阴经，尤能止痛。
白芷，主入阳明经，兼可燥湿。
川芎，主入少阳、厥阴经，行气活血，宣痹止痛。
生地黄、黄芩，清泄里热，并防诸辛温燥烈之品助热伤津。

使

甘草，调和诸药。

方解

九味羌活汤
张元素方，录自《此事难知》

解析

防风、苍术为臣药，共助君药祛风散寒，除湿止痛；细辛、白芷、川芎，三味佐药俱能祛风散寒，共助君臣药祛风寒湿邪以除病因，畅行气血以解疼痛。九味药配伍，既兼治内外，又分属六经，协调表里而成发汗祛湿、兼清里热之剂。

配伍特点

主以辛温，少佐寒凉，六经分治。

功用 发汗祛湿，兼清里热。

主治 外感风寒湿邪，内有蕴热证。恶寒发热，无汗，头痛项强，肢体酸楚疼痛，口苦微渴，舌苔白或微黄，脉浮或浮紧。

应用

药味加减 若湿邪较轻，肢体酸楚不甚者，去苍术、细辛以减温燥之性；若肢体关节痛剧者，加独活、威灵仙、鸡血藤等以加强宣痹止痛之力；若湿重胸满者，去滋腻之生地黄，加枳壳、厚朴行气化湿宽胸；若无口苦微渴者，生地黄、黄芩又当酌情裁减；若里热甚而烦渴者，加石膏、知母清热除烦止渴。

现代应用 常用于感冒、风湿性关节炎、偏头痛、腰肌劳损等属外感风寒湿邪兼有里热者。

附方 大羌活汤（《此事难知》）
组成：防风、羌活、独活、防己、黄芩、黄连、苍术、白术各9g，炙甘草、细辛、知母、川芎、地黄各30g。
用法：水煎服。
功用：发散风寒，祛湿清热。
主治：外感风寒湿邪兼有里热证。头痛身重，发热恶寒，口干烦满而渴，舌苔白腻，脉浮数。

思忖 九味羌活汤与大羌活汤的功用区别是什么？
九味羌活汤和大羌活汤均可治外感风寒湿邪而兼有里热之证。大羌活汤比九味羌活汤少白芷，多黄连、知母、防己、独活、白术，故其清热祛湿之功较强，宜于外感风寒湿邪而兼见里热较甚者。

善用 本方是治疗外感风寒湿邪而兼里热证之常用方。临床应用以恶寒发热，头痛无汗，肢体酸楚疼痛，口苦微渴为辨证要点。

诵记 九味羌活用防风，细辛苍芷与川芎，黄芩生地同甘草，三阳解表益姜葱。

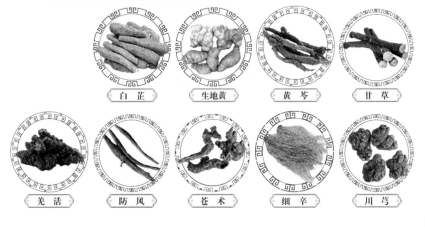

〔白 芷〕　〔生地黄〕　〔黄 芩〕　〔甘 草〕

〔羌 活〕　〔防 风〕　〔苍 术〕　〔细 辛〕　〔川 芎〕

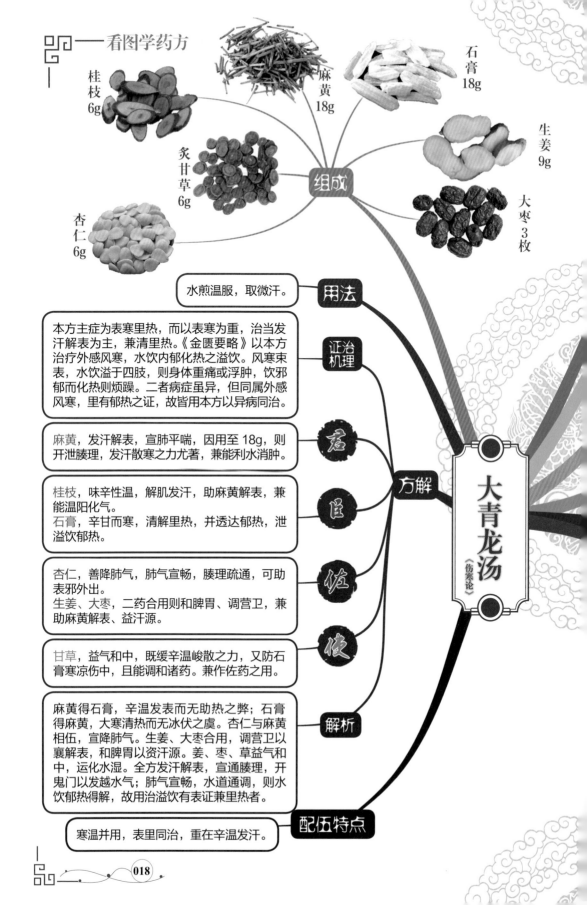

桂枝 6g

麻黄 18g

石膏 18g

炙甘草 6g

生姜 9g

杏仁 6g

大枣 3枚

组成

用法

水煎温服，取微汗。

证治机理

本方主症为表寒里热，而以表寒为重，治当发汗解表为主，兼清里热。《金匮要略》以本方治疗外感风寒，水饮内郁化热之溢饮。风寒束表，水饮溢于四肢，则身体重痛或浮肿，饮邪郁而化热则烦躁。二者病症虽异，但同属外感风寒，里有郁热之证，故皆用本方以异病同治。

方解

君

麻黄，发汗解表，宣肺平喘，因用至18g，则开泄腠理，发汗散寒之力尤著，兼能利水消肿。

臣

桂枝，味辛性温，解肌发汗，助麻黄解表，兼能温阳化气。
石膏，辛甘而寒，清解里热，并透达郁热，泄溢饮郁热。

佐

杏仁，善降肺气，肺气宣畅，腠理疏通，可助表邪外出。
生姜、大枣，二药合用则和脾胃、调营卫，兼助麻黄解表、益汗源。

使

甘草，益气和中，既缓辛温峻散之力，又防石膏寒凉伤中，且能调和诸药。兼作佐药之用。

解析

麻黄得石膏，辛温发表而无助热之弊；石膏得麻黄，大寒清热而无冰伏之虞。杏仁与麻黄相伍，宣降肺气。生姜、大枣合用，调营卫以襄解表，和脾胃以资汗源。姜、枣、草益气和中，运化水湿。全方发汗解表，宣通腠理，开鬼门以发越水气；肺气宣畅，水道通调，则水饮郁热得解，故用治溢饮有表证兼里热者。

配伍特点

寒温并用，表里同治，重在辛温发汗。

大青龙汤
《伤寒论》

功用　发汗解表，兼清里热。

主治　外感风寒，内有郁热证。恶寒发热，头身疼痛，不汗出而烦躁，脉浮紧。
溢饮。身体痛重，或四肢浮肿，恶寒身热，无汗，烦躁，脉浮紧。

应用

药味加减　里热明显者，加大石膏用量，再加天花粉；咽喉痛甚者，加金银花、连翘、牛蒡子；浮肿者，加茯苓、泽泻；热甚者，加大青叶、蝉蜕；气血虚甚者，加黄芪、白术、熟地黄、何首乌；瘀血甚者，加当归、丹参；小儿夏季外感高热，咽红，扁桃体大者，加金银花、蒲公英、牛蒡子；烦躁不安者，加钩藤、蝉蜕。

现代应用　常用于感冒、流行性感冒、支气管炎、支气管哮喘、过敏性鼻炎、急性风湿性关节炎、急性肾炎等证属外寒里热或外寒里热兼水饮者。

思忖　大青龙汤与麻黄汤的功用异同点是什么？
相同点：大青龙汤和麻黄汤组成中皆有麻、桂、杏、草，功能发汗解表，主治外感风寒表实证。
不同点：大青龙汤系由麻黄汤倍用麻黄，减少杏仁用量，再加石膏、生姜、大枣而成。证属风寒重证，兼内有郁热，故方中倍用麻黄以增其发汗之力；配石膏以清解郁热；减杏仁用量，乃因无喘逆之症。

善用　本方是治疗外感风寒，里兼郁热证的常用方。临床应用以恶寒发热、头身疼痛、无汗、烦躁、脉浮紧为辨证要点。表虚者，不可用，即"若脉微弱，汗出恶风者，不可服"。本方发汗之功居解表方剂之冠，故"一服得汗者，停后服"，以防过剂；"汗出多者，温粉扑之"。

诵记　大青龙汤桂麻黄，杏草石膏姜枣藏，太阳无汗兼烦躁，发表清里此方良。

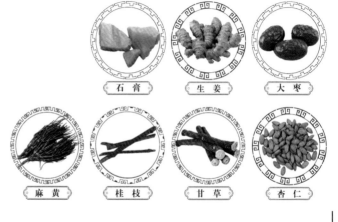

石膏　　生姜　　大枣

麻黄　　桂枝　　甘草　　杏仁

看图学药方

麻黄 9g

炙甘草 6g

桂枝 9g

芍药 9g

五味子 9g

细辛 9g

干姜 9g

半夏 9g

组成

用法

水煎服。

证治机理

本方主治外感风寒，寒饮内停。恶寒发热、无汗、身体疼痛，乃风寒束表，卫阳被遏，营阴郁滞，毛窍闭塞引起，属风寒表实证。素有水饮之人，一旦感受外邪，每致表寒引动内饮。水寒相搏，内外相引，饮动不居，寒饮射肺，肺失宣降，则咳喘痰多而稀；饮停心下，阻滞气机，则胸痞；饮留胃中，胃气上逆，则干呕；饮溢肌肤，则浮肿身重；舌苔白滑，脉浮，为外寒内饮之佐证。治宜解表散寒，温肺化饮。

方解

君

麻黄、桂枝，辛温，发汗解表，且麻黄兼能开宣肺气而止咳平喘，桂枝兼可温阳化气而行水化饮。

臣

干姜，辛热，细辛，辛温，温肺化饮，并助麻黄、桂枝解表祛邪。

佐

半夏，辛苦而温，燥湿化痰，和胃降逆。
五味子，敛肺止咳。
芍药，和营养血。

使

炙甘草，益气和中，兼调和辛散酸收之性。兼作佐药之用。

解析

素有痰饮，脾肺本虚，纯用辛温，恐辛散耗气，温燥伤津，故配酸甘之五味子、芍药，既增强止咳平喘之功，又防诸辛散温燥之药耗气伤津。八味相伍，解表与化饮配合，一举而表里双解。

配伍特点

辛散与酸收相配，散中有收；温化与敛肺相伍，开中有合。

小青龙汤
《伤寒论》

五味子

半夏

麻黄

芍药

020

功用　解表散寒，温肺化饮。

主治　外寒内饮证。恶寒发热，头身疼痛，无汗，喘咳，痰涎清稀而量多，胸痞，或干呕，或痰饮咳喘，不得平卧，或身体疼重，头面四肢浮肿，舌苔白滑，脉浮。

应用

药味加减　肺胀，心下有水气，咳而上气，烦躁而喘，脉浮者，加石膏 6g，解表蠲饮，清热除烦。

现代应用　常用于支气管炎、支气管哮喘、肺气肿、肺心病、肺炎、胸膜炎、过敏性鼻炎、卡他性眼炎、中耳炎等证属外寒里饮者。

附方

射干麻黄汤（《金匮要略》）
射干 9g，麻黄 9g，生姜 12g，细辛 3g，紫菀 9g，款冬花 9g，大枣 2 枚，半夏 9g，五味子 9g。
用法：水煎服。
功用：宣肺祛痰，降气止咳。
主治：痰饮郁结，气逆喘咳证。咳而上气，喉中有水鸣声者。

小青龙加石膏汤（《金匮要略》）
麻黄、芍药、桂枝、细辛、甘草、干姜、五味子、半夏各9g，石膏6g。
用法：水煎服。
功用：解表蠲饮，清热除烦。
主治：肺胀，心下有水气。咳而上气，烦躁而喘，脉浮者。

思忖
射干麻黄汤、小青龙加石膏汤与小青龙汤的功用区别是什么？
射干麻黄汤证为风寒较轻，痰饮郁结，肺气上逆较重，故于小青龙汤基础上减桂枝、芍药、甘草，增加祛痰肃肺，止咳平喘之射干、款冬花、紫菀等药。小青龙汤解表散寒之力大，功偏治表；射干麻黄汤祛痰降气之力强，功偏治里。
小青龙加石膏汤即在小青龙汤基础上加石膏 6g 而成，主治外感风寒、内有饮邪郁热之证，故用小青龙汤解表化饮，加少量石膏清热除烦。石膏药性虽大寒，但用量较少，故不悖全方辛温之旨。

善用　本方是治疗外感风寒、寒饮内停而致喘咳的常用方。临床应用以恶寒发热，无汗，喘咳，痰多而稀，舌苔白滑，脉浮为辨证要点。

诵记　小青龙汤治水气，喘咳呕哕渴利慰，
姜桂麻黄芍药甘，细辛半夏兼五味。

细辛

干姜

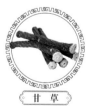
甘草

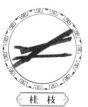
桂枝

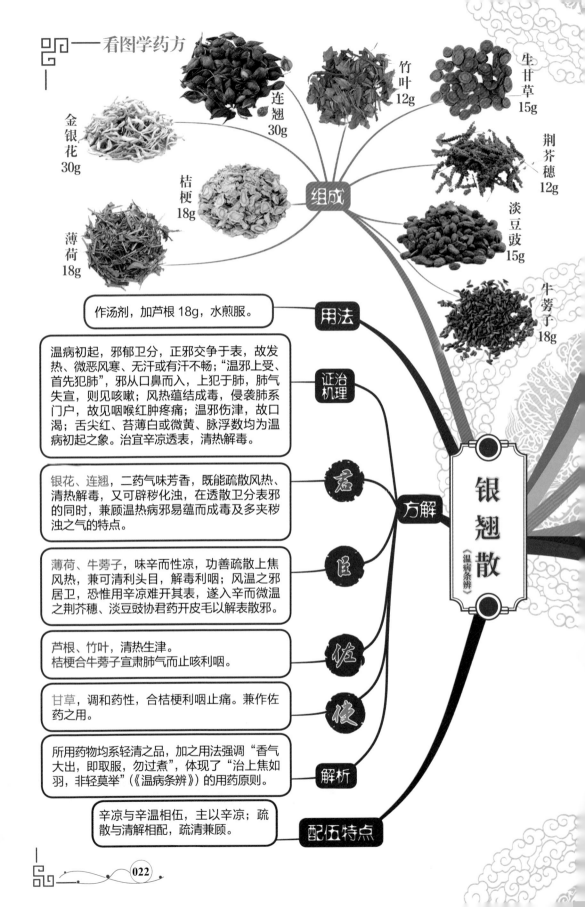

连翘
30g

竹叶
12g

生甘草
15g

金银花
30g

荆芥穗
12g

桔梗
18g

淡豆豉
15g

薄荷
18g

组成

牛蒡子
18g

用法

作汤剂，加芦根 18g，水煎服。

证治机理

温病初起，邪郁卫分，正邪交争于表，故发热、微恶风寒、无汗或有汗不畅；"温邪上受、首先犯肺"，邪从口鼻而入，上犯于肺，肺气失宣，则见咳嗽；风热蕴结成毒，侵袭肺系门户，故见咽喉红肿疼痛；温邪伤津，故口渴；舌尖红、苔薄白或微黄、脉浮数均为温病初起之象。治宜辛凉透表，清热解毒。

君

银花、连翘，二药气味芳香，既能疏散风热、清热解毒，又可辟秽化浊，在透散卫分表邪的同时，兼顾温热病邪易蕴而成毒及多夹秽浊之气的特点。

臣

薄荷、牛蒡子，味辛而性凉，功善疏散上焦风热，兼可清利头目，解毒利咽；风温之邪居卫，恐惟用辛凉难开其表，遂入辛而微温之荆芥穗、淡豆豉协君药开皮毛以解表散邪。

佐

芦根、竹叶，清热生津。
桔梗合牛蒡子宣肃肺气而止咳利咽。

使

甘草，调和药性，合桔梗利咽止痛。兼作佐药之用。

解析

所用药物均系轻清之品，加之用法强调"香气大出，即取服，勿过煮"，体现了"治上焦如羽，非轻莫举"（《温病条辨》）的用药原则。

配伍特点

辛凉与辛温相伍，主以辛凉；疏散与清解相配，疏清兼顾。

方解

银翘散
（温病条辨）

功用　辛凉透表，清热解毒。

主治　温病初起。发热，微恶风寒，无汗或有汗不畅，口渴头痛，咽痛咳嗽，舌尖红，苔薄白或薄黄，脉浮数。

应用

　　药味加减　渴甚者，为伤津较甚，加天花粉生津止渴；项肿咽痛者，系热毒较甚，加马勃、射干清热解毒，利咽消肿；衄者，由热伤血络，去荆芥穗、淡豆豉之辛温，加白茅根、侧柏炭、栀子炭凉血止血；咳者，是肺气不利，加桑叶、杏仁苦降肃肺以加强止咳之功；胸膈闷者，乃夹湿邪秽浊之气，加藿香、郁金芳香化湿，辟秽祛浊。

　　现代应用　常用于急性发热性疾病的初起阶段，如感冒、急性扁桃体炎、上呼吸道感染、肺炎、麻疹、流行性脑膜炎、腮腺炎等证属温病初起，邪郁肺卫者。

思忖　银翘散为什么适用于温病初起？
温病初起，邪在卫分，卫气被郁，开阖失司，则发热、微恶风寒、无汗或有汗不畅；肺位最高而开窍于鼻，邪自口鼻而入，上犯于肺，肺气失宣，则咳嗽；风热蕴结成毒，侵袭肺系门户，则咽喉红肿疼痛；温邪伤津，则口渴；舌尖红、苔薄白或微黄，脉浮数，均为温病初起之象。治宜辛凉透表，清热解毒，银翘散最为适宜。

善用　本方是"辛凉平剂"（《温病条辨》），是治疗风温初起的常用方。临床应用以发热微恶寒，咽痛，口渴，脉浮数为辨证要点。方中药物多为芳香轻宣之品，不宜久煎，"过煮则味厚而入中焦矣"。

诵记　银翘散主上焦疴，竹叶荆牛豉薄荷，甘桔芦根凉解法，风温初感此方宜。

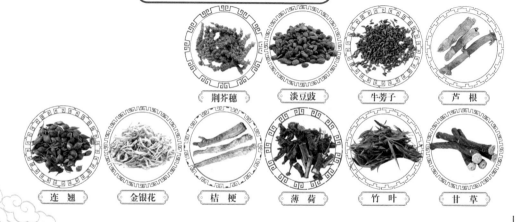

荆芥穗　　淡豆豉　　牛蒡子　　芦根

连翘　　金银花　　桔梗　　薄荷　　竹叶　　甘草

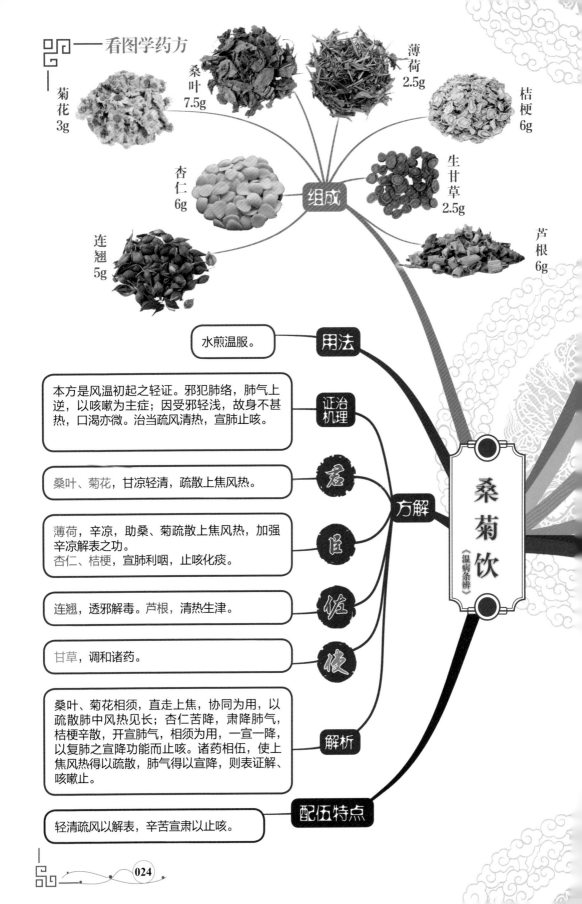

菊花
3g

桑叶
7.5g

薄荷
2.5g

桔梗
6g

杏仁
6g

生甘草
2.5g

连翘
5g

芦根
6g

组成

用法

水煎温服。

证治机理

本方是风温初起之轻证。邪犯肺络，肺气上逆，以咳嗽为主症；因受邪轻浅，故身不甚热，口渴亦微。治当疏风清热，宣肺止咳。

君

桑叶、菊花，甘凉轻清，疏散上焦风热。

臣

薄荷，辛凉，助桑、菊疏散上焦风热，加强辛凉解表之功。
杏仁、桔梗，宣肺利咽，止咳化痰。

佐

连翘，透邪解毒。芦根，清热生津。

使

甘草，调和诸药。

方解

解析

桑叶、菊花相须，直走上焦，协同为用，以疏散肺中风热见长；杏仁苦降，肃降肺气，桔梗辛散，开宣肺气，相须为用，一宣一降，以复肺之宣降功能而止咳。诸药相伍，使上焦风热得以疏散，肺气得以宣降，则表证解、咳嗽止。

配伍特点

轻清疏风以解表，辛苦宣肃以止咳。

桑菊饮
《温病条辨》

功用 疏风清热，宣肺止咳。

主治 风温初起，表热轻证。但咳嗽，身热不甚，口微渴，脉浮数。

应用

药味加减 若两三日后，气粗似喘，是气分热势渐盛，加石膏、知母以清解气分之热；若咳嗽较频，是肺热甚，加黄芩、桑白皮清肺热；若咳痰黄稠，咯吐不爽，加瓜蒌、贝母、天花粉以清热化痰；咳嗽咯血者，加白茅根、茜草根、丹皮凉血止血；若口渴甚者，加天花粉生津止渴；兼咽喉红肿疼痛，加玄参、板蓝根清热利咽。

现代应用 常用于感冒、急性支气管炎、上呼吸道感染、肺炎、急性结膜炎、角膜炎等属风热犯肺者。

思忖 银翘散与桑菊饮的功用异同点是什么？
相同点：银翘散和桑菊饮皆是治疗温病初起的辛凉解表方剂，组成中都有连翘、桔梗、甘草、薄荷、芦根五味药。
不同点：银翘散用金银花配伍荆芥、豆豉、牛蒡子、竹叶，解表清热之力强，为"辛凉平剂"；桑菊饮用桑叶、菊花配伍杏仁，肃肺止咳之力大，而解表清热作用较银翘散为弱，故为"辛凉轻剂"。

善用 本方是治疗风热犯肺之咳嗽证的常用方剂。临床应用以咳嗽，发热不甚，微渴，脉浮数为辨证要点。本方为"辛凉轻剂"，故肺热甚者，当予加味后运用，否则病重药轻，药不胜病；若系风寒咳嗽，不宜使用。由于方中药物均系轻清之品，故不宜久煎。

诵记 桑菊饮中桔杏翘，芦根甘草薄荷饶，清宣肺卫清宣剂，风温咳嗽服之消。

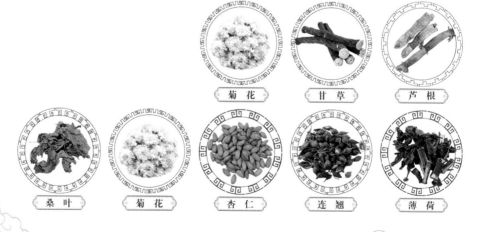

菊 花　　甘 草　　芦 根

桑 叶　　菊 花　　杏 仁　　连 翘　　薄 荷

炙甘草
6g

麻黄
9g

组成

杏仁
9g

石膏
18g

用法

水煎服。

方解

证治机理

本方主症是因表邪入里化热，热邪壅肺，肺失宣降所致。风热袭表，表邪不解而入里，或风寒之邪郁而化热，邪热入里，充斥内外，故身热不解、汗出、口渴、苔黄、脉数；热壅于肺，肺失宣降，故咳逆气急，甚则鼻扇。若表邪未尽，可因卫气被郁，毛窍闭塞而无汗；若表邪已解，里热蒸腾，则汗出口渴。苔薄白，脉浮乃是表证未尽之征。治当辛凉宣泄，清肺平喘，兼以疏表透邪。

君

麻黄，辛温，主归肺经，若表邪未尽则可解表散邪，若表邪已尽则可宣肺平喘。
石膏，辛甘大寒，归肺胃二经，清泄肺热以生津，解肌透热。

臣

杏仁，苦温，肃降肺气而平喘咳，与麻黄相配则宣降相因，与石膏相伍则清肃协同。

佐

炙甘草，益气护胃，又防石膏清凉伤中，又与杏仁相合而止咳，更能调和于寒温宣降之间。兼作佐药之用。

解析

麻黄得石膏，宣肺平喘而不助热；石膏得麻黄，清解肺热而不凉遏，且石膏二倍于麻黄，相制为用。四药合用，共奏辛凉宣肺、清热平喘之功。

配伍特点

解表与清肺并用，以清为主；宣肺与降气结合，以宣为主。

麻黄杏仁甘草石膏汤
《伤寒论》

功用　辛凉宣肺，清热平喘。

主治　表邪未解，邪热壅肺证。身热不解，咳逆气急，甚则鼻扇，口渴，有汗或无汗，舌苔薄白或黄，脉浮而数。

应用

药味加减　若肺热甚，壮热汗出者，加重石膏用量，加桑白皮、黄芩、知母以清泄肺热；表邪偏重，无汗而恶寒，石膏用量宜减轻，加薄荷、苏叶等以助解表宣肺之力；痰多气急，加葶苈子、枇杷叶以降气化痰；痰黄稠而胸闷者，加瓜蒌、贝母、黄芩、桑白皮以清热化痰，宽胸利膈。

现代应用　常用于感冒、上呼吸道感染、急性支气管炎、支气管肺炎、大叶性肺炎、支气管哮喘、麻疹合并肺炎等属表证未尽，热邪壅肺之证。

思忖　麻黄杏仁甘草石膏汤与麻黄汤的功用异同点是什么？
相同点：麻黄杏仁甘草石膏汤和麻黄汤俱用麻黄、杏仁、甘草而治喘咳。
不同点：麻黄杏仁甘草石膏汤主治之喘咳，证属表邪入里化热，壅遏于肺，故以麻黄配石膏，清热宣肺为主，兼以解表祛邪；麻黄汤主治之喘咳，系风寒束表，肺气失宣所致，故以麻黄配桂枝，相须为用，发汗解表为主，兼以宣肺平喘。

善用　本方是治疗表邪未解，邪热壅肺而致喘咳的基础方。因石膏倍麻黄，其功用重在清宣肺热，不在发汗，故临床应用以发热、喘咳、苔黄、脉数为辨证要点。

诵记　伤寒麻杏甘石汤，热邪壅肺是妙方，辛凉宣泄能清肺，有汗无汗皆可尝。

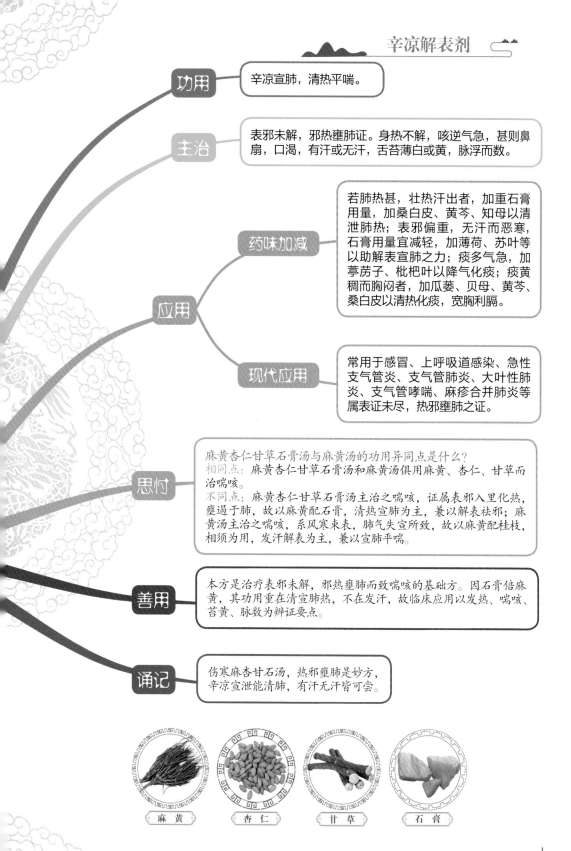

麻黄　　杏仁　　甘草　　石膏

看图学药方

前胡
9g

柴胡
9g

茯苓
9g

川芎
9g

组成

桔梗
9g

枳壳
9g

人参
9g

羌活
9g

独活
9g

甘草
9g

用法
加生姜3g、薄荷2g，水煎服。

证治机理
本方主证是素体气虚，又感风寒湿邪所致的气虚外感证。风寒湿邪束于肌表，卫阳被遏，邪正交争，故见恶寒壮热、无汗；寒主收引，湿性重着，肢体关节经络气血运行不畅，故头项强痛、肢体酸痛；脾虚气弱，湿痰内生，加之风寒犯肺，肺失宣降，故鼻塞声重、咳嗽有痰、胸膈痞满、舌淡苔白；脉浮、重按无力，为气虚外感之征。表证宜散，气虚宜补，故治宜散寒祛湿，益气解表。

方解

君
羌活、独活，发散风寒，除湿止痛，羌活长于祛上部风寒湿邪，独活长于祛下部风寒湿邪，合而用之，为通治一身风寒湿邪的常用组合。

臣
川芎，行气活血，并能祛风。
柴胡，解肌透邪，且能行气。二药既可助君药解表逐邪，又可行气活血，加强宣痹止痛之力。

佐
桔梗、枳壳、前胡、茯苓，宣肺理气，化痰止咳。
人参，益气扶正，一则助正气以鼓邪外出，并寓防邪复入之义；二则令全方散中有补，不致耗伤真元。

使
生姜、薄荷为引，以助解表之力。
甘草，调和药性，兼以益气和中。
二药兼作佐药之用。

解析
诸药相伍，祛风散寒，除湿止痛，宽胸利气，化痰止咳。

配伍特点
主辛温以解表，辅宣肃以止咳，佐益气以祛邪。邪正兼顾，以祛邪为主。扶正药得祛邪药则补不滞邪，无闭门留寇之弊；祛邪药得扶正药则解表不伤正，相辅相成。

败毒散
《太平惠民和剂局方》

生姜　　薄荷
柴胡　　前胡

028

功用
散寒祛湿，益气解表。

主治
气虚，外感风寒湿表证。恶寒壮热，头项强痛，肢体酸痛，无汗，鼻塞声重，咳嗽有痰，胸膈痞满，舌淡苔白，脉浮而按之无力。

应用

药味加减
若正气未虚，而表寒较甚者，去人参，加荆芥、防风以祛风散寒；气虚明显者，重用人参，或加黄芪、淫羊藿以益气补虚；湿滞肌表经络，肢体酸楚疼痛甚者，酌加威灵仙、桑枝、秦艽、防己等祛风除湿，通络止痛；咳嗽重者，加杏仁、白前止咳化痰；痢疾之腹痛、便脓血、里急后重甚者，加白芍、木香以行气和血止痛。

现代应用
常用于感冒、流行性感冒、支气管炎、风湿性关节炎、痢疾、过敏性皮炎、湿疹等证属外感风寒湿邪兼气虚者。

附方
荆防败毒散（《摄生众妙方》）
组成：荆芥、防风、茯苓、独活、柴胡、前胡、川芎、枳壳、羌活、桔梗、薄荷各4.5g，甘草1.5g。
用法：用水一盅，煎至八分，温服。
功用：发汗解表，消疮止痛。
主治：疮肿初起。症见红肿疼痛，恶寒发热，无汗不渴，舌苔薄白，脉浮数。

思忖
败毒散能"逆流挽舟"，其内涵是什么？
用败毒散治疗外邪陷里而成之痢疾，使陷里之邪还出表解。意即疏散表邪，表气疏通，里滞亦除，其痢自止，故曰此方能"逆流挽舟"。

善用
本方原名为人参败毒散，是益气解表的常用方。临床应用以恶寒发热，肢体酸痛，无汗，脉浮、按之无力为辨证要点。方中药物多为辛温香燥之品，外感风热及阴虚外感者均忌用。若时疫、湿温、湿热蕴结肠中而成之痢疾，切不可用。

诵记
人参败毒草苓芎，羌独柴前枳桔共，
生姜薄荷同煎服，气虚感寒有奇功。

川芎

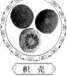
枳壳

羌活

独活

茯苓

桔梗

人参

甘草

组成

紫苏叶 9g

人参 9g

茯苓 9g

炒枳壳 6g

葛根 9g

桔梗 6g

半夏 9g

木香 6g

前胡 9g

陈皮 6g

炙甘草 6g

用法

加生姜 7 片，大枣 1 枚，水煎温服。

证治机理

本方主证由素体脾肺气虚，内有痰湿，复感风寒而致。风寒束表，正邪交争，卫阳郁遏，肺气闭郁，故见恶寒发热、无汗头痛、鼻塞；风寒犯肺，痰湿壅肺，阻滞气机，故咳嗽痰白、胸脘满闷；表证应当脉浮，今脉反弱，且见倦怠无力、气短懒言，是气虚之征。治当益气解表，理气化痰。

方解

君

苏叶，辛温，归肺脾经，功擅发散表邪，又能宣肺止咳，行气宽中。

臣

葛根，发散风寒，解肌舒筋。

佐

半夏、前胡、桔梗，止咳化痰，宣降肺气。
木香、枳壳、陈皮，理气宽胸，醒脾畅中。
茯苓，健脾渗湿以助消痰。
人参，益气健脾。

使

甘草，调和诸药；补气安中，兼作佐药之用。

解析

人参益气健脾，苏叶、葛根得人参相助，则无发散伤正之虞，大有启门驱贼之势。半夏、前胡、桔梗，与木香、枳壳、陈皮及茯苓相配，化痰与理气兼顾，既寓"治痰先治气"之意，又使升降复常，有助于表邪之宣散、肺气之开合。生姜、大枣，协苏、葛可解表，合参、苓、草能益脾。

配伍特点

散补同用，燥行合法，散不伤正，补不留邪，气顺痰消。

参苏饮
《太平惠民和剂局方》

功用
益气解表，理气化痰。

主治
气虚外感风寒，内有痰湿证。恶寒发热，无汗，头痛，鼻塞，咳嗽痰白，胸脘满闷，倦怠无力，气短懒言，苔白脉弱。

应用

药味加减
表寒证较重，减葛根，加荆芥、防风；头痛甚者，加川芎、白芷、藁本；气滞减轻，减木香。

现代应用
常用于感冒、上呼吸道感染等证属气虚外感风寒兼有痰湿者。

思忖
参苏饮与败毒散的功用异同点是什么?
相同点：参苏饮与败毒散皆佐入人参、茯苓、甘草，治气虚外感风寒之证。
不同点：参苏饮以苏叶、葛根配半夏、陈皮等，治外感风寒而有痰湿之证。
败毒散以羌活、独活、川芎、柴胡等祛邪为主，以治风寒夹湿之表证。

善用
本方是治疗气虚外感风寒，内有痰湿证之常用方。临床应用以恶寒发热，无汗头痛，咳痰色白，胸脘满闷，倦怠无力，苔白，脉弱为辨证要点。老人、小儿、孕妇、体弱者患风寒感冒而头痛、鼻塞、咳嗽、怕冷、流清涕等都可使用。

诵记
参苏饮内用陈皮，枳壳前胡半夏宜，干葛木香甘桔茯，内伤外感此方推。

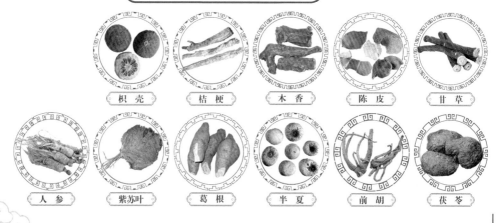

枳 壳　　桔 梗　　木 香　　陈 皮　　甘 草

人 参　　紫苏叶　　葛 根　　半 夏　　前 胡　　茯 苓

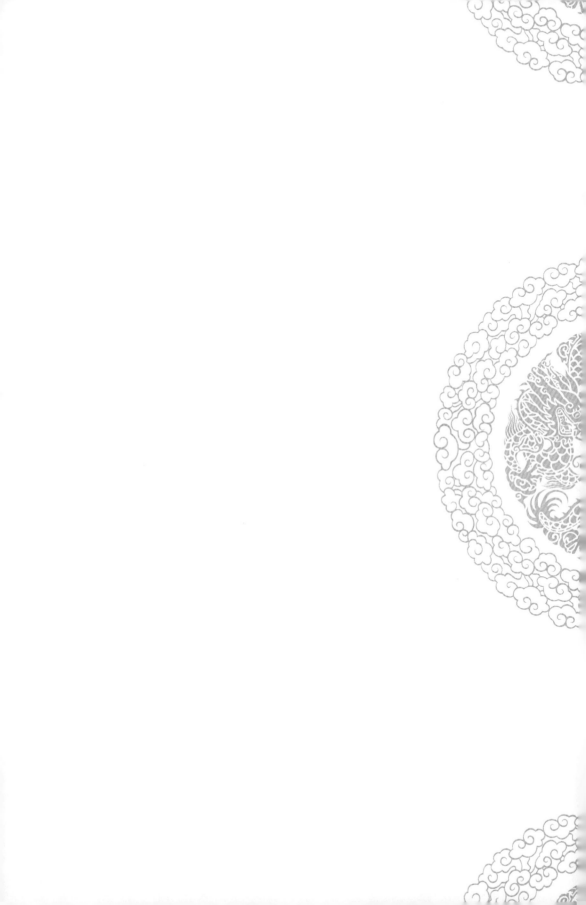

泻下剂

泻下剂是以通便、泻热、攻积、逐水等作用为主，用于治疗里实证的方剂。根据《素问·阴阳应象大论》"其下者，引而竭之""其实者，散而泻之"的原则立法，属于"八法"中之"下法"。

泻下剂是为有形实邪内结而设，凡燥屎内结、冷积不化、瘀血内停、宿食不消、结痰停饮、虫积之脘腹胀满、腹痛拒按、大便秘结或泻利、苔厚、脉沉实等属里实证者，均可用泻下剂治疗。

里实证的证候表现有热结、寒结、燥结、水结之不同。热结者，当寒下；寒结者，当温下；燥结者，当润下；水结者，当逐水；里实而兼见正气不足者，当攻补兼施。所以，泻下剂分为寒下剂、温下剂、润下剂、逐水剂和攻补兼施剂。

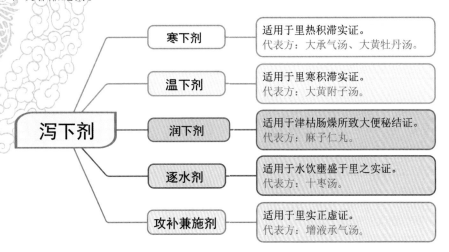

泻下剂多由药力迅猛之品组方，易伤胃气，故应得效即止，慎勿过剂。服药期间，应忌油腻及不易消化的食物，以防重伤胃气。如表证未解，里未成实者，不宜使用泻下剂。年老体虚、病后伤津、亡血者，以及孕妇、产妇、月经期女性，均应慎用或禁用。

大黄
12g

枳实
12g

厚朴
24g

组成

芒硝
9g

用法

水煎服，大黄后下，溶服芒硝。

证治机理

本方原为阳明腑实证而设。阳明腑实证，是由实热与积滞互结于肠胃，腑气不通所致。实热内结，燥屎结聚于肠中，则气机阻滞，腑气不通，故见大便秘结，频转矢气，脘腹痛满。前人将阳明腑实证的表现归纳为"痞、满、燥、实"。"痞"为胸脘闷塞；"满"指脘腹胀满；"燥"为胃肠津伤燥结，燥屎不下；"实"指正邪俱实。
肠中燥屎内结，燥热煎迫津液从旁而下之象，称"热结旁流"；热盛伤津，筋脉失养，故见抽搐；热扰神明，甚则神昏发狂。上述诸证皆为里热闭阻，实热积滞，内结肠胃，腑气不通，热盛伤津。治当峻下热结，即"釜底抽薪，急下存阴"之法。

方解

君

大黄，泄热通便，荡涤胃肠之积滞，且能活血行瘀，从而有利于推陈出新，使胃肠功能恢复。大黄生用且后下，其泻下力量更锐，以除"实"。
厚朴，行气消胀，以除"满"。

臣

芒硝，咸寒润降，泄热通便，软坚润燥，助大黄泻热荡积，推陈出新之功，以除"燥"。
枳实，下气开痞散结，以除"痞"。

解析

芒硝、大黄合用，既可苦寒泻下，又能软坚润燥；厚朴、枳实并助芒硝、大黄推荡积滞以加速热积的排泄。四药相合，共奏峻下热结、急下存阴之功。腑气得通，承顺胃气下行，诸症自愈。本方通过峻下热结，通导大便，以承顺胃气下行，故名"承气"。

配伍特点

苦辛通降与咸寒合法，泻下与行气并重，相辅相成。

大
承
气
汤
《伤寒论》

枳 实

芒 硝

大 黄

厚 朴

功用 —— 峻下热结。

主治 —— 阳明腑实证。大便不通，频转矢气，脘腹痞满，腹痛拒按，按之则硬，甚或潮热谵语，手足濈然汗出，舌苔黄燥起刺，或焦黑燥裂，脉沉实。
热结旁流证。下利清水，色纯青，其气臭秽，脐腹疼痛，按之坚硬有块，口舌干燥，脉滑实。
里热实证之热厥、痉病或发狂等。

应用

药味加减 —— 若阴液不足，加玄参、生地黄、麦冬；若气虚，加人参；治疗坏死性肠炎，加黄芩、栀子、地榆、槐花、白头翁；治疗急性胰腺炎，去厚朴，加生山楂、红藤、败酱草。

现代应用 —— 常用于肠梗阻、急性胆囊炎、急性胰腺炎、幽门梗阻，以及某些热性病过程中出现高热、神昏、谵语、惊厥、发狂而见大便不通、苔黄脉实者。

附方

小承气汤（《伤寒论》）
组成：大黄 12g，厚朴 6g，枳实 9g。
用法：水煎服。
功用：轻下热结。
主治：阳明腑实轻证。谵语潮热，大便秘结，胸腹痞满，舌苔老黄，脉滑而疾；或痢疾初起，腹中胀痛，里急后重等。

调胃承气汤（《伤寒论》）
组成：大黄 12g，炙甘草 6g，芒硝 12g。
用法：水煎服。
功用：缓下热结。
主治：阳明病，胃肠燥热证。大便不通，口渴心烦，蒸蒸发热，或腹中胀满，或为谵语，舌苔黄，脉滑数；以及胃肠热盛而致发斑吐衄，口齿咽喉肿痛等。

思忖

大承气汤、小承气汤、调胃承气汤的功用异同点是什么？
相同点：大承气汤、小承气汤、调胃承气汤合称"三承气汤"，均以等量大黄泻热通便，主治阳明腑实之证。
不同点：大承气汤厚朴倍大黄，先煎枳实、厚朴，后下大黄，芒硝烊化，泻下与行气并重，其功峻下，主治"痞""满""燥""实"具备之阳明腑实重证。
小承气汤，药少芒硝一味，且厚朴用量减少，大黄倍厚朴，枳实亦少，更三味同煎，其功轻下，主治以"痞""满""实"为主之阳明腑实轻证。
调胃承气汤用大黄、芒硝而不用枳实、厚朴，且大黄与甘草同煎，取其和中调胃，下不伤正，故名"调胃承气汤"，主治以"燥""实"为主之阳明热结证。

善用 —— 本方是治疗阳明腑实证的基础方，又是寒下法的代表方。临床应用以"痞""满""燥""实"四证及舌红苔黄、脉沉实为辨证要点。

诵记 —— 大承气汤用硝黄，配以枳朴泻力强，阳明腑实真阴灼，急下存阴第一方。

大黄
12g

桃仁
9g

丹皮
3g

冬瓜子
30g

芒硝
6g

组成

用法

水煎服。

证治机理

本方主证是因肠中湿热郁蒸，气血凝聚所致。湿热郁蒸，气血凝聚，结于肠中，不通则痛，故右少腹疼痛拒按，甚则局部肿痞，右侧腿喜屈而不伸，伸则痛甚。肠痈初成，营卫失和，则有发热、自汗、恶寒。舌苔黄腻，脉滑数，均为湿热之象。治宜泄热破瘀，消肿散结。

君

大黄，苦寒攻下，荡涤肠中郁结湿热。
丹皮，辛苦微凉，清热凉血，活血化瘀。

臣

芒硝，味咸性寒，泄热导滞，软坚散结，增强大黄泻下之功。
桃仁，苦平入血分，破瘀泄热。

佐

冬瓜子，甘寒滑利，清肠利湿，排脓消痈。

方解

解析

诸药合用，共奏泄热破瘀、散结消肿之功，湿热瘀血得以祛除，则肠痈自愈。

配伍特点

全方集泻下、清利、破瘀于一体，以通为用，使湿热瘀毒从肠道排泄于外，体现了泄热破瘀法。

大黄牡丹汤

《金匮要略》

功用

泄热破瘀，散结消肿。

主治

肠痈初起，湿热瘀滞证。右少腹疼痛拒按，按之其痛加剧，甚则局部肿痞，或右腿屈而不伸，伸则痛剧，或时时发热，自汗恶寒，舌苔薄腻而黄，脉滑数。

应用

药味加减

若热毒较重者，加蒲公英、金银花、紫花地丁、红藤、败酱草以加强清热解毒之力；血瘀较重者，加赤芍、乳香、没药以活血祛瘀。

现代应用

常用于急性单纯性阑尾炎、肠梗阻、急性胆道感染、胆道蛔虫症、胰腺炎等属湿热瘀滞者。

思忖

大黄牡丹汤与大承气汤的功用异同点是什么？
大黄牡丹汤和大承气汤均含有大黄、芒硝，且同属于寒下剂，具有泻下热结之功，用于治疗里热积滞实证。
大黄牡丹汤以大黄、芒硝配伍活血利湿药桃仁、牡丹皮、冬瓜子，适用于湿热内蕴、气血凝聚所致的肠痈初起。
大承气汤用泻下之大黄、芒硝配伍行气之厚朴、枳实，适用于阳明腑实、大便秘结、腹部胀满硬痛拒按、苔黄、脉实者。

善用

本方为治疗湿热血瘀肠痈初起的常用方。临床应用以右下腹疼痛拒按，善屈右腿，舌苔薄黄而腻，脉滑数为辨证要点。肠痈溃后以及老人、孕妇、产后，均忌用。

诵记

金匮大黄牡丹汤，桃仁芒硝瓜子裹，湿热瘀滞肠痈起，泻热破瘀消肿良。

大黄

丹皮

桃仁

冬瓜子

芒硝

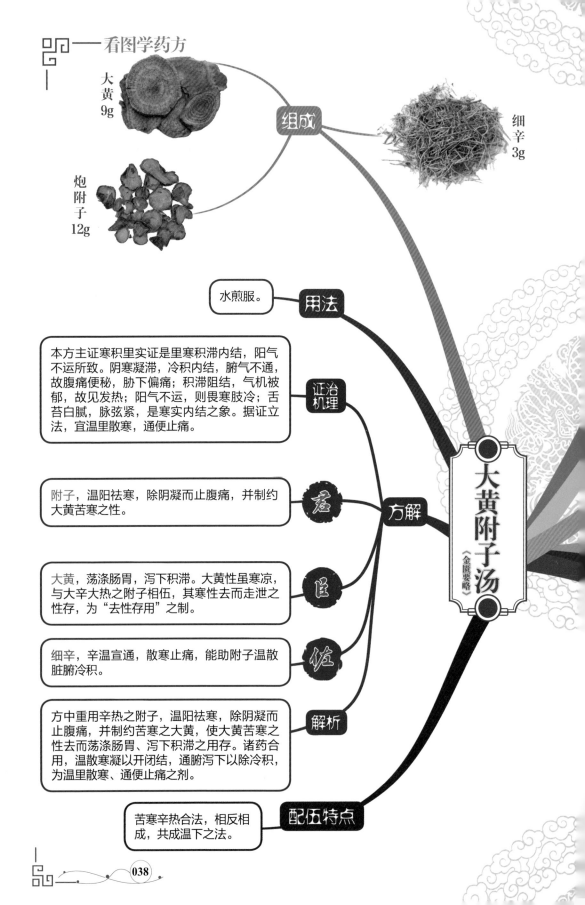

大黄
9g

炮附子
12g

组成

细辛
3g

用法

水煎服。

证治机理

本方主证寒积里实证是里寒积滞内结，阳气不运所致。阴寒凝滞，冷积内结，腑气不通，故腹痛便秘，胁下偏痛；积滞阻结，气机被郁，故见发热；阳气不运，则畏寒肢冷；舌苔白腻，脉弦紧，是寒实内结之象。据证立法，宜温里散寒，通便止痛。

君

附子，温阳祛寒，除阴凝而止腹痛，并制约大黄苦寒之性。

臣

大黄，荡涤肠胃，泻下积滞。大黄性虽寒凉，与大辛大热之附子相伍，其寒性去而走泄之性存，为"去性存用"之制。

佐

细辛，辛温宣通，散寒止痛，能助附子温散脏腑冷积。

解析

方中重用辛热之附子，温阳祛寒，除阴凝而止腹痛，并制约苦寒之大黄，使大黄苦寒之性去而荡涤肠胃、泻下积滞之用存。诸药合用，温散寒凝以开闭结，通腑泻下以除冷积，为温里散寒、通便止痛之剂。

方解

大黄附子汤
《金匮要略》

配伍特点

苦寒辛热合法，相反相成，共成温下之法。

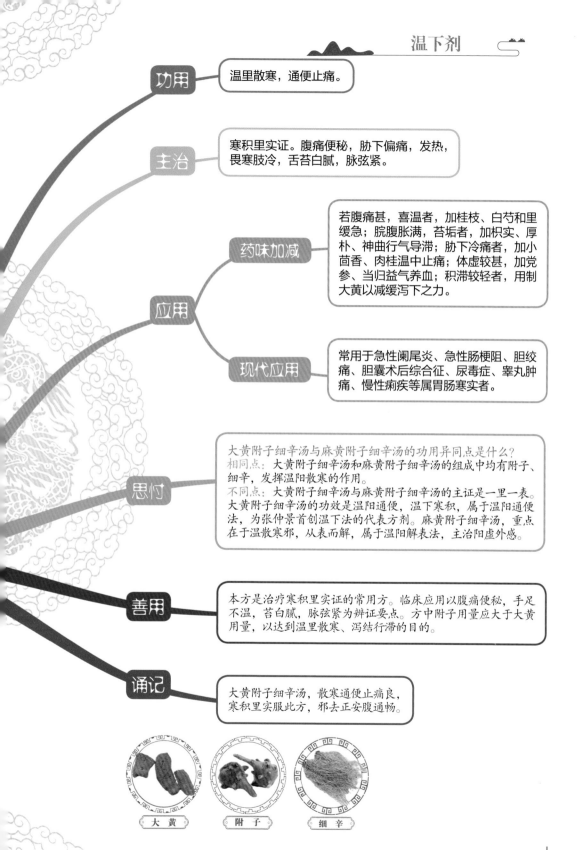

功用　温里散寒，通便止痛。

主治　寒积里实证。腹痛便秘，胁下偏痛，发热，畏寒肢冷，舌苔白腻，脉弦紧。

应用

药味加减　若腹痛甚，喜温者，加桂枝、白芍和里缓急；脘腹胀满，苔垢者，加枳实、厚朴、神曲行气导滞；胁下冷痛者，加小茴香、肉桂温中止痛；体虚较甚，加党参、当归益气养血；积滞较轻者，用制大黄以减缓泻下之力。

现代应用　常用于急性阑尾炎、急性肠梗阻、胆绞痛、胆囊术后综合征、尿毒症、睾丸肿痛、慢性痢疾等属胃肠寒实者。

思忖　大黄附子细辛汤与麻黄附子细辛汤的功用异同点是什么？
相同点：大黄附子细辛汤和麻黄附子细辛汤的组成中均有附子、细辛，发挥温阳散寒的作用。
不同点：大黄附子细辛汤与麻黄附子细辛汤的主证是一里一表。大黄附子细辛汤的功效是温阳通便，温下寒积，属于温阳通便法，为张仲景首创温下法的代表方剂。麻黄附子细辛汤，重点在于温散寒邪，从表而解，属于温阳解表法，主治阳虚外感。

善用　本方是治疗寒积里实证的常用方。临床应用以腹痛便秘，手足不温，苔白腻，脉弦紧为辨证要点。方中附子用量应大于大黄用量，以达到温里散寒、泻结行滞的目的。

诵记　大黄附子细辛汤，散寒通便止痛良，寒积里实服此方，邪去正安腹通畅。

（大　黄）　（附　子）　（细　辛）

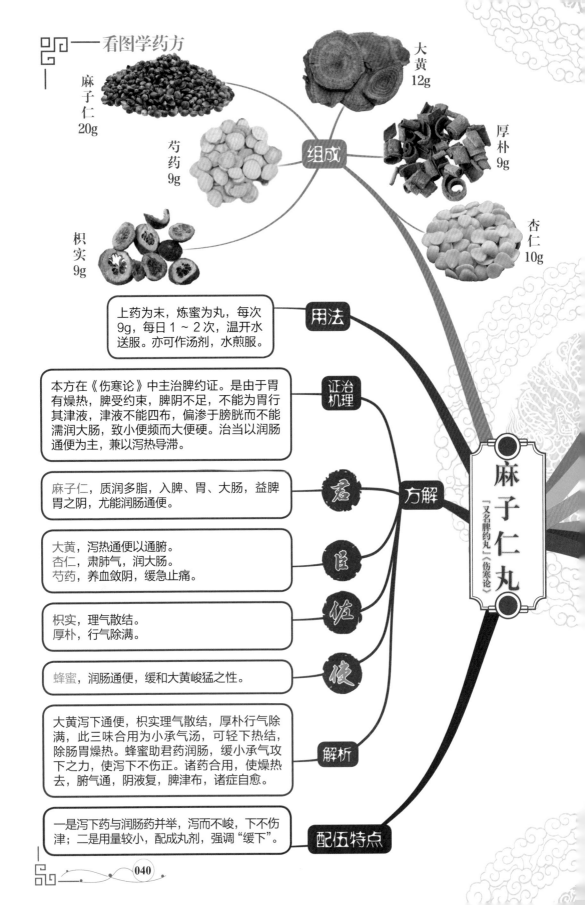

看图学药方

麻子仁
20g

大黄
12g

芍药
9g

厚朴
9g

组成

枳实
9g

杏仁
10g

用法
上药为末，炼蜜为丸，每次
9g，每日1～2次，温开水
送服。亦可作汤剂，水煎服。

证治机理
本方在《伤寒论》中主治脾约证。是由于胃
有燥热，脾受约束，脾阴不足，不能为胃行
其津液，津液不能四布，偏渗于膀胱而不能
濡润大肠，致小便频而大便硬。治当以润肠
通便为主，兼以泻热导滞。

君
麻子仁，质润多脂，入脾、胃、大肠，益脾
胃之阴，尤能润肠通便。

臣
大黄，泻热通便以通腑。
杏仁，肃肺气，润大肠。
芍药，养血敛阴，缓急止痛。

佐
枳实，理气散结。
厚朴，行气除满。

使
蜂蜜，润肠通便，缓和大黄峻猛之性。

方解

解析
大黄泻下通便，枳实理气散结，厚朴行气除
满，此三味合用为小承气汤，可轻下热结，
除肠胃燥热。蜂蜜助君药润肠，缓小承气攻
下之力，使泻下不伤正。诸药合用，使燥热
去，腑气通，阴液复，脾津布，诸症自愈。

配伍特点
一是泻下药与润肠药并举，泻而不峻，下不伤
津；二是用量较小，配成丸剂，强调"缓下"。

麻子仁丸
〔又名脾约丸〕《伤寒论》

功用 润肠泄热，行气通便。

主治 胃肠燥热，脾约便秘证。大便干结，小便频数，脘腹胀痛，舌红苔黄，脉数。

应用

药味加减 痔疮便秘者，加桃仁、当归，以养血和血，润肠通便；痔疮出血属胃肠燥热者，加槐角、地榆，以凉血止血；燥热伤津较甚者，加生地黄、玄参、石斛，以增液通便。

现代应用 常用于虚人及老人肠燥便秘、习惯性便秘、产后便秘、痔疮术后便秘等属胃肠燥热者。

思忖 麻子仁丸与小承气汤药物组成相似，其特点是什么？
麻子仁丸即小承气汤加麻子仁、杏仁、芍药、蜂蜜组成。方中虽沿用小承气汤轻下热结，但服用量较小，更用质润多脂的果仁类药物麻子仁、杏仁配伍芍药、蜂蜜，既益阴润肠以通便，又减缓小承气汤之攻伐，使全方下不伤正。本方意在润肠通便，属于缓下之剂。

善用 本方是治疗胃肠燥热，脾津不足之"脾约"证的常用方，又是润下法的代表方。临床应用以大便秘结，小便频数，或脘腹胀痛，舌质红，苔薄黄，脉数为辨证要点。

诵记 麻子仁丸小承气，杏芍麻仁治便秘，胃热津亏解便难，润肠通便脾约济。

麻子仁

芍药

枳实

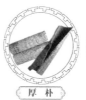
大黄

厚朴

杏仁

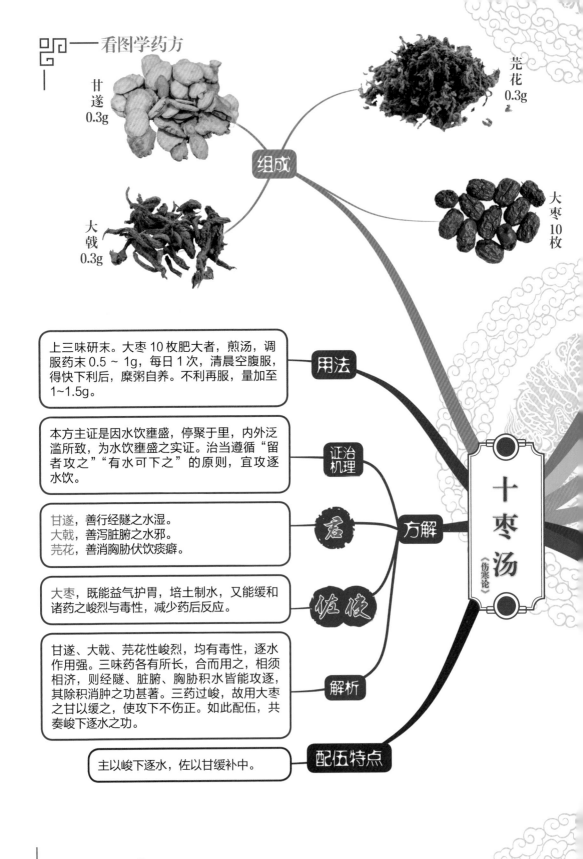

看图学药方

甘遂
0.3g

芫花
0.3g

组成

大戟
0.3g

大枣
10枚

用法

上三味研末。大枣 10 枚肥大者，煎汤，调服药末 0.5 ~ 1g，每日 1 次，清晨空腹服，得快下利后，糜粥自养。不利再服，量加至 1~1.5g。

证治机理

本方主证是因水饮壅盛，停聚于里，内外泛滥所致，为水饮壅盛之实证。治当遵循"留者攻之""有水可下之"的原则，宜攻逐水饮。

君

甘遂，善行经隧之水湿。
大戟，善泻脏腑之水邪。
芫花，善消胸胁伏饮痰癖。

方解

佐使

大枣，既能益气护胃，培土制水，又能缓和诸药之峻烈与毒性，减少药后反应。

解析

甘遂、大戟、芫花性峻烈，均有毒性，逐水作用强。三味药各有所长，合而用之，相须相济，则经隧、脏腑、胸胁积水皆能攻逐，其除积消肿之功甚著。三药过峻，故用大枣之甘以缓之，使攻下不伤正。如此配伍，共奏峻下逐水之功。

配伍特点

主以峻下逐水，佐以甘缓补中。

十枣汤
《伤寒论》

功用 — 攻逐水饮。

主治 — 悬饮。咳嗽唾痰，胸胁或胸背牵引作痛，心下痞满，气紧气喘，甚则不能平卧，头痛目眩，舌苔白滑，脉沉弦。水肿。全身浮肿，尤以身半以下为重，按之陷指，伴腹胀喘满，二便不畅，脉沉实。

应用

　药味加减 — 为便于服用，也为了使其性质和缓，《丹溪心法》将其剂型改为丸剂，名十枣丸，其功用相似。

　现代应用 — 常用于渗出性胸膜炎，胸腔积液，急、慢性肾炎，肝硬化及血吸虫病所致的腹水等病。积液较多，水肿较重，而体壮实者，可用该方治疗。

思忖

十枣汤中大枣的配伍意义是什么？使用时应注意什么？
由于甘遂、大戟、芫花性峻烈，且均有毒，凡大毒攻邪，易伤正气，故需用大枣汤送服，以缓和诸药毒性，使邪去而不伤正，且寓培土制水之意。甘草亦能缓和诸药毒性，但甘遂、大戟、芫花反甘草，因此不能同用。
使用十枣汤时，注意事项如下：
（1）本方为逐水峻剂，不宜多服。大便泻下稀水的次数，以每日5～6次为宜。
（2）如服药得泻后，水饮未尽，而精神、胃纳尚好者，可再投本方；如泻后精神疲倦，食纳减退，或副反应较强者，则停止服用。
（3）服药后，如泻下不止者，可服冷稀粥或冷开水以止之。
（4）本方不宜做汤剂同煎，否则增加腹痛、呕吐频作等副反应。
（5）体虚及孕妇慎用。

善用 — 本方是攻逐水饮之峻剂，主治水饮停胸胁之悬饮，亦治水饮停胸膈之支饮，以及水饮停脘腹之大腹水肿等属于实证者。临床应用以咳唾胸胁引痛，干呕短气，水肿腹胀，二便不利，脉沉有力为辨证要点。

诵记 — 十枣逐水效堪夸，大戟甘遂与芫花，悬饮内停胸胁痛，大腹肿满用无差。

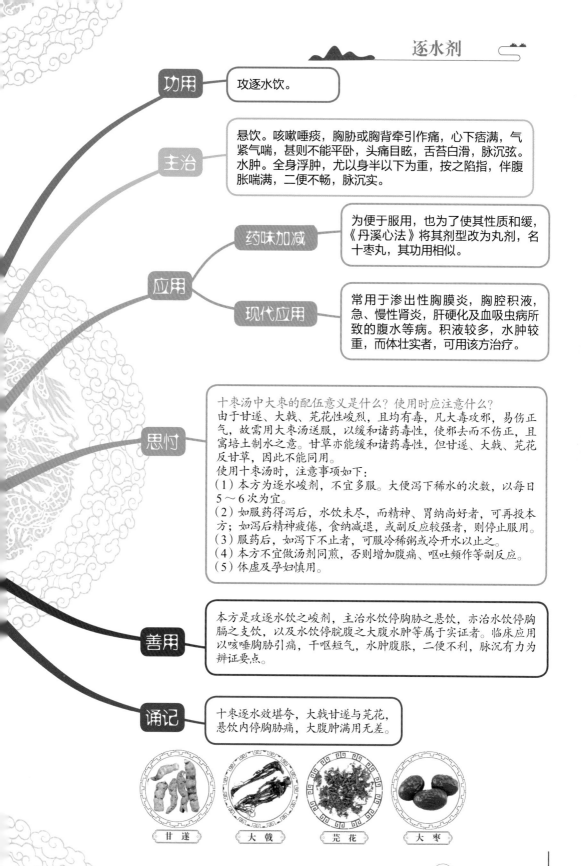

甘遂　　　大戟　　　芫花　　　大枣

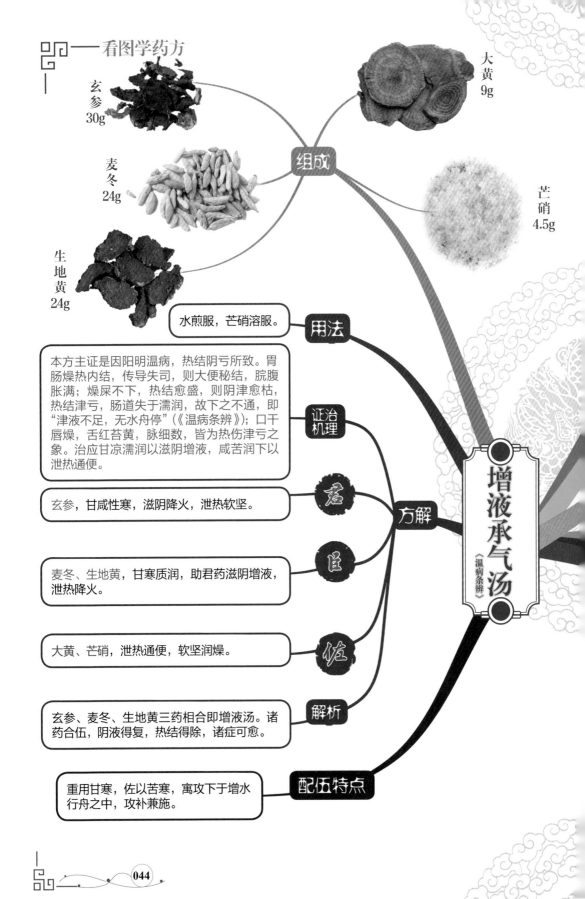

看图学药方

玄参
30g

大黄
9g

麦冬
24g

组成

芒硝
4.5g

生地黄
24g

水煎服，芒硝溶服。 —— 用法

本方主证是因阳明温病，热结阴亏所致。胃肠燥热内结，传导失司，则大便秘结，脘腹胀满；燥屎不下，热结愈盛，则阴津愈枯，热结津亏，肠道失于濡润，故下之不通，即"津液不足，无水舟停"（《温病条辨》）；口干唇燥，舌红苔黄，脉细数，皆为热伤津亏之象。治应甘凉濡润以滋阴增液，咸苦润下以泄热通便。 —— 证治机理

玄参，甘咸性寒，滋阴降火，泄热软坚。 —— 君

麦冬、生地黄，甘寒质润，助君药滋阴增液，泄热降火。 —— 臣

大黄、芒硝，泄热通便，软坚润燥。 —— 佐

玄参、麦冬、生地黄三药相合即增液汤。诸药合伍，阴液得复，热结得除，诸症可愈。 —— 解析

重用甘寒，佐以苦寒，寓攻下于增水行舟之中，攻补兼施。 —— 配伍特点

方解

增液承气汤
《温病条辨》

功用
滋阴增液，泄热通便。

主治
阳明热结阴亏证。大便秘结，下之不通，脘腹胀满，口干唇燥，舌红苔黄，脉细数。

应用

药味加减
腹胀痞满者，加枳实、厚朴等行气消胀之品。

药量加减
若燥结甚者，加大芒硝的量，以助润燥通便。

现代应用
常用于痔疮便秘、习惯性便秘、肺性脑病、急性心肌梗死、原发性高血压、急性有机磷中毒、颈椎病、癫狂、急性传染性高热便秘等证属热结阴亏者。

思忖
治疗热结阴亏之便秘，应当注意什么？
本方为治疗热结阴亏，肠燥便秘证之基础方。津液不足，无水舟停者，《温病条辨》主张先服增液汤；再不下者，再服增液承气汤。玄参、生地黄、麦冬用量宜重，否则难达"增水行舟"之功。本方虽为攻补兼施之剂，但方中有攻伐之大黄、芒硝，不宜久服，宜中病即止。

善用
本方是"增水行舟"法的代表方，临床应用以燥屎不行、下之不通、口干唇燥、苔黄、脉细数为辨证要点。主治热结阴亏的大便秘结，而以阴亏为主。若热结重，或纯属实热结滞者，则非本方所宜。

诵记
增液承气玄地冬，加入硝黄效力增，热结阴亏大便秘，增水行舟肠腑通。

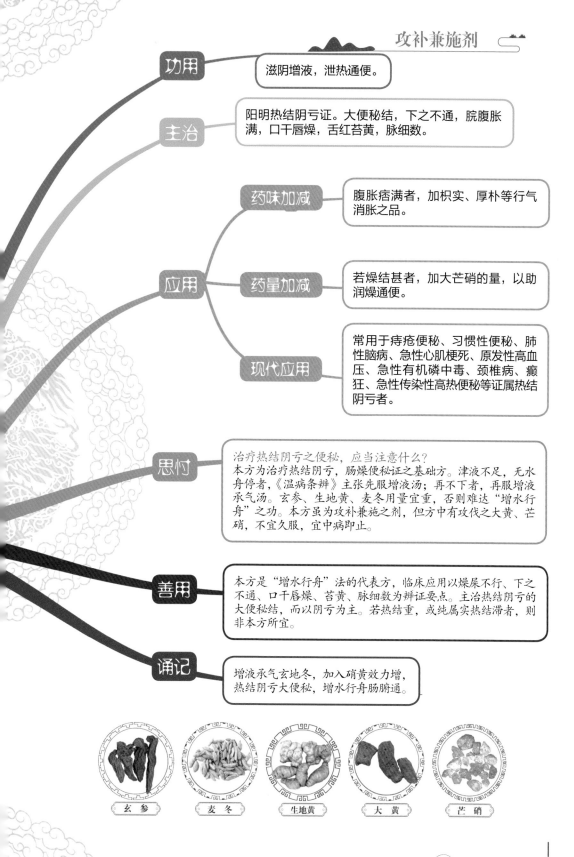

玄参　　麦冬　　生地黄　　大黄　　芒硝

和解剂

　　和解剂是以和解少阳、调和肝脾、调和寒热等作用为主，用于治疗伤寒邪在少阳、肝脾不和、寒热错杂的方剂。属于"八法"中之"和法"。

　　和解剂主要适用于少阳证，肝郁脾虚、肝脾不和，寒热互结、肠胃不和，以及表证未解、又见里证。所以，和解剂分为和解少阳剂、调和肝脾剂、调和寒热剂和表里双解剂。

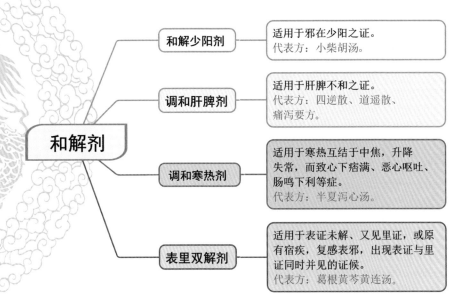

和解少阳剂	适用于邪在少阳之证。 代表方：小柴胡汤。
调和肝脾剂	适用于肝脾不和之证。 代表方：四逆散、逍遥散、痛泻要方。
和解剂 调和寒热剂	适用于寒热互结于中焦，升降失常，而致心下痞满、恶心呕吐、肠鸣下利等症。 代表方：半夏泻心汤。
表里双解剂	适用于表证未解、又见里证，或原有宿疾，复感表邪，出现表证与里证同时并见的证候。 代表方：葛根黄芩黄连汤。

　　凡邪在肌表，未入少阳，或邪已入里，阳明热盛者，皆不宜使用和解剂。和解之剂，总以祛邪为主，故劳倦内伤、气血虚弱等纯虚证者，亦非和解剂所宜。

柴胡 24g

半夏 9g

黄芩 9g

生姜 9g

人参 9g

大枣 4枚

炙甘草 9g

组成

用法
水煎服。

证治机理
少阳经脉循胸布胁，位于太阳、阳明表里之间。伤寒邪犯少阳，病在半表半里，邪正相争，邪胜欲入里并于阴，正胜欲拒邪出于表，故往来寒热；邪在少阳，经气不利，郁而化热，胆火上炎，而致胸胁苦满、心烦、口苦、咽干、目眩；胆热犯胃，胃失和降，胃气上逆，故默默不欲饮食而喜呕。若妇人经期，感受风邪，邪热内传，热与血结，血热瘀滞，疏泄失常，故经水不当断而断、寒热发作有时。邪在表者，当从汗解；邪入里者，则当吐下。今邪既不在表，又不在里，而在表里之间，则非汗、吐、下所宜，故惟宜和解之法。

君 柴胡，味苦性平，入肝胆经，透泄少阳之邪，并能疏泄气机之郁滞，使少阳之邪得以疏散。

臣 黄芩，味苦性寒，清泄少阳之热。

佐 半夏、生姜，和胃降逆止呕。
人参、大枣，益气补脾，一是取其扶正以祛邪，二是取其益气以御邪内传，俾正气旺盛，则邪无内向之机。

使 炙甘草，助人参、大枣扶正，且能调和诸药。兼作佐药之用。

方解

解析 柴胡、黄芩相配伍，一散一清，恰入少阳，以解少阳之邪。参、枣与夏、姜相伍，以利中州气机之升降。诸药合用，以和解少阳为主，兼和胃气，使邪气得解，枢机得利，则诸证自除。

配伍特点
透散清泄以和解，升清降浊兼扶正。

小柴胡汤
《伤寒论》

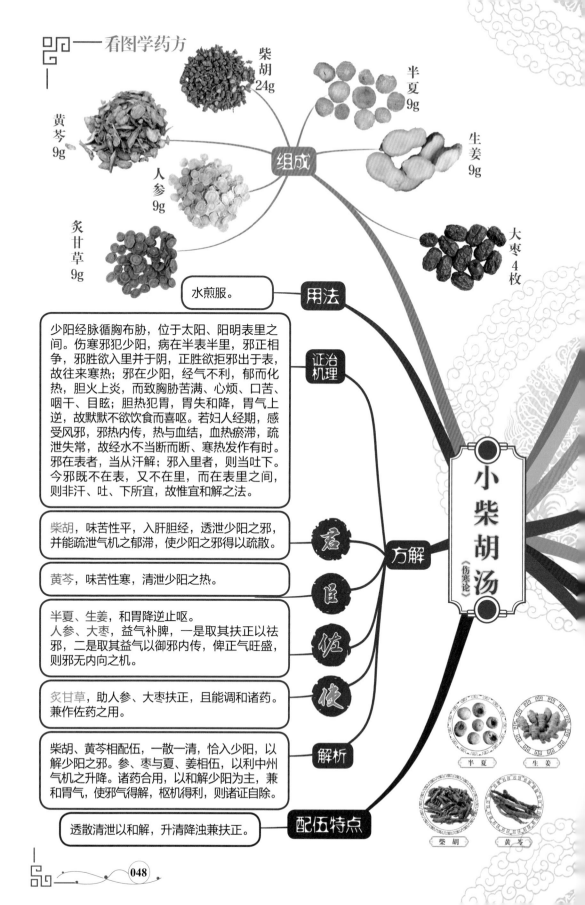

半夏　　生姜

柴胡　　黄芩

功用 和解少阳。

主治 伤寒少阳证。往来寒热，胸胁苦满，默默不欲饮食，心烦喜呕，口苦，咽干，目眩，舌苔薄白，脉弦。
妇人中风，热入血室。经水适断，寒热发作有时。
疟疾、黄疸等病而见少阳证者。

应用

药味加减 若胸中烦而不呕，为热聚于胸，去半夏、人参，加瓜蒌，清热理气宽胸；腹中痛，是肝气乘脾，去黄芩，加芍药，柔肝缓急止痛。

现代应用 常用于感冒、流行性感冒、疟疾、慢性肝炎、肝硬化、急慢性胆囊炎、胆结石、急性胰腺炎、胸膜炎、急性乳腺炎等属邪踞少阳，胆胃不和者。

附方

柴胡桂枝干姜汤（《伤寒论》）
组成：柴胡 24g，桂枝 9g，干姜 6g，栝楼根 12g，黄芩 9g，牡蛎 6g，炙甘草 6g。
用法：水煎服。
功用：和解少阳，温化水饮。
主治：伤寒，胸胁满微结，小便不利，渴而不呕，但头汗出，往来寒热，心烦；亦治疟疾寒多微有热，或但寒不热。

柴胡加龙骨牡蛎汤（《伤寒论》）
组成：柴胡 12g，龙骨、牡蛎、生姜、人参、桂枝、茯苓各 4.5g，半夏 9g，黄芩 3g，铅丹 1g，大黄 6g，大枣 2 枚。
用法：水煎服。
功用：和解少阳，通阳泄热，重镇安神。
主治：伤寒少阳兼痰热扰心证。胸满烦惊，小便不利，谵语，一身尽重，不可转侧。

思忖 小柴胡汤、柴胡桂枝干姜汤、柴胡加龙骨牡蛎汤的功用异同点是什么？
相同点：小柴胡汤、柴胡桂枝干姜汤、柴胡加龙骨牡蛎汤均能和解少阳，主治往来寒热者，皆以柴胡为君，黄芩为臣。
不同点：小柴胡汤乃伤寒邪入少阳之主方，为和解少阳法之代表方剂，主治少阳证邪在半表半里者。
柴胡桂枝干姜汤证兼内有寒饮，故佐以桂枝、干姜温阳化饮，口渴加天花粉生津止渴，胸胁满微结加牡蛎软坚散结。
柴胡加龙骨牡蛎汤证兼有痰热，且见谵语，故佐以大黄泻热，小便不利加茯苓利水而化痰，心烦惊恐加铅丹、龙骨、牡蛎镇心安神。

善用 本方是治疗少阳病证的基础方，又是和解少阳法的常用方。临床应用以往来寒热，胸胁苦满，默默不欲饮食，心烦喜呕，口苦，咽干，目眩，苔白，脉弦为辨证要点。

诵记 小柴胡汤和解供，半夏人参甘草从，更用黄芩加姜枣，少阳百病此为宗。

大枣

人参　甘草

柴胡 6g

枳实 6g

炙甘草 6g

芍药 6g

组成

四逆散
《伤寒论》

方解

用法
研末为散，每服3克，日3服；亦可作汤剂，水煎服。

证治机理
四逆者，乃手足不温也。其证缘于外邪传经入里，气机为之郁遏，不得疏泄，导致阳气内郁，不能达于四末，而见手足不温。治宜透邪解郁，调畅气机。

君
柴胡，入肝胆经，升发阳气，疏肝解郁，透邪外出。

臣
芍药，敛阴养血柔肝，与柴胡相配，以敛阴和阳，条达肝气，且可使柴胡升散而无耗阴伤血之弊。

佐
枳实，理气解郁，泄热破结，与柴胡为伍，一升一降，加强疏畅气机之功，并奏升清降浊之效；与白芍相配，又可理气和血，使气血调和。

使
炙甘草，调和诸药，益脾和中。兼作佐药之用。

解析
四药相配，使邪（肝脾不和）祛郁（郁热）解，气血调和，清阳得升，四逆自愈。

配伍特点
疏柔相合，以适肝性；升降同用，肝脾并调。

功用

透邪解郁，疏肝理脾。

主治

阳郁厥逆证。手足不温，或腹痛，或泄利下重，脉弦。
肝脾气郁证。胁肋胀闷，脘腹疼痛，脉弦。

应用

药味加减

若悸者，加桂枝温通心阳；咳者，加五味子、干姜温肺散寒止咳；腹中痛者，加炮附子温散里寒；小便不利者，加茯苓渗利小便；泄利下重者，加薤白通阳行气；气郁者，加香附、郁金理气解郁；有热者，加栀子以清泄内热。

现代应用

常用于慢性肝炎、胆囊炎、胆石症、胆汁反流性胃炎、肋间神经痛、胃炎、胃肠神经官能症、附件炎、输卵管阻塞、乳腺增生等属肝脾（或胆胃）不和者。

附方

柴胡疏肝散（《证治准绳》引《医学统旨》）
组成：柴胡、陈皮各6g，川芎、香附、芍药各4.5g，甘草1.5g。
用法：水煎服。
功用：疏肝理气，活血止痛。
主治：肝气郁滞证。胁肋疼痛，胸闷喜太息，情志抑郁易怒，或嗳气，脘腹胀痛，脉弦。

思忖

四逆散与小柴胡汤的功用异同点是什么？
相同点：四逆散和小柴胡汤同是和解剂，均有柴胡、炙甘草。
不同点：四逆散由柴胡配伍枳实、芍药，升清降浊、调畅气机，其疏肝理脾之力更著。小柴胡汤用柴胡配伍黄芩，外解内清、和解少阳，其解表清里之功较优。因此，小柴胡汤是和解少阳的代表方，而四逆散则是调和肝脾的基础方。

善用

本方是治疗阳郁厥逆之证的常用方，也作为疏肝理脾的基础方。临床应用以手足厥冷，或胁肋、脘腹疼痛，脉弦为辨证要点。四肢厥逆的原因不一，本方只能用于阳气内郁所致的厥逆较轻者，其他厥逆均不可用。

诵记

四逆散用柴胡芍，枳实甘草四味药，
此是阳郁成厥逆，疏肝理脾奏效奇。

柴 胡

芍 药

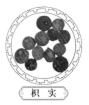

枳 实

柴 胡

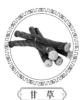

甘 草

看图学药方

组成

炙甘草 4.5g

芍药 9g

白术 9g

当归 9g

茯苓 9g

柴胡 9g

用法
加生姜 3 片，薄荷 6g，水煎服；丸剂，每服 6～9g，日服 2 次。

证治机理
本方主证是因肝气郁结，脾虚血弱，脾失健运所致。肝主疏泄，为藏血之脏，性喜条达而恶抑郁；脾主运化，为气血生化之源。肝脾土木相关，关系密切。若情志不遂，肝失条达而郁结，肝气便可横逆乘脾，导致脾失健运，营血生化不足则不能濡养肝体，形成木不疏土、土不荣木的病理变化，故见两胁作痛，头痛目眩，口燥咽干，神疲食少，或往来寒热，或月经不调，乳房胀痛，脉弦而虚。据证立法，宜疏肝解郁，健脾养血。

方解

君
柴胡，疏肝解郁，使肝郁得以条达。

臣
当归，味甘、辛、苦，性温。养血和血，且其味辛散，乃血中气药。
芍药，味酸、苦，性微寒，养血敛阴，柔肝缓急。

佐
白术、茯苓、炙甘草，健脾益气，非但实土以御木乘，且使营血生化有源。
薄荷，疏散郁遏之气，透达肝经郁热。
生姜，降逆和中，辛散达郁。

使
柴胡，引药入肝。
炙甘草，调和药性。

解析
当归、芍药与柴胡同用，补肝体而助肝用，使血和则肝和，血充则肝柔；全方深合《素问·脏气法时论》"肝苦急，急食甘以缓之……脾欲缓，急食甘以缓之……肝欲散，急食辛以散之"之旨，可使肝郁得疏，血虚得养，脾弱得复，气血兼顾，肝脾同调，为调肝养血健脾之名方。

配伍特点
疏柔合法，肝脾同调，气血兼顾。

逍遥散
《太平惠民和剂局方》

白术　柴胡
甘草　当归　茯苓

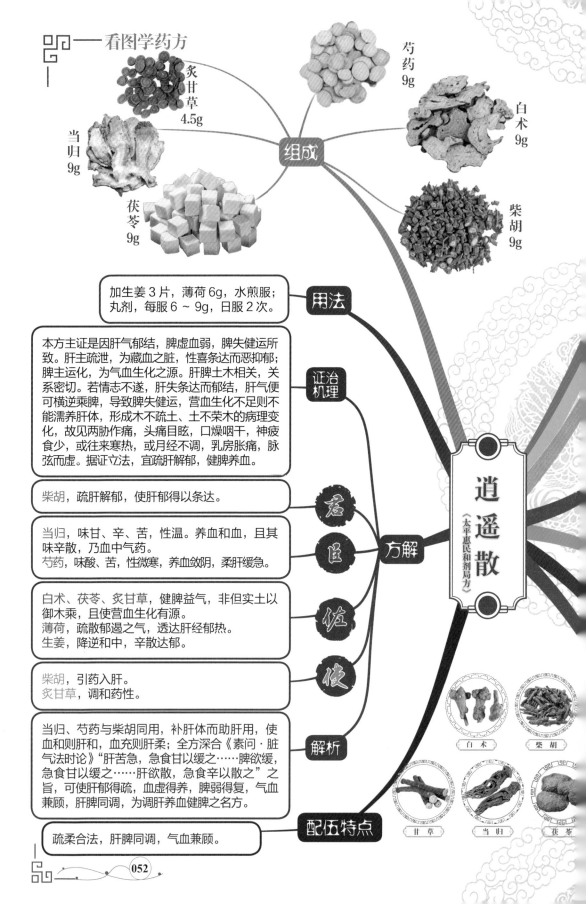

功用 疏肝解郁，养血健脾。

主治 肝郁血虚脾弱证。两胁作痛，头痛目眩，口燥咽干，神疲食少，或往来寒热，或月经不调，乳房胀痛，脉弦而虚。

应用

药味加减 肝郁气滞较甚，加香附、郁金、陈皮以疏肝解郁；血虚甚者，加熟地黄以养血；肝郁化火者，加丹皮、栀子以清热凉血。

现代应用 常用于慢性肝炎、肝硬化、胆石症、胃及十二指肠溃疡、慢性胃炎、胃肠神经官能症、经前期紧张症、乳腺小叶增生、更年期综合征、盆腔炎、不孕症、子宫肌瘤等属肝郁血虚脾弱者。

附方

加味逍遥散（《内科摘要》）
组成：逍遥散加牡丹皮、栀子各 1.5g。
用法：水煎服。
功用：养血健脾，疏肝清热。
主治：肝郁血虚内热证。烦躁易怒，或自汗盗汗，或头痛目涩，或颊赤口干，或月经不调，少腹胀痛，或经期吐衄，舌红苔薄黄，脉弦虚数。

黑逍遥散（《医略六书》）
组成：逍遥散加生地黄或熟地黄 6g。
用法：水煎服。
功用：疏肝健脾，养血调经。
主治：肝脾血虚，临经腹痛，脉弦虚。

思忖 加味逍遥散与黑逍遥散的功用异同点是什么？
相同点：加味逍遥散和黑逍遥散均由逍遥散加味而成，皆可治疗肝郁血虚脾弱之证。
不同点：加味逍遥散是在逍遥散的基础上加丹皮、栀子，故又称为丹栀逍遥散、八味逍遥散。肝郁血虚日久，则生热化火，故加丹皮以清血中之伏火，加炒山栀清肝热、泻火除烦，并导热下行。加味逍遥散临床多用于肝郁血虚有热所致的月经不调、经量过多、日久不止，以及经期吐衄等。黑逍遥散是在逍遥散的基础上加地黄，治逍遥散证而血虚较甚者。若血虚而有内热者，宜加生地黄；血虚无热象者，应加熟地黄。

善用 本方是治疗肝郁血虚脾弱证的基础方，亦为妇科调经之常用方。临床应用以两胁作痛，神疲食少，月经不调，脉弦而虚为辨证要点。原方以疏肝为主，君以柴胡，臣佐养血、健脾之品。临证使用本方时，宜视证治机理之主次酌定君药。若以血虚为主者，君以当归、芍药，臣佐健脾、疏肝之品；脾气虚为著者，君以白术，臣以茯苓，佐以疏肝、养血之品；脾虚湿盛者，君以茯苓，臣以白术，佐以疏肝、养血之品。

诵记 逍遥散用当归芍，柴苓术草加姜薄，散郁除蒸功最奇，调经八味丹栀著。

炒白术 9g

炒陈皮 4.5g

组成

防风 3g

炒芍药 6g

水煎服。 —— 用法

本方主证是由肝木乘土，肝旺脾虚，脾失健运所致。《医方考》云："泻责之脾，痛责之肝；肝责之实，脾责之虚。脾虚肝实，故令痛泻。"其特点是泻必腹痛，泻后痛缓。肝脾脉在两关，肝脾不和则两关不调；弦主肝郁，缓主脾虚；舌苔薄白，亦为脾虚之征。治宜补脾柔肝，祛湿止泻。 —— 证治机理

白术，苦甘性温，健脾燥湿。 —— 君

方解

芍药，酸甘性寒，柔肝缓急止痛。 —— 臣

陈皮，辛苦性温，理气燥湿，醒脾和胃。 —— 佐

防风，升散清阳，胜湿止泻，又为脾经引经药。兼作佐药之用。 —— 使

白术、芍药配伍，可于土中泻木；防风合芍药以助疏散肝郁，防风伍白术以鼓舞脾之清阳，并可祛湿以助止泻。四药相合，脾健肝柔，痛泻自止。 —— 解析

痛泻要方
《丹溪心法》

补脾柔肝，寓疏于补，扶土抑木。 —— 配伍特点

功用
补脾柔肝，祛湿止泻。

主治
脾虚肝郁之痛泻。肠鸣腹痛，大便泄泻，泻必腹痛，泻后痛缓，舌苔薄白，脉两关不调，左弦而右缓。

应用

药味加减
久泻者，加炒升麻以升阳止泻；舌苔黄腻者，加黄连、煨木香以清热燥湿，理气止泻。

现代应用
常用于急性肠炎、慢性结肠炎、肠道易激综合征等属肝旺脾虚者。

思忖
痛泻要方与逍遥散的功用异同点是什么？
相同点：痛泻要方和逍遥散均属于调和肝脾剂，常用于治疗肝脾不和证。
不同点：痛泻要方具有疏肝健脾的作用，是治肝脾不和之痛泻的常用方，临床应用以肝郁脾虚所致肠鸣腹痛，大便泄泻，泻必腹痛，泻后痛缓为辨证要点。
逍遥散具有疏肝养血健脾的作用，是疏肝健脾的代表方，又是妇科调经的常用方，临床应用以两胁作痛，神疲食少，月经不调为辨证要点。

善用
本方是治疗肝脾不和之痛泻的常用方。临床应用以肠鸣腹痛，大便泄泻，泻必腹痛，泻后痛缓，脉左弦而右缓为辨证要点。

诵记
痛泻要方用陈皮，术芍防风共成剂，肠鸣泄泻腹又痛，治在泻肝与实脾。

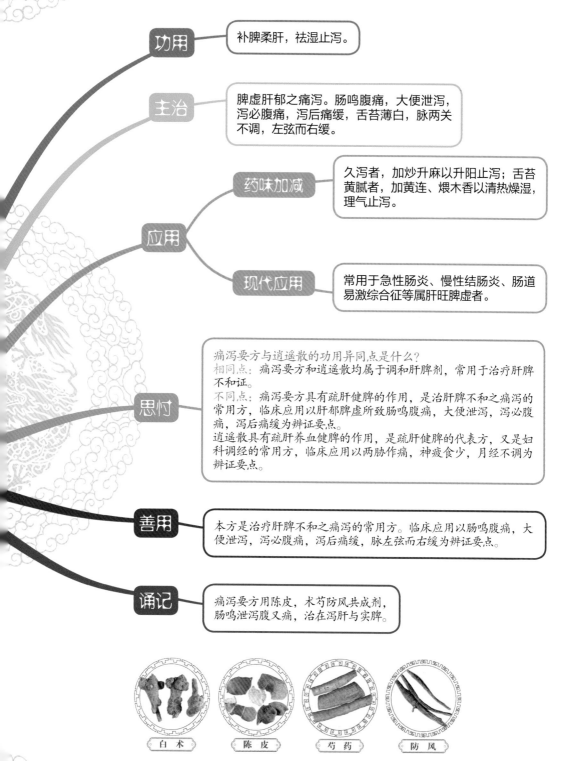

白 术　　陈 皮　　芍 药　　防 风

半夏
12g

黄连
3g

大枣
4枚

黄芩
9g

人参
9g

组成

炙甘草
9g

干姜
9g

用法 —— 水煎服。

证治机理 —— 本方原治小柴胡汤证误用攻下，损伤中阳，外邪乘虚内入，以致寒热互结中焦所致的痞证。少阳病证应使用和解之法治疗，若误用攻下法则损伤脾胃，导致中气虚弱，寒热错杂，肠胃不和，升降失常，故见心下痞，但满而不痛，上见呕吐，下则肠鸣下利。治宜补其不足，调其寒热，开其结滞，复其升降。

方解

君 —— 半夏，辛温，消痞除结，又能降逆止呕。

臣 —— 干姜，辛热，温中散寒，助半夏温胃和中。

佐 —— 黄芩、黄连，性寒苦降之品以泄热开痞。人参、大枣，甘温益气，补益脾胃。

使 —— 甘草，补脾和中，调和方中诸药。兼作佐药之用。

解析 —— 半夏、干姜配伍，辛开散结而除痞的作用尤强；半夏、干姜、黄芩、黄连合用，辛开苦降，寒热共投，阴阳并调，以治寒热错杂之痞。方中七药相配，寒热并用，辛开苦降，补气和中，自然邪去正复，气得升降，则痞满可除，呕利自愈。

配伍特点 —— 寒热并用以和阴阳，辛开苦降以调气机，补泻同施以顾虚实。

半夏泻心汤
《伤寒论》

黄连

大枣

半夏

黄芩

人参

功用

寒热平调，消痞散结。

主治

寒热互结之痞证。心下痞，但满而不痛，或呕吐，肠鸣下利，苔腻而微黄。

应用

药味加减

若痞满甚者，去大枣之甘壅，加枳实、生姜，理气止呕；湿浊甚者，加藿香、佩兰、滑石，化湿利浊；兼食滞者，加焦山楂、神曲，消食导滞。

现代应用

常用于急慢性肠胃炎、慢性结肠炎、慢性肝炎、早期肝硬化等属于中气虚弱，寒热互结者。

附方

生姜泻心汤（《伤寒论》）
组成：半夏泻心汤减干姜量至 3g，加生姜量至 12g。
用法：水煎服。
功用：和胃消痞，宣散水气。
主治：水热互结之痞证。心下痞硬，干噫食臭，腹中雷鸣下利。

甘草泻心汤（《伤寒论》）
组成：半夏泻心汤增加炙甘草用量至 12g。
用法：水煎服。
功用：和胃补中，降逆消痞。
主治：胃气虚弱之痞证。下利日数十行，完谷不化，腹中雷鸣，心下痞硬而满，干呕，心烦不得安。

黄连汤（《伤寒论》）
组成：半夏泻心汤去黄芩，加黄连量至 9g，加桂枝量至 9g。
用法：水煎服。
功用：寒热并调，和胃降逆。
主治：胃热肠寒证。腹中痛，欲呕吐。

思忖

生姜泻心汤、甘草泻心汤、黄连汤的功用异同点是什么？
相同点：生姜泻心汤、甘草泻心汤、黄连汤均由半夏泻心汤变化而成，均能消痞散结，治疗心下痞满。
不同点：生姜泻心汤方中重用生姜和胃降逆、宣散水气以消痞止呕，善治脾胃气虚，水热互结中焦之痞证。
甘草泻心汤乃半夏泻心汤加重炙甘草组成，方中重用炙甘草补虚调中缓急，适用于治疗脾胃损伤较重而见下利日数十行，完谷不化，腹中雷鸣，心下痞硬而满，干呕，心烦不得安之痞证。
黄连汤系半夏泻心汤去黄芩，加重黄连用量，并加桂枝组成。方中重用黄连苦寒以泻胸中之热，而用干姜、桂枝温散胃中之寒，主治胃热肠寒所致胸中痞闷、烦热、气逆欲呕、腹中痛或肠鸣泄泻之证。

善用

本方是治疗中气虚弱，寒热错杂，升降失常而致肠胃不和的常用方，又是体现调和寒热，辛开苦降的代表方。临床应用以心下痞满，呕吐泻利，苔腻微黄为辨证要点。

诵记

半夏泻心配芩连，干姜草枣人参行，
辛甘苦温消虚痞，治在调阳与和阴。

葛根
15g

黄连
9g

组成

炙甘草
6g

黄芩
9g

用法 —— 水煎服。

证治机理

本方主证是因太阳表证误用攻下，表邪内陷阳明大肠所致。大肠热盛，肠失传导，故身热下利、臭秽稠黏、肛门有灼热感；肺与大肠相表里，肠热上蒸于肺则作喘，外蒸于肌表则汗出；热盛津伤则胸闷烦热、口干作渴、小便黄赤短少；舌红苔黄，脉数，皆为里热偏盛之象。本方证病机特点是表邪未尽，大肠热盛，传导失司，迫肺蒸表。治当外解肌表未尽之邪，内清肠胃已炽之热。

方解

君 —— 葛根，辛甘而凉，入脾胃经。既能解表退热，又能升发脾胃清阳之气而治下利。

臣 —— 黄芩、黄连，清热燥湿，厚肠止利。

使 —— 炙甘草，甘缓和中，协调诸药。兼作佐药之用。

解析 —— 四药合用，外疏内清，表里同治，使表解里和，身热下利自愈。

配伍特点 —— 辛凉升散与苦寒清降并施，寓"清热升阳止利"法。

葛根黄芩黄连汤
（伤寒论）

功用 解表清里。

主治 表证未解，邪热入里证。身热，下利臭秽，胸脘烦热，口干作渴，喘而汗出，舌红苔黄，脉数或促。

应用

药味加减 大肠湿热下利者，可合六一散加减；夹有食滞者，加山楂以消食；伴腹痛者，加炒白芍以柔肝止痛；兼呕吐者，加半夏以降逆止呕；热痢里急后重者，加木香、槟榔以行气而除后重。

现代应用 常用于细菌性痢疾，阿米巴痢疾，急性肠炎、肠伤寒见有发热腹痛，下痢脓血，里急后重，苔黄脉数者。

思忖 如何正确使用葛根黄芩黄连汤？
中药葛根不仅具有升阳止泻的作用，尚具有解表生津的作用。故葛根黄芩黄连汤常用治表证未解又兼里证之病，还可以运用于痢疾、腹泻等脉证偏热者。而小儿发病迅速，容易郁而化热，对于婴幼儿消化不良属实热型者，服用葛根黄芩黄连汤尤为适宜。

善用 本方是治疗表证未解，邪热入里，协热下利证的代表方，临床应用以身热下利、苔黄、脉数为辨证要点。

诵记 葛根黄芩黄连汤，再加甘草共煎尝，邪陷阳明成热利，清里解表保安康。

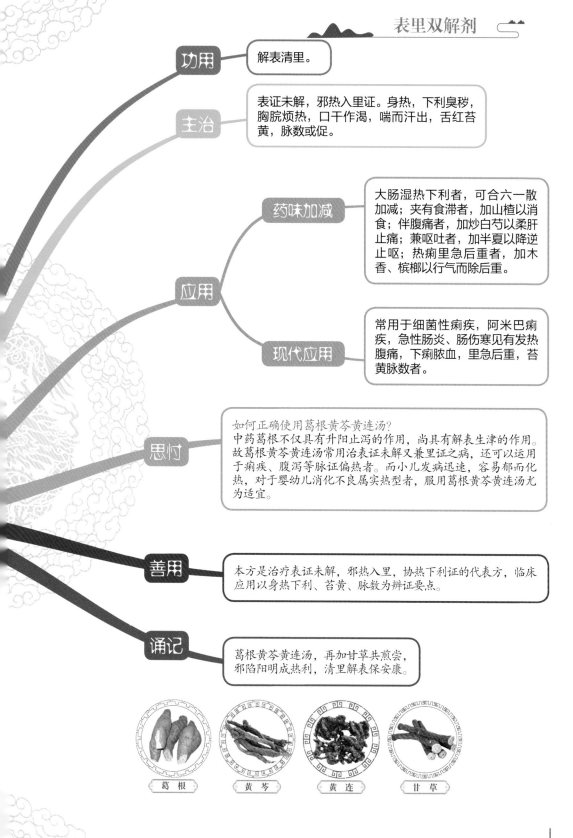

葛根　　黄芩　　黄连　　甘草

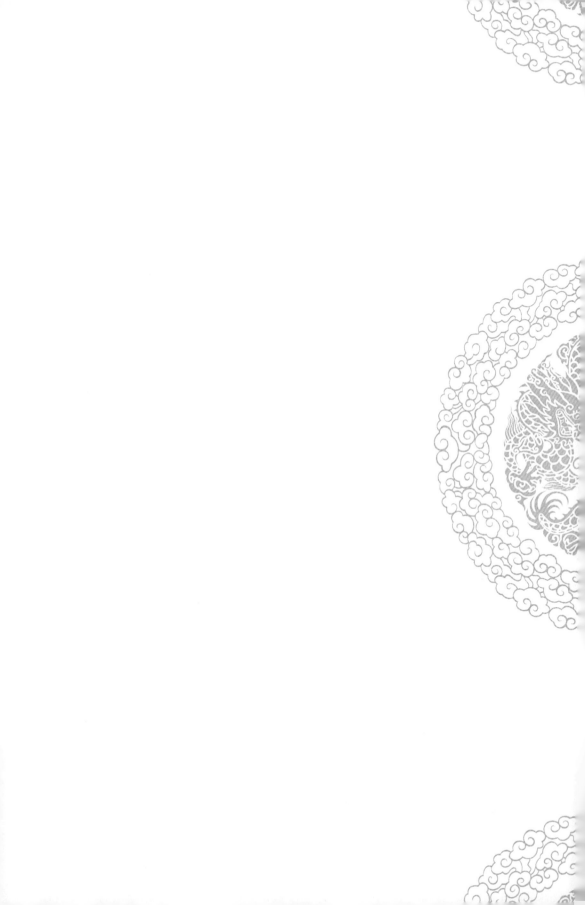

清热剂

　　清热剂是以清热、泻火、凉血、解毒等作用为主，用于治疗里热证的方剂。根据《素问·至真要大论》"热者寒之""温者清之"的原则立法，属于"八法"中之"清法"。

　　清热剂适用于里热证。因里热有在气分、血分及脏腑之别，又有实热、虚热之分，所以清热剂分为清气分热剂、清营凉血剂、清热解毒剂、清脏腑热剂和清虚热剂。

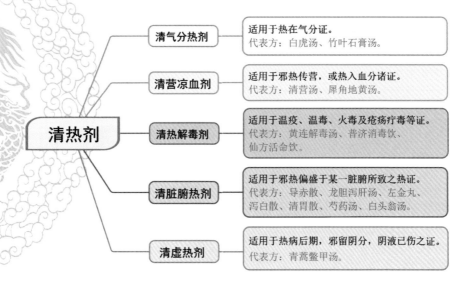

清气分热剂：适用于热在气分证。
代表方：白虎汤、竹叶石膏汤。

清营凉血剂：适用于邪热传营，或热入血分诸证。
代表方：清营汤、犀角地黄汤。

清热剂

清热解毒剂：适用于温疫、温毒、火毒及疮疡疔毒等证。
代表方：黄连解毒汤、普济消毒饮、仙方活命饮。

清脏腑热剂：适用于邪热偏盛于某一脏腑所致之热证。
代表方：导赤散、龙胆泻肝汤、左金丸、泻白散、清胃散、芍药汤、白头翁汤。

清虚热剂：适用于热病后期，邪留阴分，阴液已伤之证。
代表方：青蒿鳖甲汤。

　　应用清热剂，要辨别里热所在部位及热证之真假、虚实。凡用清热泻火之剂而热仍不退者，当用甘寒滋阴壮水之法，使阴复则其热自退。若邪热在表，治当解表；里热已成腑实，则宜攻下；表邪未解，热已入里，又宜表里双解。对于热邪炽盛，服寒凉剂入口即吐者，可用"治热以寒，温而行之"之反佐法。

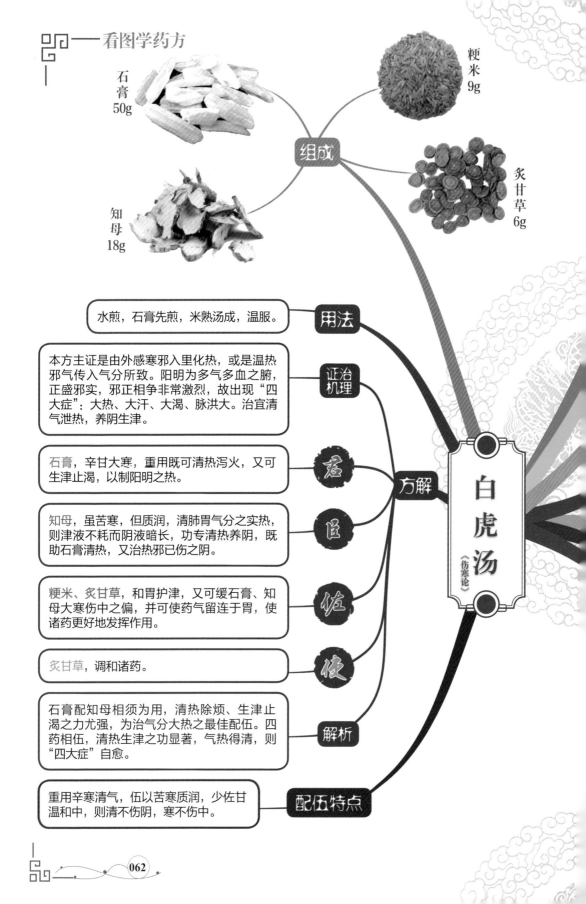

石膏
50g

粳米
9g

知母
18g

炙甘草
6g

组成

用法
水煎，石膏先煎，米熟汤成，温服。

证治机理
本方主证是由外感寒邪入里化热，或是温热邪气传入气分所致。阳明为多气多血之腑，正盛邪实，邪正相争非常激烈，故出现"四大症"：大热、大汗、大渴、脉洪大。治宜清气泄热，养阴生津。

方解

君
石膏，辛甘大寒，重用既可清热泻火，又可生津止渴，以制阳明之热。

臣
知母，虽苦寒，但质润，清肺胃气分之实热，则津液不耗而阴液暗长，功专清热养阴，既助石膏清热，又治热邪已伤之阴。

佐
粳米、炙甘草，和胃护津，又可缓石膏、知母大寒伤中之偏，并可使药气留连于胃，使诸药更好地发挥作用。

使
炙甘草，调和诸药。

解析
石膏配知母相须为用，清热除烦、生津止渴之力尤强，为治气分大热之最佳配伍。四药相伍，清热生津之功显著，气热得清，则"四大症"自愈。

配伍特点
重用辛寒清气，伍以苦寒质润，少佐甘温和中，则清不伤阴，寒不伤中。

白虎汤
《伤寒论》

功用

清热生津。

主治

气分热盛证。身大热，面赤，烦渴引饮，大汗出，恶热不恶寒，舌红苔黄燥，脉洪大有力。

应用

药味加减

若胃热津伤明显而见烦渴引饮甚或消渴者，加天花粉、芦根、麦冬，增强清热生津之力；胃热炽盛，引动肝风而见神昏谵语、抽搐者，加羚羊角、水牛角，以凉肝息风；胃热化燥成实而兼见大便秘结者，合调胃承气汤，一清胃热，一泻胃实。

现代应用

常用于感染性疾病，如大叶性肺炎、流行性脑脊髓膜炎、流行性出血热、牙龈炎及小儿夏季热、糖尿病、风湿性关节炎等属气分热盛者。

附方

白虎加人参汤（《伤寒论》）
组成：石膏 50g，知母 18g，炙甘草 6g，粳米 9g，人参 9g。
用法：水煎服。
功用：清热，益气，生津。
主治：气分热盛，气阴两伤证。汗、吐、下后，里热炽盛而见"四大症"者；或白虎汤证见有背微恶寒，或饮不解渴，或脉浮大而芤，以及暑热病见有身大热属气津两伤者。

思忖

白虎汤与白虎加人参汤的功用异同点是什么？
相同点：白虎汤和白虎加人参汤均由石膏、知母、炙甘草、粳米组成，都有清气分热的功用。
不同点：白虎汤为治外感寒邪入里化热，或温热邪气传入气分的方剂，适用于气分热盛而气津未伤之证。
白虎加人参汤是清热与益气生津并用的方剂，适用于气分热盛而气津两伤之证。

善用

本方是治疗伤寒阳明经证，或温病气分热盛证的基础方。临床应用以身大热、汗大出、口大渴、脉洪大为辨证要点。
有四种情况不可使用白虎汤：①表证未解的无汗发热，口不渴。②脉见浮细或沉者。③血虚发热，脉洪不胜重按。④真寒假热的阴盛格阳证者。

诵记

白虎膏知甘草粳，气分大热此方清，
热渴汗出脉洪大，加入人参气津生。

石膏

知母

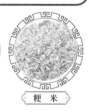

粳米

甘草

竹叶
6g

人参
6g

石膏
50g

麦冬
20g

粳米
10g

炙甘草
6g

半夏
9g

组成

用法
水煎服，石膏先煎。

证治机理
本方主证是因热病后期，余热未清，气津两伤，胃气不和所致。治宜清热生津，益气和胃。

君
石膏，内清肺胃之热以除烦，外解肌肤之热，又能生津止渴。

臣
人参，益气生津；麦冬养阴生津，清热。二者气阴双补。

佐
半夏，降逆和胃止呕，其性虽温，但配于清热生津药中，则温燥之性去而降逆之用存，且能运化脾气，转输津液，使人参、麦冬益气生津而不腻滞。
竹叶，清热除烦；粳米，甘平益胃，与半夏相合，可防石膏寒凉伤胃。

使
炙甘草，既可助人参益气和中，又有调和药性的作用。兼作佐药之用。

解析
诸药相伍，共奏清热生津、益气和胃之效。

方解

配伍特点
清补并行，兼以和胃；清而不寒，补而不滞。

竹叶石膏汤
《伤寒论》

竹叶

石膏

功用

清热生津，益气和胃。

主治

热病后期，余热未清，气津两伤证。身热多汗，心胸烦闷，短气神疲，气逆欲呕，口干喜饮，或虚烦不寐，舌红少苔，脉细数。

应用

药味加减

肺胃热盛，加知母，增强清热之力，将方中人参改用西洋参以益气养阴清火；气阴两伤、胃火偏盛而消谷善饥、舌红脉数者，加知母、天花粉，增强清热生津之效；胃阴不足、胃火上逆而口舌糜烂，舌红而干者，加石斛、天花粉，清热养阴生津。

现代应用

常用于流行性脑脊髓膜炎后期、夏季热、中暑等属余热未清，气津两伤者，以及糖尿病属胃热阴伤者。

思忖

竹叶石膏汤与白虎汤的功用异同点是什么？
相同点：竹叶石膏汤和白虎汤均以石膏为君药，均有清泄气分之热、生津止渴的作用。
不同点：竹叶石膏汤为清养之剂，寒凉之性较弱，而胜在益气生津之力，并兼有降逆和胃之功，为清补兼施之剂。主治热病后期，余热未尽，气津两伤，此时邪衰而正亦虚，加之肺胃之气上逆，故以身热多汗、口干喜饮、气逆欲呕或虚烦不寐，舌红苔少、脉虚数为主要症状。
白虎汤为大寒之剂，清热降火之力甚强，主治邪盛而正不虚之阳明气分热盛证，为正盛邪实，里热内炽，故用石膏、知母之重剂，重在清热。

善用

本方是治疗热病后期，余热未清，气津耗伤证的常用方。凡热病见气津已伤，身热有汗不退，胃失和降等均可使用。临床应用以身热多汗，心胸烦闷，短气神疲，口干喜饮，气逆欲呕，舌红少苔，脉细数为辨证要点。热病正盛邪实，大热未衰，气阴未伤者以及湿阻身热，胸闷干呕，苔黄腻者，均不宜使用本方。

诵记

竹叶石膏汤人参，麦冬半夏甘草临，再加粳米同煎服，清热益气养阴津。

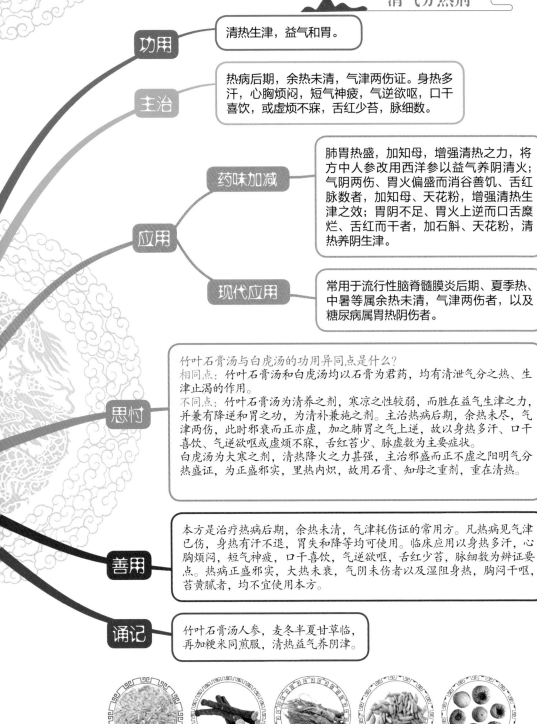

| 粳米 | 甘草 | 人参 | 麦冬 | 半夏 |

生地黄
15g

水牛角
30g

玄参
9g

麦冬
9g

丹参
6g

黄连
5g

金银花
9g

连翘
6g

竹叶心
3g

组成

用法

水煎服，水牛角镑片先煎。

证治机理

本方主证是因邪热内传营分，耗伤营阴所致。邪热入营，易伤营阴，故身热夜甚；热扰心神，故神烦少寐；热蒸营阴上承，故口干不欲饮；舌绛而干，脉细数，均为阴液受损之象。治宜咸寒清营解毒为主，辅以透热养阴。

君

犀角（水牛角代用），苦咸寒，入营入血，善清心肝胃三经之火热，尤能清心安神，既能清解营分热毒，又能凉血散瘀。

臣

生地黄，甘寒，清热滋阴凉血。
麦冬，养阴益胃，清热生津。
玄参，滋阴降火解毒。

佐

连翘，清热解毒，透肌解表，亦能泄化络脉之热。
金银花，清热解毒。
竹叶，清心除烦。
黄连，苦寒，清心解毒。
丹参，清热凉血，并能活血散瘀，以防血与热结，深陷血分。

解析

生地黄、麦冬、玄参合用养阴清热，助君药清营凉血，清热解毒，以治心烦、口渴、舌绛。诸药相伍，共成清营解毒、透热养阴之效。

配伍特点

寒凉清解配伍辛凉宣散，力求"透热转气"；养阴凉血配活血散瘀，务使血凉无瘀。

方解

清营汤
〈温病条辨〉

淡竹叶

水牛角

生地黄

功用 清营解毒，透热养阴。

主治 热入营分证。身热夜甚，神烦少寐，时有谵语，目常喜开或喜闭，口渴或不渴，斑疹隐隐，脉细数，舌绛而干。

应用

药味加减 证属气分热盛者，重用金银花、连翘、黄连，加石膏、知母、大青叶、板蓝根、贯众以增清热解毒之力；属营热动风痉厥抽搐者，加紫雪，以及羚羊角、钩藤、地龙以息风止痉；兼有热痰者，加竹沥、川贝母、天竺黄以清热涤痰；兼寸脉大，舌干较甚者，去黄连，以免苦燥伤阴；属热陷心包，窍闭神昏者，加服安宫牛黄丸以清心开窍。

现代应用 常用于流行性乙型脑炎、流行性脑脊髓膜炎、败血症、肠伤寒、流行性出血热等属于热入营分者。

思忖 "透热转气"的内涵是什么？
"透热转气"，出自清代温病学家叶天士的《外感温热论》，其云："大凡看法，卫之后方言气，营之后方言血，在卫汗之可也，到气才可清气，入营犹可透热转气。"温邪初入营分，尚有向外透达，转出气分，从外而解之机，故用银花、连翘轻清透泄，促使营分热邪透出气分而解。可见"透热转气"，是温热病邪初入营分时期的治疗原则。

善用 本方是治疗热邪初入营分证的常用方。临床应用以身热夜甚，神烦少寐，斑疹隐隐，舌绛而干，脉数为辨证要点。使用本方应注意舌诊，正如《温病条辨》所说"舌白滑者，不可与也"，并说"舌白滑，不惟热重，湿亦重矣，湿重忌柔润药"，以防滋腻而助湿留邪。

诵记 清营汤治热传营，身热烦渴眠不宁，角地银翘玄连竹，丹麦清热更护阴。

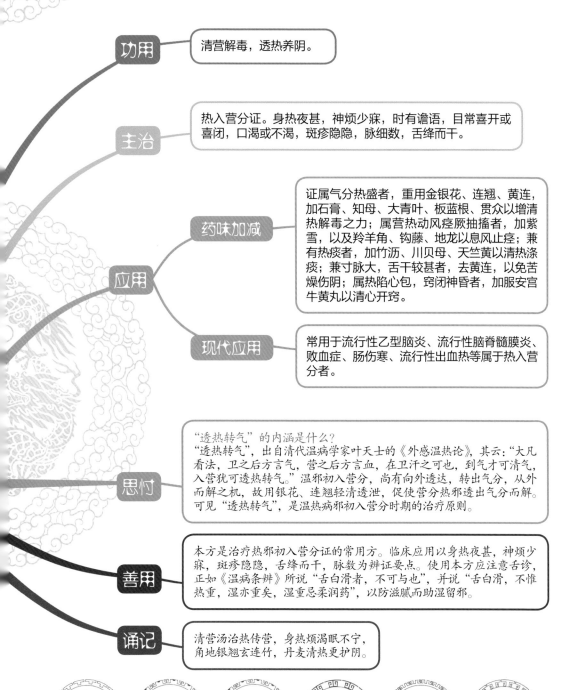

玄参　　麦冬　　丹参　　黄连　　金银花　　连翘

看图学药方

组成

水牛角
30g

芍药
9g

丹皮
12g

地黄
24g

用法　作汤剂，水煎服，水牛角镑片先煎，余药后下。

证治机理　本方主证是因热毒炽盛于血分所致。热毒炽盛于血分，故见身热；心主血藏神，热入血分，热扰心神，则躁扰昏狂谵语；热邪迫血妄行，致使血不循经，溢出脉外，则出现吐血、衄血、便血、尿血等各部位之出血；离经之血外溢于皮肤，则见斑色紫黑；留阻体内又可蓄血；邪居阴分，热蒸阴液上潮于口，故但漱水不欲咽；血为热迫，下渗肠间，则大便色黑易解；血分热毒耗伤血中津液，血因津少而浓稠，运行涩滞，渐聚成瘀，故舌绛起刺。治宜清热解毒，凉血散瘀。

方解

君　犀角（水牛角代用），苦咸性寒，归心肝二经，清心肝解热毒，寒而不遏，直入血分凉血，热降毒解，其血自宁。

臣　生地黄，甘苦性寒，凉血滋阴生津，助犀角清热凉血，又能止血。

佐　芍药、丹皮，清热凉血，活血散瘀，可收化斑之功。

解析　君臣相伍，以清为主，兼以补固。四药合用，共成清热解毒、凉血散瘀之剂。

配伍特点　清热凉血兼以养阴生津，使热清血宁而无耗血动血之虑；凉血止血与活血散瘀并用，使血热得清，出血得止又无冰伏留瘀之弊。

犀角地黄汤《外台秘要》

功用 清热解毒，凉血散瘀。

主治 热入血分证。身热谵语，斑色紫黑，舌绛起刺，脉细数；或蓄血，喜忘如狂，漱水不欲咽，大便色黑易解。热伤血络，吐血、衄血、便血、尿血等，舌红绛，脉数。

应用

药味加减 证属蓄血、喜忘如狂者，系热燔血分，邪热与瘀血互结，加大黄、黄芩以清热逐瘀；属郁怒而夹肝火者，加柴胡、黄芩、栀子以清泻肝火；吐血，加白茅根、侧柏炭、三七以清胃止血；衄血，加黄芩、白茅根以清肺止血；尿血，加白茅根、小蓟以通淋止血；便血，加地榆、槐花以清肠止血；发斑，加紫草、青黛以凉血化斑。

现代应用 常用于重症肝炎、肝昏迷、弥漫性血管内凝血、尿毒症、过敏性紫癜、急性白血病、败血症等属血分热盛者。

思忖 犀角地黄汤与清营汤的功用异同点是什么？
相同点：犀角地黄汤和清营汤均以犀角、生地黄为主，清热凉血，以治热入营血之证。
不同点：犀角地黄汤配伍赤芍、丹皮泄热散瘀，侧重"凉血散血"，用治热陷血分已见耗血、动血之证。
清营汤是在清热凉血中伍以金银花、连翘等轻清宣透之品，意取"透热转气"之功，适用于热邪初入营分，尚未动血之证。

善用 本方是治疗温热病热入血分证的常用方。临床应用以各种出血，斑色紫黑，神昏谵语，身热烦躁，舌绛为辨证要点。因本方寒凉清滋，阳虚失血，脾胃虚弱者不宜使用。

诵记 犀角地黄芍药丹，血热妄行吐衄斑，蓄血发狂舌质绛，凉血散瘀病可痊。

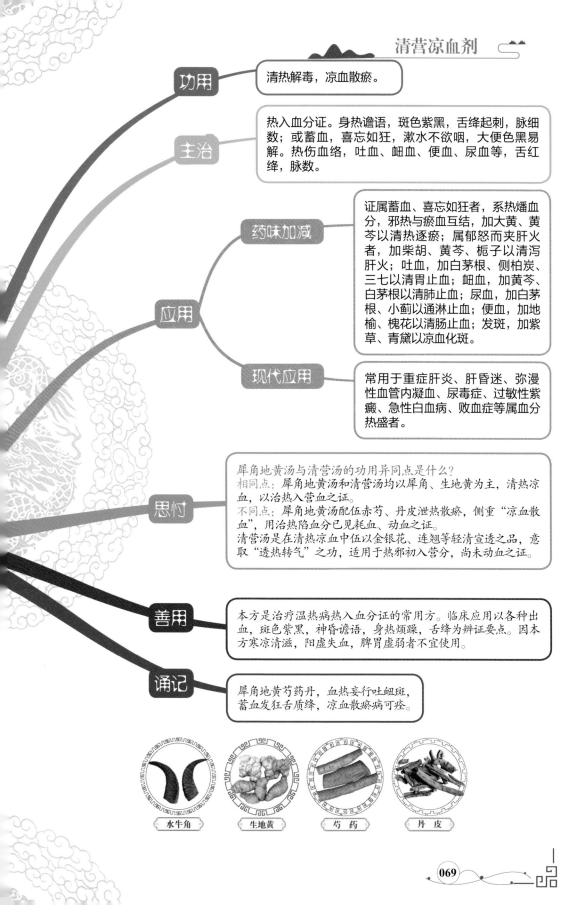

（水牛角）　（生地黄）　（芍　药）　（丹　皮）

黄连
9g

黄柏
6g

栀子
9g

组成

黄芩
6g

用法

水煎服。

证治
机理

本方主证是由火毒充斥三焦，波及上下内外所致。为实热火毒为患，宜苦寒直折亢火，治以泻火解毒。

方解

君

黄连，大苦大寒，既入上焦以清泻心火，因心火为君火之脏，泻火必先清心，心火宁，则诸经之火自降；又入中焦，泻中焦之火。

臣

黄芩，清上焦之火。
黄柏，泻下焦之火。

佐

栀子，通泻三焦之火，导火热下行，使之从小便而去。

解析

四药相伍，共奏泻火解毒之效。

黄连解毒汤
《外台秘要》

配伍特点

大苦大寒，直折热势，泻火解毒，上下俱清，三焦兼顾，体现苦寒直折法。

功用 泻火解毒。

主治 三焦实热火毒证。大热烦躁，口燥咽干，错语不眠；或热病吐血、衄血；或热甚发斑，或身热下利，或湿热黄疸；或外科痈疡疔毒，小便黄赤，舌红苔黄，脉数有力。

应用

药味加减 证属热结便秘者，加大黄，通腑泻热；属吐血、衄血、发斑者，加玄参、生地黄、丹皮，清热凉血；湿热黄疸者，加茵陈、大黄，清热祛湿退黄；疔疮肿毒者，加蒲公英、金银花、连翘，增清热解毒之力。

现代应用 常用于败血症、脓毒血症、细菌性痢疾、肺炎、流行性乙型脑炎、流行性脑脊髓膜炎、烧伤、丹毒、痈、疖等属于三焦火毒者。

附方 泻心汤（《金匮要略》）
组成：大黄 6g，黄连 3g，黄芩 3g。
用法：水煎服。
功用：泻火解毒，燥湿泄痞。
主治：邪火内炽、迫血妄行所致之吐血、衄血等；或湿热内蕴之黄疸，见胸痞烦热；或积热上冲而致目赤且肿，口舌生疮；或外科疮疡，心胸烦热，大便干结等。

思忖 黄连解毒汤与泻心汤的功用异同点是什么？
相同点：黄连解毒汤和泻心汤均用黄连、黄芩，均为苦寒直折、泻火解毒之剂。
不同点：黄连解毒汤配黄柏、栀子清热泻火，导热下行，使热从小便而出，体现"苦寒直折"之法，主治火毒充斥三焦之证。
泻心汤伍大黄泻火消痞，导热下行，使热从大便而去，体现"以泻代清"之法，主治热壅心下之痞证，以及火热迫血妄行之吐血衄血。

善用 本方泻火解毒之力颇强，是苦寒直折、清热解毒的基础方。临床应用以大热烦躁，口燥咽干，舌红苔黄，脉数有力为辨证要点。本方为大苦大寒之剂，久服或过量易伤脾胃，非火盛者不宜使用。又因本方偏于苦燥，可伤阴液，故阴虚火旺者宜慎用，如必须使用，应佐以滋阴之品。

诵记 黄连解毒汤四味，黄芩黄柏栀子备，躁狂大热呕不眠，吐衄斑黄均可为。

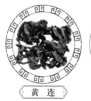
黄 连

黄 芩

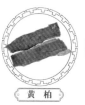
黄 柏

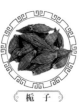
栀 子

组成

黄芩 15g

桔梗 6g

板蓝根 3g

马勃 3g

黄连 15g

陈皮 6g

牛蒡子 3g

薄荷 3g

甘草 6g

玄参 6g

僵蚕 2g

连翘 3g

升麻 2g

柴胡 6g

普济消毒饮 《东垣试效方》

用法 — 水煎服。

证治机理 — 本方主证是外感风热疫毒之邪，壅于上焦，攻冲头面所致之大头瘟。治宜解毒散邪兼施，而以清热解毒为主。

方解

君 — 黄连、黄芩，重用，清热泻火解毒，祛上焦头面热毒。

臣 — 升麻、柴胡，疏散风热，并引药达上，使壅于头面的风热疫毒之邪得以散泄，寓有"火郁发之"之意。

佐 — 连翘、牛蒡子、薄荷、僵蚕，辛凉疏散头面、肌表之风热，兼清热解毒，助君臣清头面之热。
玄参、板蓝根、马勃，清热解毒利咽。玄参兼能滋阴，还可防苦燥升散之品伤阴。

使 — 桔梗、甘草，清利咽喉，且桔梗载药上行以助升麻、柴胡之力。
陈皮，理气疏壅，以利散邪消肿。

解析 — 黄芩、黄连得升麻、柴胡之引，直达病所，清泄头面热毒；升麻、柴胡得黄芩、黄连之苦降，可防其升散太过，一升一降，相互制约，清泄疫毒无凉遏，升散邪热不助焰。诸药合用，清疏并投，升降共用，以达清热解毒、疏风散邪之功。

配伍特点 — 苦寒清泻与辛凉升散合法，清疏并用，药至病所，火郁发之。

黄芩　黄连　陈皮

柴胡　桔梗　连翘

功用 清热解毒，疏散风热。

主治 大头瘟。憎寒发热，头面红肿焮痛，目不能开，咽喉不利，舌燥口渴，舌红苔黄，脉浮数有力。

应用

药味加减 兼有大便秘结者，加酒大黄，泻热通便；属腮腺炎并发睾丸炎者，宜加川楝子、龙胆草、蒲公英，泻肝经湿热；表证明显，里热较轻者，可减黄连、黄芩药量，加防风、荆芥、桑叶，增疏风散邪之力；表证已解，邪从火化，里热甚者，宜去柴胡、薄荷，加金银花、青黛，增清热解毒之功。

现代应用 常用于颜面丹毒、流行性腮腺炎、急性扁桃体炎、上呼吸道感染、头面部蜂窝组织炎、急性化脓性中耳炎、带状疱疹、淋巴结炎伴淋巴管回流障碍等属风热时毒者。

思忖 "普济消毒饮"为什么以"普济"冠名？
泰和年间，大头瘟（流行性腮腺炎）流行，医生以承气加板蓝根下之，病势稍缓，第二日病情反复，用下法虽有好转，但最终不能治愈，渐至危重。李东垣认为此病是邪热客于心肺之间，上攻头而为肿盛，用承气泻胃中实热，是为诛伐无过，依病机立此方，救活了许多人，于是命名为普济消毒饮。

善用 本方是治疗大头瘟的常用方。临床应用以头面红肿焮痛，憎寒发热，舌红苔黄，脉浮数为辨证要点。因本方药多为苦寒辛散之品，素体阴虚、脾胃虚寒者慎用。

甘 草

诵记 普济消毒芩连鼠，玄参甘桔蓝根侣，升柴马勃连翘陈，薄荷僵蚕为末咀。

玄参　　板蓝根　　马勃　　牛蒡子　　薄荷　　僵蚕　　升麻

皂角刺
6g

天花粉
6g

白芷
6g

乳香
6g

贝母
6g

防风
6g

组成

没药
6g

赤芍
6g

金银花
9g

当归尾
6g

穿山甲
6g

陈皮
9g

甘草
6g

仙方活命饮
《校注妇人良方》

水煎服，或水酒各半煎服。 — 用法

阳证痈疡多为热毒壅聚，气滞血瘀痰结而成。《素问·生气通天论》曰："营气不从，逆于肉理，乃生痈肿。"热毒壅聚，营气郁滞，气滞血瘀，聚而成形，故见局部红、肿、热、痛；风热邪毒，壅郁肌腠，邪正交争，故身热凛寒；正邪俱盛，相搏于经，则脉数有力。阳证痈疡初起，治宜清热解毒为主，辅以理气活血、消肿散结。 — 证治机理

方解

金银花，味甘性寒，清热解毒疗疮。 — 君

当归尾、赤芍、乳香、没药、陈皮，行气活血通络，消肿止痛。 — 臣

白芷、防风，通滞散结，使热毒外透。
贝母、天花粉，清热化痰排脓，消未成之脓。
穿山甲、皂角刺，通行经络，透脓溃坚，可使脓成即溃。 — 佐

甘草，清热解毒，和中调药。兼做佐药之用。
酒，借其通瘀而行周身，助药力直达病所，使邪尽散。 — 使

诸药合用，共奏清热解毒，消肿溃坚，活血止痛之功。 — 解析

清消并举，清解之中寓活血祛瘀之法，佐辛透散结之品消未成之脓，以消坚之物溃已成之脓。 — 配伍特点

没药

金银花

白芷

贝母

防风

功用 清热解毒，消肿溃坚，活血止痛。

主治 阳证痈疡肿毒初起。局部红肿焮痛，或身热凛寒，苔薄白或黄，脉数有力。

应用

药味加减 热毒重而红肿痛甚者，加蒲公英、连翘、紫花地丁、野菊花，加强清热解毒之力，加大黄通腑泄热解毒；血热盛者，加丹皮，清热凉血。此外，还可根据痈疡肿毒所在部位的不同，加入引经药，以使药力直达病所。

现代应用 常用于化脓性炎症，如蜂窝组织炎、化脓性扁桃体炎、乳腺炎、脓疱疮、疔肿、深部脓肿等属阳证、实证者。

附方

五味消毒饮（《医宗金鉴》）
组成：金银花 30g、野菊花、蒲公英、紫花地丁、紫背天葵各 12g。
用法：水煎服，加酒一二匙和服，取汗。
功用：清热解毒，消散疔疮。
主治：火热结聚之疔疮。疔疮初起，发热恶寒，疮形如粟，坚硬根深，状如铁钉，以及痈疡疖肿，局部红肿热痛，舌红苔黄，脉数。

思忖

仙方活命饮与普济消毒饮的功用异同点是什么？
相同点：仙方活命饮和普济消毒饮均具清热解毒、疏风散结之功，用治热毒壅结之肿毒。
不同点：仙方活命饮则通治阳证肿毒，于清热解毒之中伍以行气活血、散结消肿之品，对痈疮初起更宜。
普济消毒饮所治为大头瘟，系肿毒发于头面者，以清热解毒、疏风散邪为法，并佐以升阳散火、发散郁热之品。

善用

本方是治疗热毒痈肿的常用方。为"疮疡之圣药，外科之首方"。凡痈肿初起属于阳证者均可运用。临床应用以局部红肿焮痛，甚则伴有身热凛寒，苔薄白或黄，脉数有力为辨证要点。本方只可用于痈肿未溃之前，如已溃破不可用；本方性偏寒凉，阴证疮疡忌用；脾胃本虚，气血不足者均应慎用。

诵记

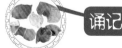
陈 皮

仙方活命金银花，防芷归陈草芍加，
贝母花粉兼乳没，山甲皂刺酒煎佳。

赤芍药

当归尾

甘 草

皂角刺

天花粉

乳 香

穿山甲

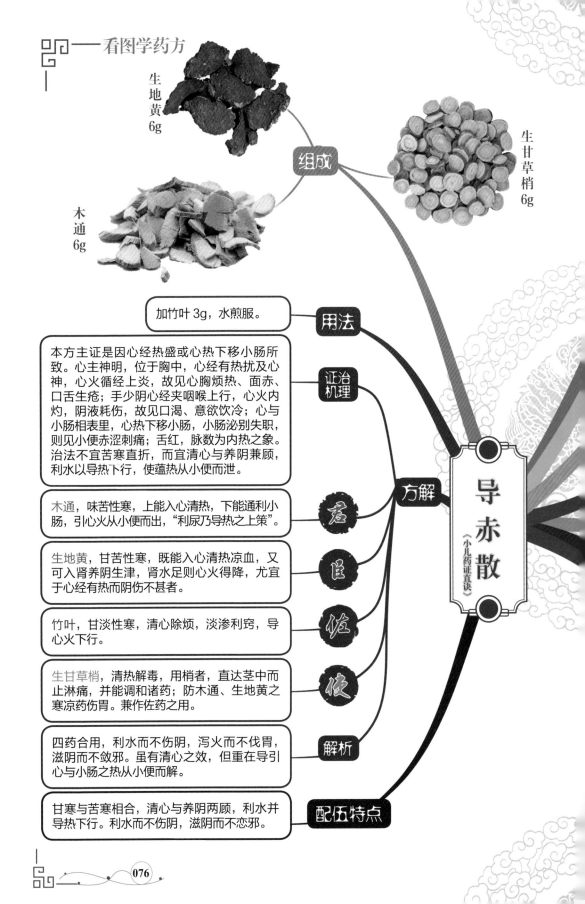

生地黄 6g

生甘草梢 6g

木通 6g

组成

加竹叶3g，水煎服。 — **用法**

本方主证是因心经热盛或心热下移小肠所致。心主神明，位于胸中，心经有热扰及心神，心火循经上炎，故见心胸烦热、面赤、口舌生疮；手少阴心经夹咽喉上行，心火内灼，阴液耗伤，故见口渴、意欲饮冷；心与小肠相表里，心热下移小肠，小肠泌别失职，则见小便赤涩刺痛；舌红，脉数为内热之象。治法不宜苦寒直折，而宜清心与养阴兼顾，利水以导热下行，使蕴热从小便而泄。 — **证治机理**

木通，味苦性寒，上能入心清热，下能通利小肠，引心火从小便而出，"利尿乃导热之上策"。 — **君**

生地黄，甘苦性寒，既能入心清热凉血，又可入肾养阴生津，肾水足则心火得降，尤宜于心经有热而阴伤不甚者。 — **臣**

竹叶，甘淡性寒，清心除烦，淡渗利窍，导心火下行。 — **佐**

生甘草梢，清热解毒，用梢者，直达茎中而止淋痛，并能调和诸药；防木通、生地黄之寒凉药伤胃。兼作佐药之用。 — **使**

四药合用，利水而不伤阴，泻火而不伐胃，滋阴而不敛邪。虽有清心之效，但重在导引心与小肠之热从小便而解。 — **解析**

甘寒与苦寒相合，清心与养阴两顾，利水并导热下行。利水而不伤阴，滋阴而不恋邪。 — **配伍特点**

方解

导赤散
《小儿药证直诀》

功用 清心利水养阴。

主治 心经火热证。心胸烦热，口渴面赤，意欲冷饮，以及口舌生疮；或心热移于小肠，小便赤涩刺痛，舌红，脉数。

应用

药味加减 心火较盛者，加黄连以清心泻火；阴虚较甚者，加麦冬增强清心养阴之力；证属心热移于小肠，小便淋沥不畅者，加车前子、赤茯苓以增清热利水之功；小便涩痛甚者，加萹蓄、瞿麦、滑石以助利尿通淋之效；血淋者，加白茅根、小蓟、旱莲草以凉血止血。

现代应用 常用于病毒性口腔炎、鹅口疮、复发性口腔溃疡、小儿夜啼等属于心经有热者；以及急性肾小球肾炎、白塞氏病、泌尿系感染等属于心热移于小肠者。

附方

清心莲子饮（《太平惠民和剂局方》）
组成：黄芩、麦冬、地骨皮、车前子、炙甘草各15g，莲子肉、茯苓、炙黄芪、人参各22.5g。
用法：水煎服。
功用：清心火，益气阴，止淋浊。
主治：心火偏旺，气阴两虚，湿热下注证。遗精淋浊，血崩带下，遇劳则发；或肾阴不足，口舌干燥，烦躁发热。

思忖

导赤散与清心莲子饮的功用异同点是什么？
相同点：导赤散和清心莲子饮同具清心养阴利水之功。
不同点：导赤散清心与养阴兼顾，重在导引心与小肠之热从小便而解。常用于心火偏旺，气阴两虚，湿热下注证。清心莲子饮以清心火，益气阴，交通心肾，兼利小便为主，心肾两补，偏于治心。方中寒凉清热之黄芩、地骨皮配伍莲子肉、黄芪、人参、茯苓、麦冬以益气养阴；车前子清热利湿。常用于心火偏旺，兼类肾气阴两虚，湿热下注，精关不固者，其补益心肾之力强于导赤散。

善用 本方是治心经火热证的常用方，又是体现清热利水养阴法的基础方。临床应用以心胸烦热，口渴，口舌生疮或小便赤涩，舌红脉数为辨证要点。方中木通苦寒，生地黄阴柔寒凉，故脾胃虚弱者慎用。

诵记 导赤生地与木通，草梢竹叶四般攻，
口糜淋痛小肠火，引热同归小便中。

生地黄　木通　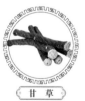甘草　竹叶

龙胆草
6g

柴胡
6g

黄芩
9g

当归
3g

泽泻
12g

车前子
9g

组成

甘草
6g

木通
6g

栀子
9g

生地黄
9g

用法

水煎服。

方解

证治机理

本方主证是由肝胆实火上炎或肝经湿热下注所致。肝胆实火内郁，气机疏泄失常，则胁肋疼痛；火热循经上炎，则头痛、目赤、口苦、耳聋、耳肿；足厥阴肝经绕阴器，肝经湿热下注，则阴部肿痒、筋痿阴汗、小便淋浊，或妇女带下黄臭；舌红、苔黄腻、脉弦数有力皆为火盛及湿热之象。治宜清泻肝胆实火，清利肝经湿热。

君

龙胆草，大苦大寒，为"凉肝猛将"，清肝经实火、泻下焦湿热。酒拌炒则引药上行，清上力加强，于泻火中寓疏散之意，可使诸药寒而不遏。

臣

黄芩，清少阳之上；栀子泻三焦之下。二药苦寒泻火，燥湿清热，增君药泻火除湿之力。车前子，味甘性寒，木通苦寒，使湿热从小肠膀胱以导之。泽泻，味甘性寒，使湿热从肾与膀胱以导之。栀子，使湿热从三焦以导之，共助君药以除肝胆经湿热，使邪有出路，则湿邪无留。

佐使

生地黄、当归，养血益阴以柔肝，使祛邪而不伤正。柴胡，疏解肝胆之气，并能引诸药归于肝胆之经。

甘草，调和诸药，护胃安中。兼做佐药之用。

解析

诸药相伍，火降热清，湿浊得利，循经所发诸症皆可相应而愈。

配伍特点

苦寒清利，泻中寓补，降中寓升，以适肝性。

龙胆泻肝汤
《医方集解》

龙胆草

柴胡

泽泻

车前子

功用　清泻肝胆实火，清利下焦湿热。

主治　肝胆实火上炎证。头痛目赤，胁痛，口苦，耳聋，耳肿，舌红苔黄，脉弦数有力。
肝胆湿热下注证。阴肿，阴痒，筋痿，阴汗，小便淋浊，或妇女带下黄臭，舌红苔黄腻，脉弦数有力。

应用

药味加减　肝胆实火较盛者，去木通、车前子，加黄连以助泻火之力；风火上攻所致头痛、眩晕、目赤易怒者，加夏枯草、钩藤、菊花以清肝散风；肝经湿重热轻者，去黄芩、生地黄，加滑石、薏苡仁以增强利湿之功；肝胆湿热蕴结者，加茵陈蒿、虎杖以清热祛湿；肝经火毒，阴部红肿热痛甚者，去柴胡，加连翘、黄连、大黄以泻火解毒。

现代应用　常用于高血压病、高血脂病、急性胆囊炎、急性结角膜炎、中耳炎、扁桃体炎及妇女排卵期出血、附件炎、阴道炎、盆腔炎等。

附方　泻青丸（《小儿药证直诀》）
组成：当归、龙胆草、山栀子、酒大黄、羌活、防风各50g，川芎15g，青黛25g。
用法：上药为末，炼蜜为丸，每丸1.5g，每服一丸，竹叶煎汤，同砂糖温开水化下。
功用：清肝泻火。
主治：肝经火郁证。目赤肿痛，烦躁易怒，不能安卧，尿赤便秘，脉洪实；以及小儿急惊，热盛抽搐等。

思忖　龙胆泻肝汤与泻青丸的功用异同点是什么？
相同点：龙胆泻肝汤和泻青丸均是清泻肝经实火之名方。
不同点：龙胆泻肝汤泻火之力较强，并能清利湿热，主治肝火上炎，或湿热下注证，为苦寒清利之方。
泻青丸泻火之力较弱，并能疏散肝胆郁火，宜于肝火内郁证，为"火郁发之"之剂。

善用　本方是治疗血热妄行所致的各种上部出血证之常用方，临床应用以上部出血，血色鲜红，舌红苔黄，脉数为辨证要点。对虚寒性出血则不宜使用。

诵记　龙胆泻肝栀芩柴，生地车前泽泻偕，木通甘草当归合，肝经湿热力排。

木通　栀子　黄芩　当归　甘草　生地黄

组成

黄连
18g

吴茱萸
3g

用法

为末，水泛为丸，每服 3 ~ 6g，一日 2 次，温开水送服。亦可作汤剂，水煎服。

证治机理

本方主证是因肝郁化火，横逆犯胃，肝胃不和所致。肝之经脉布于胁肋，肝郁化火，经气不畅，则见胁肋疼痛；肝火犯胃则胃失和降，故嘈杂吞酸，甚则上逆而见呕吐口苦；舌红苔黄，脉象弦数为肝经郁火之象。《素问·至真要大论》云"诸逆冲上，皆属于火""诸呕吐酸，暴注下迫，皆属于热"。火热当清，气逆当降，治宜清泻肝火为主，辅以降逆止呕。

方解

君

黄连，重用，取其味苦性寒：一是清肝火，肝火得清自不横逆犯胃；二是清胃热，胃火降则其气自和；三是清心火，"实则泻其子"，心火降则不邢金，金旺则能制木，故得"佐金"之方名。

使

吴茱萸，一是疏肝解郁，顺肝之喜，使肝气条达，郁结得开；二是反佐以制黄连苦寒，使泻火而无凉遏之弊，顾护中阳；三是取其下气之用，助君药和胃降逆；四是引领黄连入肝经，兼作佐药之用。

解析

二药合用，辛开苦降，寒热并投，肝胃同治，泻火而不至凉遏，降逆而不碍肝郁，相反相成，使肝火得清，胃气得降，共收清泻肝火、降逆止呕之效。

配伍特点

辛开苦降，肝胃同治；寒热并用，主以苦寒。

左金丸
《丹溪心法》

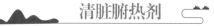

功用　清泻肝火，降逆止呕。

主治　肝火犯胃证。胁肋疼痛，嘈杂吞酸，呕吐口苦，舌红苔黄，脉弦数。

应用

药味加减　兼吞酸重者，加乌贼骨、煅瓦楞，制酸止痛；胁肋痛甚者，合四逆散、金铃子散，加强疏肝和胃，行气止痛之功。

现代应用　常用于胃炎、食道炎、胃溃疡等属肝火犯胃者。

思忖

左金丸与龙胆泻肝汤的功用异同点是什么？
相同点：左金丸和龙胆泻肝汤均可用于治疗肝经实火，胁痛口苦等。
不同点：左金丸中黄连与吴茱萸用量比例为6∶1，主要用于肝经郁火犯胃之呕吐吞酸等，有降逆和胃之功，而无清利湿热的作用，泻火作用亦较弱。
龙胆泻肝汤主要用于肝经实火上攻之目赤耳聋，或肝经湿热下注之淋浊阴痒等，有清利湿热之功，而无和胃降逆的作用，泻火之力较强。

善用　本方是治疗肝火犯胃，肝胃不和证的常用方。临床应用以呕吐吞酸，胁痛口苦，舌红苔黄，脉弦数为辨证要点。脾胃虚寒者忌用本方。

诵记　左金连茱六一九，肝火犯胃吐吞酸，再加芍药名戊己，热泄热痢服之安。

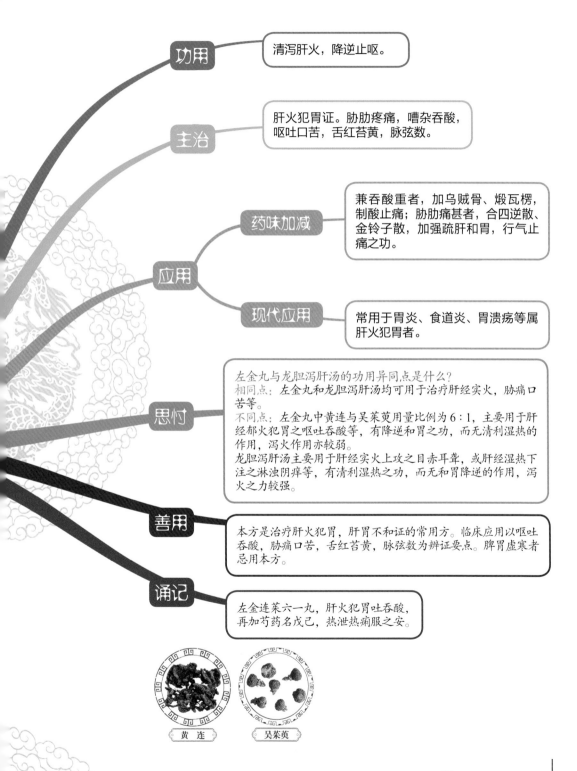

（黄连）　（吴茱萸）

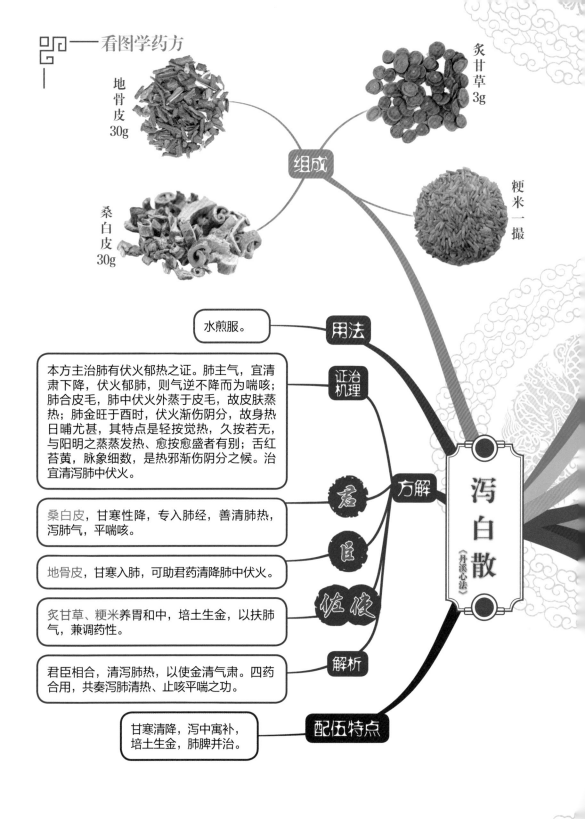

地骨皮
30g

炙甘草
3g

组成

桑白皮
30g

粳米
一撮

用法

水煎服。

证治机理

本方主治肺有伏火郁热之证。肺主气，宜清肃下降，伏火郁肺，则气逆不降而为喘咳；肺合皮毛，肺中伏火外蒸于皮毛，故皮肤蒸热；肺金旺于酉时，伏火渐伤阴分，故身热日晡尤甚，其特点是轻按觉热，久按若无，与阳明之蒸蒸发热、愈按愈盛者有别；舌红苔黄，脉象细数，是热邪渐伤阴分之候。治宜清泻肺中伏火。

方解

君

桑白皮，甘寒性降，专入肺经，善清肺热，泻肺气，平喘咳。

臣

地骨皮，甘寒入肺，可助君药清降肺中伏火。

佐使

炙甘草、粳米养胃和中，培土生金，以扶肺气，兼调药性。

解析

君臣相合，清泻肺热，以使金清气肃。四药合用，共奏泻肺清热、止咳平喘之功。

配伍特点

甘寒清降，泻中寓补，培土生金，肺脾并治。

泻白散
（丹溪心法）

功用 清泻肺热，止咳平喘。

主治 肺热喘咳证。气喘咳嗽，皮肤蒸热，日晡尤甚，舌红苔黄，脉细数。

应用

药味加减 肺经热重者，加黄芩、知母，增强清泻肺热之功；燥热咳嗽者，加川贝母、瓜蒌皮润肺止咳；阴虚潮热者，加鳖甲、银柴胡滋阴退热；热伤阴津而烦热口渴者，加天花粉、芦根、麦冬清热养阴生津。

现代应用 常用于支气管炎、肺炎初期、小儿麻疹初期等属肺有伏火者。

附方
葶苈大枣泻肺汤（《金匮要略》）
组成：葶苈子 9g，大枣 4 枚。
用法：先煮枣，去枣留汁，纳入葶苈子，再煮，顿服。
功用：泻肺行水，下气平喘。
主治：痰水壅实之咳喘胸满。

思忖
泻白散与葶苈大枣泻肺汤的功用异同点是什么？
相同点：泻白散和葶苈大枣泻肺汤均有泻肺之功，用治肺热喘咳证。
不同点：泻白散以甘寒之桑白皮、地骨皮清肺热、泻肺气、平喘咳，佐以炙甘草、粳米养胃和中，培土生金，适于肺中伏火郁热之喘咳。
葶苈大枣泻肺汤以葶苈子苦寒泻肺，逐痰行水，佐以大枣甘温安中，使泻不伤正，适于痰浊壅滞于肺而致之痰喘。

善用 本方是治疗肺有伏火、郁热喘咳之常用方。临床应用以咳喘气急，皮肤蒸热，舌红苔黄，脉细数为辨证要点。风寒咳嗽或肺虚喘咳者不宜使用本方。

诵记 泻白桑皮地骨皮，甘草粳米四般宜，参茯知芩皆可入，肺热喘嗽此方施。

地骨皮　　桑白皮　　甘草　　粳米

生地黄
6g

黄连
6g

当归
6g

升麻
6g

组成

牡丹皮
6g

水煎服。 —— 用法

本方主证是因胃有积热，循阳明经脉上攻所致。足阳明胃经循鼻入上齿，手阳明大肠经上项贯颊入下齿，胃中热盛循经上攻，则见牙痛牵引头痛、面颊发热、齿喜冷恶热，或唇舌颊腮肿痛；胃热上冲则口气热臭；胃为多气多血之腑，胃热伤及血络，则牙宣出血；热与血结，热蒸肉腐，故见牙龈红肿溃烂；热伤津液，则口干舌燥；舌红苔黄，脉滑数俱为胃热津伤之象。治宜清泻胃火，凉血散郁。 —— 证治机理

黄连，味苦性寒，直折胃中实火。 —— 君

升麻，辛甘微寒，清热解毒，以治胃火牙痛；轻清升散透发，宣达郁遏伏火，寓"火郁发之"之意。 —— 臣

生地黄，凉血滋阴。
牡丹皮，凉血散血。
当归，养血活血，以助消肿止痛。 —— 佐

升麻，入阳明经兼以引经。 —— 使

黄连得升麻，降中寓升，则泻火而无凉遏之弊；升麻得黄连，则散中兼清，即散火而无升焰之虞。苦降与升散并用，两相得益。诸药合用，共奏清胃凉血之效，以使上炎之火得降，血分之热得除，热毒内彻而解。 —— 解析

苦寒辛散并用，降中有升，火郁发之。 —— 配伍特点

方解

清胃散
《脾胃论》

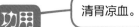

功用　清胃凉血。

主治　胃火牙痛。牙痛牵引头疼，面颊发热，其齿喜冷恶热，或牙宣出血，或牙龈红肿溃烂，或唇舌颊腮肿痛，口气热臭，口干舌燥，舌红苔黄，脉滑数。

应用

药味加减　证属牙衄者，加牛膝以导血热下行；兼肠燥便秘者，加大黄以导热下行；兼口渴饮冷者，加石膏以使其清胃泻热之力更强，加玄参、天花粉以清热生津；兼口臭甚者，加藿香、茵陈、白豆蔻以芳香化浊。

现代应用　常用于口腔炎、牙周炎、三叉神经痛、痤疮等属胃火血热，循经上攻者。

思忖　"火郁发之"的内涵是什么？
火郁发之，语出《素问·六元正纪大论》。火郁，是指热邪伏于体内；发，是因势利导、发泄之意。如火邪郁于头面部，位置较高，可用升麻、柴胡之类升阳散火，如清胃散中用升麻治疗胃火牙痛，普济消毒饮中用升麻、柴胡治疗"大头瘟"，均体现了"火郁发之"的治法。

善用　本方是治疗胃火牙痛的常用方。临床应用以牙痛牵引头痛，口气热臭，舌红苔黄，脉滑数为辨证要点。牙痛属风寒或肾虚火炎者不宜使用。

诵记　清胃散用升麻连，当归生地牡丹全，
或加石膏清胃热，口疮吐衄与牙宣。

生地黄

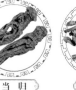

当归

牡丹皮

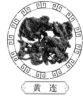

黄连

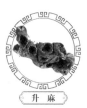

升麻

芍药
30g

当归
15g

炙甘草
6g

大黄
6g

黄连
15g

黄芩
9g

槟榔
6g

木香
6g

组成

官桂
5g

水煎服。 — 用法

本方主证是因湿热疫毒壅滞于肠中所致。湿热疫毒积滞于大肠，阻遏气机，故见腹痛，里急后重。湿热与气血相搏，气血瘀滞，血败肉腐，因而化脓，故下痢赤白。湿热下迫，故小便短赤，肛门重灼。治宜清热燥湿，调气和血。 — 证治机理

黄芩、黄连，苦寒，入大肠经，清热燥湿，泻火解毒，以除致病之因。 — 君

芍药，苦酸微寒，养血和营，缓急止痛。
当归，养血活血，体现"行血则便脓自愈"之意，并兼顾湿热邪毒熏灼肠络、耗伤气血之虑。
木香、槟榔，行气导滞，"调气则后重自除"。 — 臣

方解

芍药汤
《素问病机气宜保命集》

大黄，苦寒沉降，泻热通便，除肠中积滞，此为"通因通用"之法。
官桂，辛热，既可助当归、芍药行血和营，又能制黄芩、黄连苦寒之性。 — 佐

炙甘草，益气和中，调和诸药；合芍药缓急止痛。兼作佐药之用。 — 使

诸药合用，清热化湿，气血调和，下痢可愈。 — 解析

主以苦燥，辅以甘柔，佐温于寒。气血并调，兼以通因通用；温清并用，侧重于清肠燥湿。 — 配伍特点

功用 —— 清热燥湿，调气和血。

主治 —— 湿热痢疾。腹痛，便脓血，赤白相兼，里急后重，肛门灼热，小便短赤，舌苔黄腻，脉弦数。

应用

药味加减 —— 原方后有"如血痢则渐加大黄；汗后脏毒加黄柏半两"；证属热甚伤津，苔黄而干者，去官桂，加乌梅以避温就凉；兼有食积，苔腻脉滑者，加山楂、神曲以消食导滞；热毒重者，加白头翁、金银花以增强解毒之功；痢下赤多白少，或纯下血痢者，加牡丹皮、地榆以凉血止血。

现代应用 —— 常用于细菌性痢疾、阿米巴痢疾、过敏性结肠炎、急性肠炎等属大肠湿热，气血不和者。

思忖 —— "通因通用"的内涵是什么？
通因通用，为治疗学术语，是反治法之一，是以通治通法，即用通下、渗利的药物治疗通利的病证，适用于食积腹痛、泻下不畅及膀胱湿热所致尿急、尿频、尿痛等病证。《素问·至真要大论》曰："寒因寒用，热因热用，塞因塞用，通因通用，必伏其所主，而先其所因。"意思是欲制伏疾病的根本，首先要探求病之缘由。

善用 —— 本方是治疗湿热痢疾的常用方。临床应用以痢下赤白，腹痛，里急后重，苔黄腻为辨证要点。痢疾初起有表证者、久痢、虚寒痢及阴虚内热者忌用本方。

诵记 —— 芍药汤中用大黄，芩连归桂槟草香，清热燥湿调气血，里急腹痛自安康。

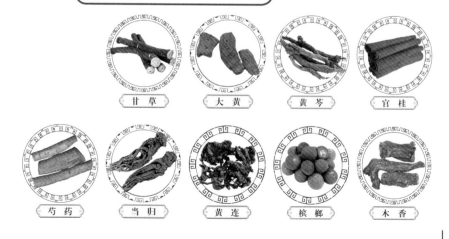

甘草　　大黄　　黄芩　　官桂
芍药　　当归　　黄连　　槟榔　　木香

白头翁
15g

黄连
9g

组成

黄柏
9g

秦皮
12g

用法 —— 水煎服。

证治机理 —— 本方主证是因热毒深入血分，下迫大肠所致。热毒积滞于大肠，阻遏气机，故见里急后重；邪热下迫，故见肛门重灼；热毒蒸灼肠胃气血，血败肉腐而成脓，故下痢脓血；下痢损耗津液，则口渴欲饮；舌红苔黄，脉弦数，均为邪热内盛之征象。治宜清热解毒，凉血止痢。

方解

君 —— 白头翁，味苦性寒，清热解毒，凉血止痢。

臣 —— 黄连，味苦性寒，泻火解毒，燥湿厚肠，治痢要药。黄柏，清下焦湿热。

佐使 —— 秦皮，苦涩收敛，清热解毒，且兼以收涩止痢。

解析 —— 黄连、黄柏助白头翁清热解毒，燥湿止痢。诸药合用，共奏清热解毒、凉血止痢之功。

配伍特点 —— 苦寒清解为主，兼以凉血收涩。

白头翁汤
《伤寒论》

功用　清热解毒，凉血止痢。

主治　热毒痢疾。下痢脓血，赤多白少，腹痛，里急后重，肛门灼热，渴欲饮水，舌红苔黄，脉弦数。

应用

药味加减　证属里急后重较甚者，加木香、槟榔、枳壳以调气；脓血多者，加赤芍、丹皮、地榆以凉血和血；兼表邪恶寒发热者，加葛根、连翘、金银花以解表透热；兼食滞者，加焦山楂、枳实以消食导滞；证属阿米巴痢疾，配合吞服鸦胆子（以桂圆肉包裹），疗效更佳。

现代应用　常用于急性细菌性痢疾、阿米巴痢疾、慢性非特异性溃疡性结肠炎属湿热毒邪偏盛者。

思忖　白头翁汤与芍药汤的功用异同点是什么？
相同点：白头翁汤和芍药汤同为治疗痢疾之方。
不同点：白头翁汤的功用是清热解毒兼凉血燥湿止痢，用治热毒血痢，乃热毒深陷血分，泻下脓血，赤多白少。
芍药汤是清热燥湿与调和气血并用，且取"通因通用"之法，用治湿热痢疾而兼气血失调者，泻下脓血，赤白相兼。

善用　本方是治疗热毒血痢之常用方。临床应用以下痢赤多白少，腹痛，里急后重，舌红苔黄，脉弦数为辨证要点。

诵记　白头翁汤治热痢，黄连黄柏佐秦皮，
清热解毒并凉血，赤多白少脓血医。

白头翁

黄柏

黄连

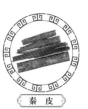
秦皮

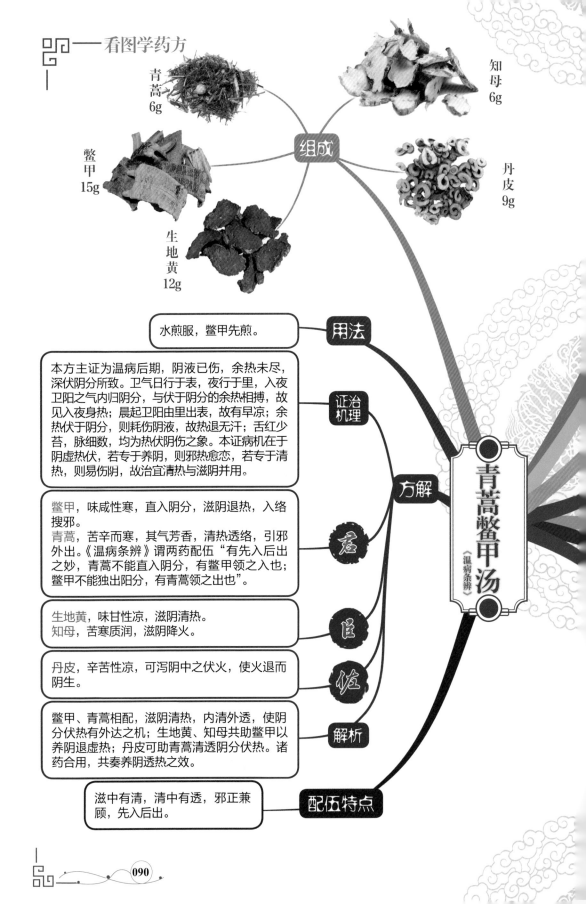

青蒿
6g

知母
6g

鳖甲
15g

丹皮
9g

生地黄
12g

组成

用法

水煎服，鳖甲先煎。

证治机理

本方主证为温病后期，阴液已伤，余热未尽，深伏阴分所致。卫气日行于表，夜行于里，入夜卫阳之气内归阴分，与伏于阴分的余热相搏，故见入夜身热；晨起卫阳由里出表，故有早凉；余热伏于阴分，则耗伤阴液，故热退无汗；舌红少苔，脉细数，均为热伏阴伤之象。本证病机在于阴虚热伏，若专于养阴，则邪热愈恋，若专于清热，则易伤阴，故治宜清热与滋阴并用。

君

鳖甲，味咸性寒，直入阴分，滋阴退热，入络搜邪。
青蒿，苦辛而寒，其气芳香，清热透络，引邪外出。《温病条辨》谓两药配伍"有先入后出之妙，青蒿不能直入阴分，有鳖甲领之入也；鳖甲不能独出阳分，有青蒿领之出也"。

臣

生地黄，味甘性凉，滋阴清热。
知母，苦寒质润，滋阴降火。

佐

丹皮，辛苦性凉，可泻阴中之伏火，使火退而阴生。

解析

鳖甲、青蒿相配，滋阴清热，内清外透，使阴分伏热有外达之机；生地黄、知母共助鳖甲以养阴退虚热；丹皮可助青蒿清透阴分伏热。诸药合用，共奏养阴透热之效。

配伍特点

滋中有清，清中有透，邪正兼顾，先入后出。

方解

青蒿鳖甲汤
《温病条辨》

功用 养阴透热。

主治 温病后期，邪伏阴分证。夜热早凉，热退无汗，舌红苔少，脉细数。

应用

药味加减 证属暮热早凉，汗解渴饮者，去生地黄，加天花粉，清热生津止渴；证属肺痨骨蒸，阴虚火旺者，加沙参、麦冬、旱莲草，滋阴清肺；属小儿夏季热者，加白薇、荷梗，祛暑退热。

现代应用 常用于不明原因的发热、各种传染病恢复期的低热不退、慢性肾盂肾炎、肾结核等属于阴虚内热，低热不退者。

附方 清骨散（《证治准绳》）
组成：银柴胡 5g，胡黄连、秦艽、醋炙鳖甲、地骨皮、青蒿、知母各 3g，甘草 2g。
用法：水煎服。
功效：清虚热，退骨蒸。
主治：肝肾阴虚，虚火内扰证。骨蒸潮热，或低热日久不退，形体消瘦，唇红颧赤，困倦盗汗，口渴心烦，舌红少苔，脉细数。

思忖 青蒿鳖甲汤与清骨散的功用异同点是什么?
相同点：青蒿鳖甲汤和清骨散均能退虚热，治疗阴虚火旺之低热。
不同点：青蒿鳖甲汤重在养阴透热，主治温病后期，邪伏阴分之夜热早凉，热退无汗。
清骨散重在清虚热，退骨蒸，主治肝肾阴虚，虚火内扰之低热、体瘦、口渴心烦、盗汗。

善用 本方适用于温热病后期，余热未尽而阴液不足之虚热证，是治疗阴虚发热证之常用方。临床应用以夜热早凉，热退无汗，舌红少苔，脉细数为辨证要点。阴虚欲作动风者不宜用之。青蒿不耐高温，将青蒿用沸水泡服为宜。

诵记 青蒿鳖甲地知丹，热自阴来仔细辨，夜热早凉无汗出，养阴透热服之安。

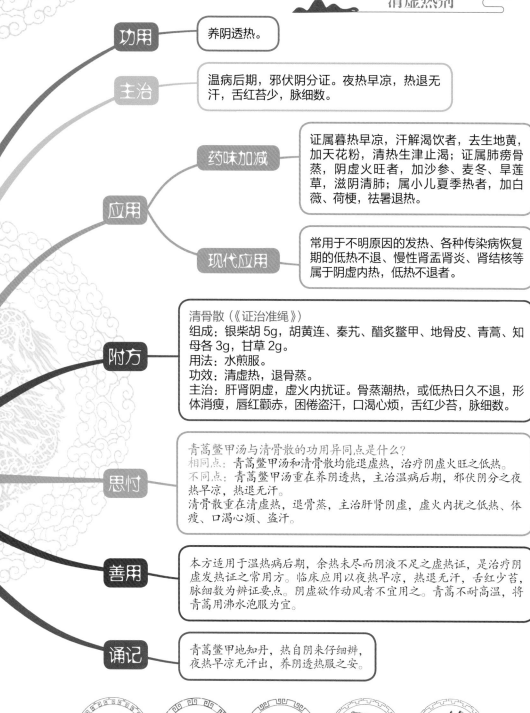

青 蒿　　鳖 甲　　生地黄　　知 母　　丹 皮

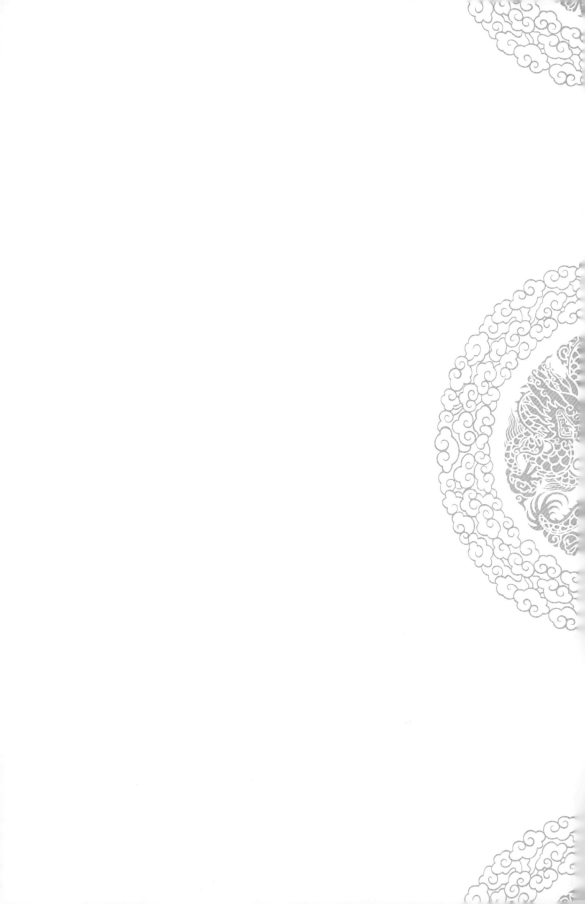

祛暑剂

祛暑剂是以祛除暑邪作用为主，用于治疗暑病的方剂。属于"八法"中之"清法"。

暑邪致病有明显的季节性，《素问·热论》曰："先夏至日者为病温，后夏至日者为病暑。"暑为阳邪，其性炎热，暑气通心，暑热伤人常直入气分，导致人体里热亢盛，心神被扰，故见身热、面赤、心烦、小便短赤、舌红脉数等症。又因暑性升散，易伤津耗气，常兼口渴汗多、体倦少气等症；夏季天暑下迫，地湿上蒸，故暑病多夹湿邪，兼见胸闷，或身体困重，小便不利，或泄泻，苔白腻；夏月贪凉露卧，不避风寒，加之腠理疏松，寒邪侵袭肌表，而伴见恶寒发热、头痛无汗、脉浮等症。所以，祛暑剂分为祛暑解表剂、祛暑利湿剂和祛暑益气剂。

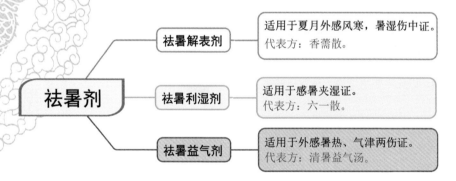

在运用祛暑剂时，应注意暑病本证、兼证和主次轻重。单纯中暑受热，治宜清热祛暑，选用苦寒合甘寒的清热之品。暑病夹湿，应酌情在祛暑剂中配伍祛湿之品，若暑重湿轻，则湿易从热化，祛湿之品不宜过于温燥，以免损伤津液；若湿重暑轻，则暑易被湿遏，清热之品不宜过于甘寒，以免阴柔留湿。暑热耗气伤津，治宜祛暑清热、益气养阴，主选甘寒清热养阴或益气、甘酸敛津之品。

香薷
10g

组成

厚朴
5g

白扁豆
5g

用法

水煎服，或加酒少量同煎。

证治机理

本方主证是因夏月乘凉饮冷，外感风寒，内伤于湿所致。夏感风寒，邪滞肌表，正邪相争，卫闭营郁，则见恶寒发热，头疼身痛，无汗，脉浮等风寒表实证；露卧饮冷，则湿伤脾胃，气机受阻，升降失常，故胸脘痞闷，腹痛吐泻；舌苔白腻为寒湿之象。此为外寒内湿之证，治当发散表寒，祛除里湿。

方解

君

香薷，既辛散温通，以宣散肌表之风寒，又芳香入胃，以化中焦之湿浊，是夏月解表散寒之要药。

臣

厚朴，苦辛性温，行气除满，内化湿滞。

佐

白扁豆，甘而微温，健脾和中，兼利湿消暑。酒（加少许同煎），温经脉，通阳气，使药力通达周身。

解析

诸药合用，祛暑散寒解表，化湿和中，有表里双解之效。

配伍特点

辛温芳香以解表，苦温燥化以和中。

香薷散
《太平惠民和剂局方》

功用

祛暑解表，化湿和中。

主治

暑月感寒证。恶寒发热，头重身痛，无汗，胸闷，腹痛吐泻，四肢倦怠，舌苔白腻，脉浮。

应用

药味加减

若素体脾虚，中气不足者，可再加人参、黄芪、白术、橘红，益气健脾燥湿；若湿盛于里者，加茯苓、甘草，利湿和中；若兼内热者，加黄连以清热。

现代应用

常用于夏季感冒、急性胃肠炎、夏季热、肠胃型感冒等属外感风寒，内伤湿滞者。

附方

新加香薷饮（《温病条辨》）
组成：香薷 6g，金银花 9g，鲜扁豆花 9g，厚朴 6g，连翘 6g。
用法：水煎服。
功用：祛暑解表，清热化湿。
主治：暑温夹湿，复感外寒证。发热头痛，恶寒无汗，口渴面赤，胸闷不舒，舌苔白腻，脉浮而数。

思忖

香薷散与新加香薷饮的功用异同点是什么？
相同点：香薷散和新加香薷饮均用辛温之香薷、厚朴解表散寒，化湿和中。
不同点：香薷散配健脾化湿之扁豆，以散寒化湿见长，为辛温之剂，主治夏季感寒夹湿，寒湿较盛之证。
新加香薷饮伍扁豆花、金银花、连翘等辛凉轻清之品，药性偏凉，以清热解暑见长，为辛温辛凉结合之剂，主治夏季感寒，暑湿内蕴，寒轻暑重之证。

善用

本方是治疗夏月乘凉饮冷，外感风寒，内伤于湿证的常用方。临床应用以恶寒发热，头重身痛，无汗，胸闷，苔白腻，脉浮为辨证要点。若属表虚有汗，或中暑发热汗出，心烦口渴属于暑热伤津者，则不可使用。

诵记

香薷散中豆朴先，解表散寒功效坚，
化湿和中调胃气，暑月感寒此方煎。

香薷

白扁豆

厚朴

滑石
18g

甘草
3g

组成

用法

为细末，每服 9g，包煎，或温开水调下，日服 2～3 次；亦可作汤剂，水煎服。

证治机理

本方主证是由暑热夹湿所致。暑为阳邪，其性炎热，暑气通于心，故暑热伤人，多见身热、心烦；暑热伤津，则口渴；暑邪夹湿，湿性黏滞，湿聚膀胱，气化不行，故见小便不利；湿邪流注肠间，则泄泻。暑热宜清，湿邪宜利，治宜清暑利湿。

方解

君

滑石，甘淡性寒，质重而滑，寒能清热，淡能渗利，重能走下，滑能利窍，既能清解暑热，又能通利水道，令暑热水湿从小便而去。

臣

甘草，甘平偏凉，能清热泻火，益气和中，与滑石相配（6：1），可防寒凉伐胃，渗利伤津。

解析

二药合用，共奏清暑利湿之效。

配伍特点

药性平和，清热而不留湿，利水而不伤阴，药简效专。

六一散

（原名益元散）

《黄帝素问宣明论方》

滑石

甘草

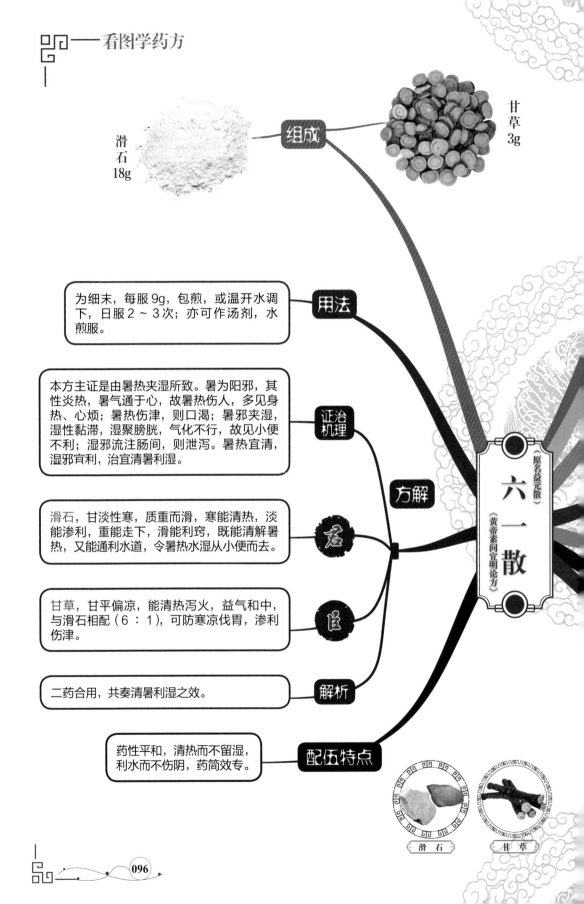

功用　清暑利湿。

主治　暑湿证。身热烦渴，小便不利，或泄泻。

应用

药味加减　若暑热较重，加西瓜翠衣、竹叶，清热祛暑；小便涩痛或有砂石者，加车前草、栀子、海金沙、鸡内金，清热通淋；泄泻者，加白扁豆、茯苓、薏苡仁，健脾祛湿止泻。

现代应用　常用于膀胱炎、尿道炎、泌尿系结石等证属湿热者。

附方

益元散（《奇效良方》）
组成：朱砂 1g，滑石 18g，甘草 3g。
用法：上为细末，每服 9g，不拘时，白沸汤调下。
功用：清暑利湿，镇心安神。
主治：暑湿证。烦渴多汗，心悸怔忡，失眠多梦，小便不利。

碧玉散（《黄帝素问宣明论方》）
组成：滑石 18g，甘草 3g，青黛 9g。
用法：研为散，每服 9g，温开水调服，或水煎服。
功用：清暑利湿，凉肝解毒。
主治：暑湿兼肝胆郁热证。烦渴口苦，目赤咽痛。

思忖

益元散与碧玉散的功用异同点是什么？
相同点：益元散和碧玉散均为六一散的加味方，均可祛暑利湿，以治暑湿之证。
不同点：益元散加朱砂，故清心安神之功较好，主治暑湿证而心经热盛，心神不安，心悸失眠者。
碧玉散加青黛，故有清肝胆郁热之效，适用于暑湿证而兼肝胆郁热者。

善用　本方是清暑利湿的基础方。临床应用以身热烦渴，小便不利为辨证要点。若阴虚，内无湿热，或小便清长者，忌用。

诵记　六一滑石与甘草，解肌行水兼清燥，
统治表里及三焦，热渴暑烦泻痢保。

组成

西洋参 5g

石斛 15g

麦冬 9g

知母 6g

甘草 3g

粳米 15g

黄连 3g

荷梗 15g

竹叶 6g

西瓜翠衣 30g

清暑益气汤
《温热经纬》

用法

水煎服。

方解

证治机理

本方主证是由暑热内侵，耗伤气津所致。暑为阳邪，暑热伤人则身热；暑热扰心则心烦；暑性升散，致使腠理开泄，故汗多；热伤津液，故口渴、尿少而黄；暑热耗气，故见体倦少气、精神不振、脉虚。治疗以清暑益气，养阴生津为主。

君

西洋参，甘苦性凉，益气生津，养阴清热。
西瓜翠衣，味甘性凉，清热解暑，生津止渴。

臣

荷梗，解暑清热，理气宽胸。
石斛、麦冬，皆甘寒之品，助西洋参养阴生津，且石斛清热，麦冬养心，兼顾诸证。

佐

黄连，味苦性寒，清热泻火，以助清热祛暑之力。
知母，苦寒质润，滋阴泻火。
竹叶，甘淡，清热除烦。

使

甘草、粳米，益胃和中，调和诸药。兼作佐药之用。

解析

诸药合用，具有清暑益气、养阴生津之效，使暑热得清，气津得复，则诸症自除。

配伍特点

清补并行，既清热解暑，又益气生津，有邪正兼顾、标本兼治之意。

西洋参

石斛

麦冬

功用　清暑益气，养阴生津。

主治　暑热气津两伤证。身热汗多，口渴心烦，小便短赤，体倦少气，精神不振，脉虚数。

应用

药味加减　证属暑热夹湿，苔白腻者，去阴柔之麦冬、石斛、知母，加藿香、六一散，增强祛湿之功；暑热较盛者，加石膏、金银花、黄连，增清热之力；小儿夏季热，气津不足，症见久热不退，烦渴体倦者，去苦燥之黄连，加白薇、地骨皮养阴退热；兼汗多，加糯稻根、浮小麦，收敛止汗。

现代应用　常用于夏月伤暑、小儿及老人夏季热、支气管哮喘夏季发作、肺炎及多种急性传染病恢复期等属中暑受热，气津两伤者。

附方

清暑益气汤（《内外伤辨惑论》）
组成：黄芪、苍术各4.5g，升麻3g，人参、白术、橘皮、炒神曲、泽泻、炙甘草、黄柏、当归、麦冬、青皮、葛根、五味子各2g。
用法：水煎服。
功用：清暑益气，除湿健脾。
主治：平素气虚，又感暑湿证。身热头痛，口渴自汗，四肢困倦，不思饮食，胸满身重，大便溏薄，小便短赤，苔腻，脉虚。

思忖

清暑益气汤（《温热经纬》）与清暑益气汤（《内外伤辨惑论》）的功用异同点是什么？
相同点：两方同名，均有清暑益气的作用，主治暑病兼气虚之证。
不同点：清暑益气汤（《温热经纬》）除清暑益气之外，重在养阴生津（用石斛、麦冬），宜于暑热伤津耗气之证。
清暑益气汤（《内外伤辨惑论》）清暑生津之力稍逊，但重于健脾燥湿，用治元气本虚，伤于暑湿证。

善用　本方是治疗夏月伤暑，气阴两伤证的常用方。临床应用以身热汗出，体倦少气，口渴心烦，小便短赤，脉虚数为辨证要点。本方因有滋腻之品，故暑病夹湿，舌苔厚腻者不宜使用；暑病高热烦渴，无气虚证者，亦不宜使用本方。

诵记　王氏清暑益气汤，善治中暑气阴伤，洋参冬粳斛瓜翠，连竹知母甘粳囊。

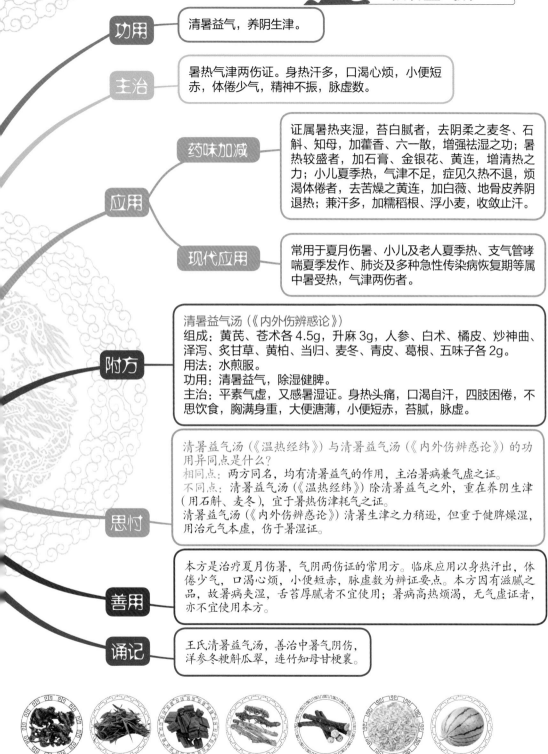

黄连　　竹叶　　荷梗　　知母　　甘草　　粳米　　西瓜翠衣

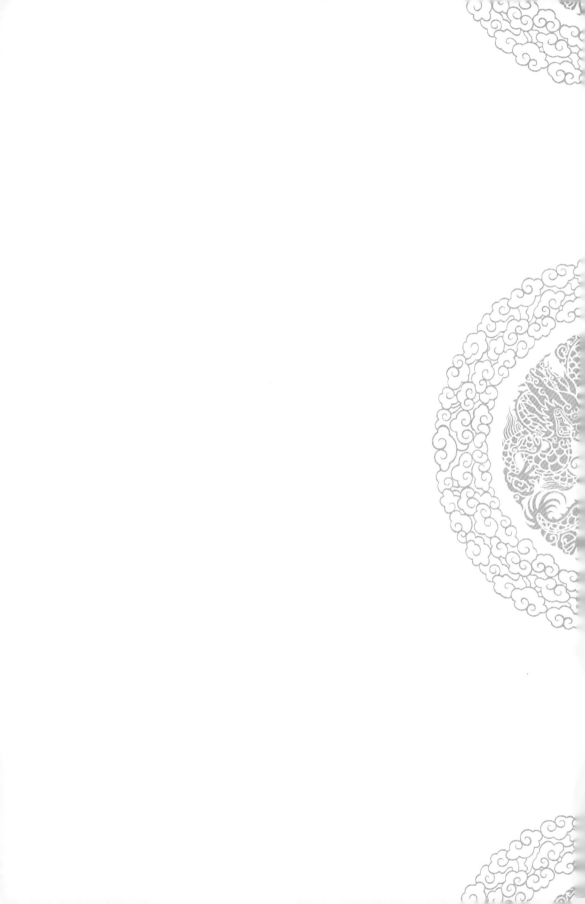

温里剂

温里剂是以温里助阳、散寒通脉作用为主，用于治疗里寒证的方剂。根据《素问·至真要大论》"寒者热之""治寒以热"的原则立法，属于"八法"中之"温法"。

温里剂适用于里寒证。里寒证系指寒邪停留体内脏腑经络间所致的病证。其或因素体阳虚，寒从中生；或因外寒直中三阴，深入脏腑；或因表寒证治疗不当，寒邪乘虚入里；或因过食寒凉，损伤阳气，皆可形成里寒证。其主要临床表现有畏寒肢冷，喜温蜷卧，口淡不渴，小便清长，舌淡苔白，脉沉迟或缓等。里寒证在病位上有脏腑经络之异，在病情上有轻重缓急之分，所以温里剂可分为温中祛寒剂、回阳救逆剂和温经散寒剂。

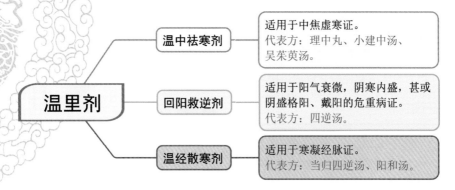

温里剂多由辛温燥热之品组成，临床使用时必须辨别寒热之真假，真热假寒证禁用；素体阴虚或失血之人亦应慎用，以免重伤阴血。再者，若阴寒太盛或真寒假热，服药入口即吐者，可反佐少量寒凉药物，或热药冷服，避免格拒。

人参
9g

白术
9g

炙甘草
9g

干姜
9g

组成

理中丸
《伤寒论》

用法

上药共研细末，炼蜜为丸，重 9g，每次 1 丸，温开水送服，每日 2～3 次；亦可作汤剂，水煎服，药后饮热粥适量。

证治机理

本方主证是因脾阳素虚，或突受外寒，或过食生冷，损伤脾胃阳气所致。脾胃既虚且寒，以致纳运无权，升降失常，故出现呕吐下利、不思饮食。寒土收引，气机不畅，则脘腹冷痛。舌淡苔白，脉沉细等皆为虚寒之象。至于阳虚失血、喜唾涎沫、小儿慢惊、霍乱及胸痹等，均为中焦虚寒使脾之统血、摄涎、荣木、升清等各种功能失常所致。治宜温中祛寒，益气健脾。

方解

君

干姜，大辛大热，温脾暖胃，助阳祛寒。

臣

人参，益气健脾，补虚助阳，《内经》云："脾欲缓，急食甘以缓之。"

佐

白术，甘温苦燥，既健脾补虚以助阳，又燥湿运脾以助生化。

使

甘草，与诸药等量，一则伍人参、白术以助益气健脾，补虚助阳；二则可缓急止痛；三则为调和诸药。兼作佐药之用。

解析

君臣相配，温中健脾。四药相伍，可温中阳，补脾气，助运化，故名为"理中"。

配伍特点

辛热甘苦合方，温补并用，补中寓燥。

功用　温中祛寒，补气健脾。

主治

脾胃虚寒证。脘腹疼痛，喜温喜按，呕吐便溏，脘痞食少，畏寒肢冷，口淡不渴，舌质淡、苔白润，脉沉细或沉迟无力。

阳虚失血证。便血、吐血、衄血或崩漏等，血色暗淡，质清稀，面色㿠白，气短神疲，脉沉细或虚大无力。

中阳不足，阴寒上乘之胸痹；脾气虚寒，不能摄津之病后多涎唾；中阳虚损，土不荣木之小儿慢惊；食饮不节，损伤脾胃阳气，清浊相干，升降失常之霍乱等。

应用

药味加减

气虚甚者，重用人参，或加黄芪益气健脾；呕吐者，加砂仁、半夏、生姜和胃止呕；有出血现象者，干姜改为炮姜，加艾叶、灶心土、三七止血；喜唾涎沫者，合吴茱萸汤，加益智仁温脾摄涎；胸痹者，加瓜蒌、薤白、桂枝温通胸阳。

现代应用

常用于治疗急慢性胃炎、胃及十二指肠溃疡、胃扩张、胃下垂、慢性结肠炎、小儿肠痉挛、慢性口腔溃疡、霍乱、子宫出血等属中焦虚寒者。

附方

附子理中丸（《太平惠民和剂局方》）
组成：炮附子、人参、炮干姜、炙甘草、白术各9g。
用法：上为细末，炼蜜为丸，每丸6g。每服一丸，以水化开，煎至七分，稍热服之，空心食前。
功用：温阳祛寒，补气健脾。
主治：脾胃虚寒较甚，或脾肾阳虚证。脘腹疼痛，下利清谷，恶心呕吐，畏寒肢冷，或霍乱吐利转筋等。

思忖

理中丸与附子理中丸的功用区别是什么？
理中丸是治疗中焦脾胃虚寒证的常用方。
附子理中丸是理中丸加味而成，加用大辛大热之附子，其温中散寒之力更强，且能温肾，适用于脾胃虚寒之重证或脾肾虚寒者。

善用

本方是治疗中焦脾胃虚寒证的常用方。临床应用以脘腹疼痛，喜温喜按，呕吐便溏，脘痞食少，畏寒肢冷，舌淡，苔白，脉沉细为辨证要点。临证服后，当"饮热粥"，且温覆"勿发揭衣被"。药后当觉腹中似有热感，若"腹中未热"，则应适当加量，"益至三四丸"，或易为汤剂。

诵记

理中丸中用干姜，参术炙草温中阳，
呕利腹痛阴寒盛，中焦虚寒此方良。

〈 人参 〉

〈 干姜 〉

〈 甘草 〉

〈 白术 〉

桂枝 9g

芍药 18g

生姜 9g

炙甘草 6g

组成

大枣 4枚

饴糖 30g

用法

水煎取汁，兑入饴糖，文火加热溶化，分两次温服。

证治机理

本方主证是因中焦虚寒，肝脾不和，化源不足所致。中焦虚寒，土虚木乘，经脉挛急，故腹中拘急疼痛，喜温喜按；脾胃为后天之本，气血生化之源，中焦虚寒，运化无力则化源匮乏，气血两虚，故见心悸、面色无华；气血不足，营卫不和，阴阳失调，则发热、口燥咽干等。治宜温中补虚，调和阴阳，缓急止痛。

方解

君

饴糖，甘温质润，温补中焦，缓急止痛。

臣

桂枝，味辛性温，散寒止痛，温经通阳。
白芍，滋养营阴，以补营血之亏虚；柔缓肝急止腹痛，与饴糖相伍，酸甘化阴，养阴缓急而止腹痛拘急；与桂枝相配，调和营卫，燮理阴阳。

佐使

生姜，助桂枝温胃散寒。
大枣，补脾益气养血。
炙甘草，益气补虚，缓急止腹痛，助君臣以化阴阳，调和诸药。

解析

饴糖与桂枝相伍，辛甘化阳，温中益气，使中气强健，不受肝木之侮；生姜、大枣合用，调营卫、和阴阳。诸药合用，既温中补虚缓急，又益阴和阳柔肝理脾，用之可使中阳复，运化健，气血阴阳生化有源，故名"建中"。

配伍特点

一是辛甘化阳之中，又具酸甘化阴之用，辛散与酸收并用，温而不燥，柔而不腻。
二是温中补虚之中体现和里缓急，化生阴阳之中又可调和营卫，药性缓和，用途广泛。

小建中汤

《伤寒论》

大枣

桂枝

功用

温中补虚，和里缓急。

主治

中焦虚寒之虚劳里急证。腹中时时拘急疼痛，喜温喜按，少气懒言；或心中悸动，虚烦不宁，劳则愈甚，面色无华；或伴神疲乏力，肢体酸软，手足烦热，咽干口燥，舌淡苔白，脉细弦而缓。

应用

药味加减

若面色萎黄、短气、神疲者，加人参、白术、黄芪、当归，益气养血；若虚寒重者，加干姜，增强温中散寒之力；若有气滞者，加陈皮、木香，行气止痛；若腹痛较甚，加五灵脂、延胡索，化瘀止痛。

现代应用

常用于治疗胃及十二指肠溃疡、慢性肝炎、神经衰弱、再生障碍性贫血、白血病、功能性发热等属中焦虚寒，气血不足，阴阳不和者。

思忖

小建中汤与理中丸的功用异同点是什么？
相同点：小建中汤和理中丸均可温中祛寒，治疗中焦虚寒证。
不同点：小建中汤在温中补虚、缓急止痛的同时，兼能柔肝理脾、调和阴阳，不但可用于中焦虚寒，肝木乘脾所致之腹中挛痛、喜得温按，还可用治阴阳不和，气血亏虚所致的发热咽干、心悸虚烦等症。
理中丸重在温阳健脾，主治中焦虚寒，运化失职所致之吐利腹痛、口淡不渴、不欲饮食、舌淡苔白、脉沉。

善用

本方是治疗中焦虚寒，里急腹痛的常用方。临床应用以腹中时时拘急疼痛，喜温喜按，面色无华，舌淡苔白，脉细弦为辨证要点。本方药性甘温，呕家、吐蛔及中满者，不宜使用；阴虚火旺之腹痛忌用。

诵记

小建中汤芍药多，桂姜甘草大枣和，
更加饴糖补中脏，虚劳腹痛服之瘥。

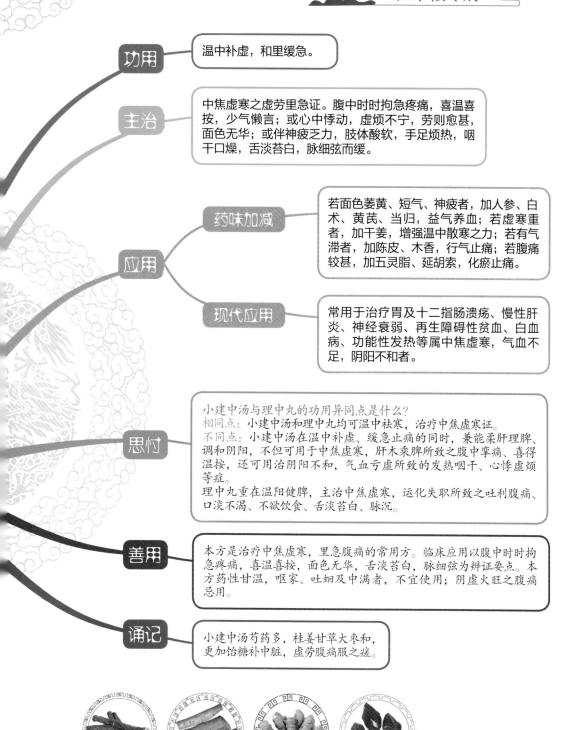

甘草　　芍药　　生姜　　饴糖

吴茱萸
9g

人参
9g

生姜
18g

组成

大枣
4枚

用法

水煎服。

证治机理

本方主证一是中虚胃寒之呕吐；二是肝寒犯胃之头痛、呕逆；三是少阴肾寒，寒水侮脾之吐利。三种证候虽有病在阳明、厥阴、少阴之别，但其共同症状都有呕吐，病之根源皆为中焦虚寒，浊阴上逆，故可以一方统治之，宜温中补虚，助阳散寒，降逆止呕。

方解

君

吴茱萸，味辛苦而性热，归肝、脾、胃、肾经，上可温胃散寒，下可温暖肝肾，尤擅降逆止呕，一药而三经并治。

臣

生姜，味辛性温，温胃散寒，降逆止呕，为呕家之圣药。

佐

人参，味甘性温，补气健脾扶正，与吴茱萸相配以温中补虚。

使

大枣，甘缓和中，既制吴茱萸、生姜之燥，又助人参补虚扶正，兼作佐药之用。

解析

吴茱萸与生姜配伍，相须为用，温降并行，既可增强温中止痛之功，又能降逆止呕；人参、大枣并用，补益中气，与吴茱萸、生姜合用，使清阳得升，浊阴得降，为补虚降逆之剂。

配伍特点

肝肾胃三经同治，温降补三法并施；以温中散寒、降逆止呕为主，辅以益气、护阴。

吴
茱
萸
汤
《伤寒论》

功用 温中补虚，降逆止呕。

主治
胃寒呕吐证。食后欲呕，胸膈满闷，胃脘疼痛，吞酸嘈杂，舌淡苔滑，脉沉弦或迟。
肝寒上逆证。干呕，吐涎沫，头痛，颠顶痛甚，舌淡，脉沉弦。
肾寒上逆证。呕吐下利，手足厥冷，烦躁欲死，舌淡，脉沉细。

应用

药味加减
若呕吐重者，加半夏、紫苏、砂仁，增强温中和胃止呕之力；头痛甚者，加川芎、蔓荆子、细辛止痛；虚寒重者，加附子、干姜、小茴香温里祛寒；吞酸嘈杂明显者，加乌贼骨、煅瓦楞收涩制酸。

现代应用
常用于治疗慢性胃炎、妊娠呕吐、神经性头痛、梅尼埃病、神经性呕吐、消化性溃疡、高血压等属中焦虚寒，浊阴上逆者。

思忖
吴茱萸汤与理中丸的功用异同点是什么？
相同点：吴茱萸汤和理中丸均有温中祛寒之效。
不同点：吴茱萸汤主治肝胃虚寒，侧重于胃气上逆，症以呕吐为主。
理中丸主治脾胃虚寒，侧重于脾阳不足，症以腹痛下利为主。

善用
本方是治疗肝胃虚寒，浊阴上逆的常用方。临床应用以食后欲吐，或颠顶头痛，干呕，吐涎沫，畏寒肢冷，舌淡苔白滑，脉弦细而迟为辨证要点。对于胃中有热或阴虚之呕吐，或肝阳上亢之头痛呕吐者，均忌用本方。方中吴茱萸有小毒，用量不宜重。

诵记
吴茱萸汤重用姜，人参大枣共煎尝，厥阴头痛胃寒呕，温中补虚降逆良。

吴茱萸

生姜

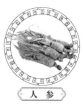
人参

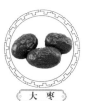
大枣

附子
15g

组成

炙甘草
6g

干姜
6g

用法

水煎服。身体壮实，病情较严重者，附子可用至 15g，干姜可用至 12g。

证治机理

本方主证是因寒邪入中少阴或误用汗吐下法，损伤少阴阳气，阳衰阴盛所致。阳气虚衰，机体失于温煦，故畏寒蜷卧、四肢逆冷；少阴肾阳不足，不能温煦脾阳，升降失调，则下利清谷、腹痛呕吐；阳气虚弱，不能温养心神，则神衰欲寐；阳虚鼓动血行无力，故见脉沉而微；舌淡苔白滑，为阳衰阴盛之象。此为阴寒极盛，阳气衰微之证，非纯阳大辛大热之品，不足以破阴逐寒，回阳救逆。

方解

君

附子，大辛大热，归心、脾、肾经，为回阳救逆第一要药，上助心阳，中温脾阳，下壮肾阳，复一身之阳气而回阳救逆。

臣

干姜，辛温，可温中散寒，助阳通脉。

使

炙甘草，性温，补脾胃而调和诸药，且可缓干姜、附子燥烈辛散之性，解附子之毒，使其破阴复阳。又借其甘缓之性，使干姜、附子持续发挥温阳作用。兼作佐药之用。

解析

君臣相伍，相辅相成，使温阳破阴之力更强，故有"附子无干姜不热"之说。三药合用，药简力专而效捷，大辛大热，使阳复厥回，故名"四逆汤"。

配伍特点

一是大辛大热的姜附组合，回元阳与温中阳并行，先后天并治，脾肾兼顾。
二是辛散温燥的姜附与益气甘缓的甘草同用，峻中有缓，散中有收，温中有补。

四逆汤
《伤寒论》

功用 — 回阳救逆。

主治 — 心肾阳虚寒厥证。四肢厥逆，恶寒蜷卧，神衰欲寐，面色苍白，腹痛下利，呕吐不渴，舌苔白滑，脉微细。
亡阳证。久病衰竭或过度发汗，猝然大汗淋漓，汗出如珠，面色苍白，心悸心慌，脉微结代。

应用

- **药味加减** — 若阳气外脱者，加人参益气固脱，回阳救逆；若汗出如油，阴脱于外者，加五味子、山萸肉、锻龙骨、煅牡蛎敛阴固脱。

- **现代应用** — 常用于各种休克、心力衰竭、心肌梗死、肾功能衰竭、急性胃肠炎、风湿性关节炎等属于阴盛阳衰或脾胃阳虚者。

附方
参附汤（《正体类要》）
组成：人参12g，炮附子9g。
用法：水煎服。
功用：益气回阳固脱。
主治：阳气暴脱证。四肢厥逆，冷汗淋漓，呼吸微弱，脉微欲绝。

思忖
四逆汤与参附汤的功用异同点是什么？
相同点：四逆汤和参附汤均为峻补阳气以救暴脱之剂。
不同点：四逆汤适用于阴寒极盛，阳气衰微，阴寒内盛者。参附汤适用于大病虚极欲脱，元气大亏，阳气暴脱者。

善用
本方是回阳救逆之要方，临床应用以四肢厥逆，神衰欲寐，面色苍白，脉微细为辨证要点。若服药后出现呕吐拒药者，可将药液置凉后服用。本方纯用辛热之品，中病手足温和即止，不可久服。真热假寒者忌用。

诵记
四逆汤中附草姜，四肢厥冷急煎尝，
腹痛吐泻脉微细，急投此方可回阳。

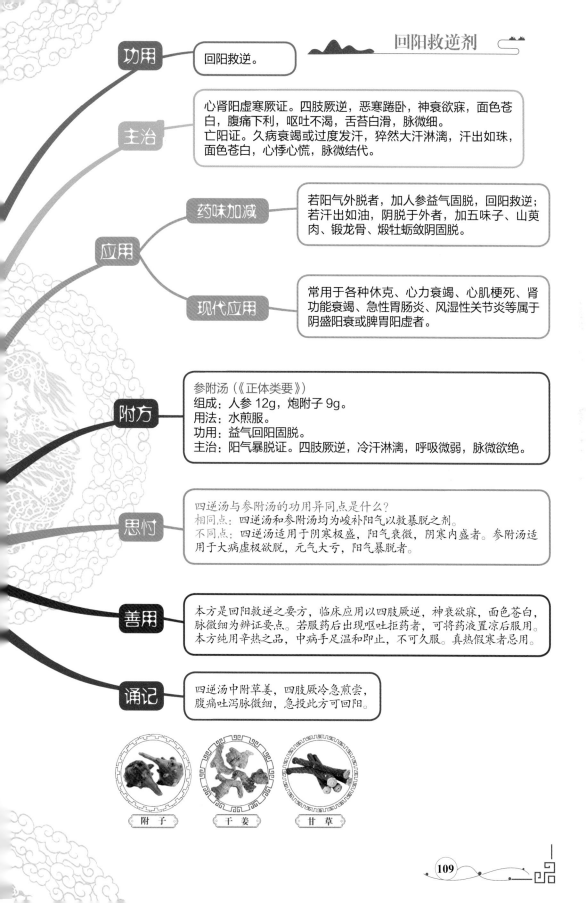

附子　　　干姜　　　甘草

桂枝 9g

当归 9g

炙甘草 6g

芍药 9g

通草 6g

细辛 3g

大枣 8枚

组成

用法

水煎服。

证治机理

本方主证是由营血亏虚，寒凝经脉，气血运行不畅而致。素体血虚，营血不能充盈血脉，复感外寒或寒从中生，阳气被遏而不达四末，故手足厥寒。正如《金镜内台方议》所云："阴血内虚，则不能荣于脉；阳气外虚，则不能温于四末。"寒凝经脉，气血运行不畅，则腰、股、腿、足、肩臂疼痛。舌淡苔白，口不渴，脉细欲绝或沉细，是营血不足，寒邪内侵之象。根据《内经》"寒者热之""虚则补之"的原则，治宜温经散寒，养血通脉。

方解

君

当归，味甘性温，入肝经，补血和血，为温补肝经之要药。
桂枝，味辛性温，温经通脉，祛散经脉寒邪，且能畅通血行。

臣

细辛，味辛性温，外温经脉，内温脏腑，助桂枝温经散寒。
白芍，养血和营，与当归相合，补益营血；与桂枝相伍，调和营卫与气血。

佐

通草，通利经脉以畅血行。
大枣，益气健脾，养血补虚。

使

炙甘草，味甘，调和诸药，配大枣可益气健脾。兼作佐药之用。

解析

重用大枣，以助归、芍之养阴血，又可防桂枝、细辛之燥烈太过，伤及阴血。诸药合用温而不燥，补而不滞，共奏温经通脉、养血散寒之效。

配伍特点

辛温甘酸并用，温通不燥，补养不滞。

当归四逆汤
《伤寒论》

当归

桂枝

功用
温经散寒，养血通脉。

主治
血虚寒厥证。手足厥寒，或腰、股、腿、足、肩臂疼痛，口不渴，舌淡苔白，脉沉细或细而欲绝。

应用

药味加减
若内有久寒，兼有水饮呕逆者，加吴茱萸、生姜，散寒降逆，和胃化饮；若属血虚寒凝之痛经及男子寒疝，加乌药、小茴香、高良姜，散寒止痛；血虚寒凝所致腰、股、腿、足疼痛者，加牛膝、鸡血藤、木瓜、川断，活血通络。

现代应用
常用于风湿性心脏病、冠心病、头痛、高血压、中风及中风后遗症、肩周炎、痛风性关节炎、术后肠粘连、前列腺增生、闭经、痛经、子宫内膜异位症等属于血虚寒凝，经脉不畅者。

思忖
四逆散、四逆汤、当归四逆汤的功用异同点是什么？
相同点：四逆散、四逆汤和当归四逆汤主治证皆见"四逆"。
不同点：四逆散证是因外邪传经，气机郁滞，阳气被遏，不达四末所致，故其逆冷仅在肢端，不过腕踝，尚可见身热、脉弦等。
四逆汤证是因阴寒内盛，阳气衰微无力到达四末而致，故其厥逆严重，冷过肘膝，并伴有神衰欲寐、腹痛下利、脉微欲绝等。
当归四逆汤证之手足厥寒是血虚受寒，寒凝经脉，血行不畅所致，因其寒在经脉而不在脏腑，故肢厥程度较四逆汤证为轻，并兼见肢体疼痛等。

善用
本方是养血温经散寒的常用方，又是治疗足厥阴肝经寒证的基础方。临床应用以手足厥寒，舌淡苔白，脉细欲绝为辨证要点。本方只适用于血虚寒凝之四肢厥冷，其他原因引起的四厥病证不宜使用本方。

诵记
当归四逆桂芍枣，细辛甘草与通草，
血虚肝寒手足冷，煎服此方乐陶陶。

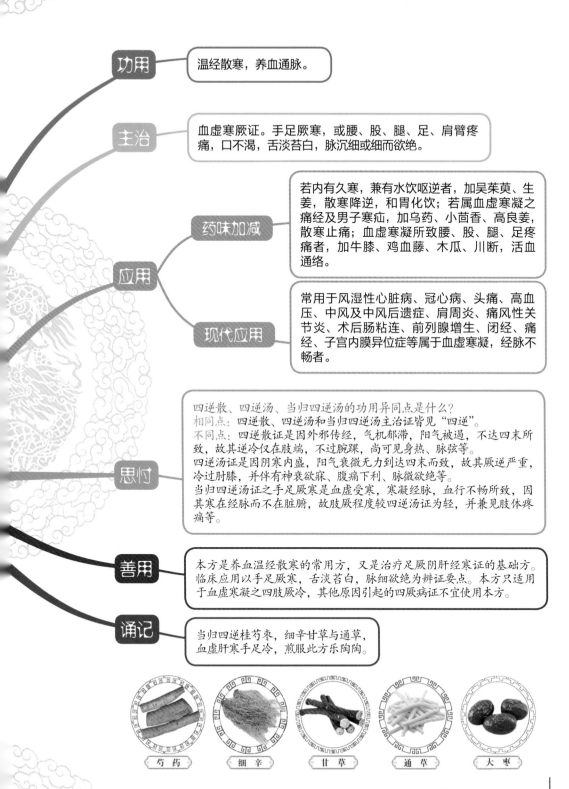

| 芍药 | 细辛 | 甘草 | 通草 | 大枣 |

熟地黄
30g

肉桂
3g

鹿角胶
9g

炮姜炭
2g

麻黄
2g

组成

甘草
3g

白芥子
6g

水煎服。 用法

本方主证是由素体阳虚，营血不足，寒凝痰滞所致。阳虚血弱，肢体失养，复感外寒，寒凝痰聚，气滞血瘀，痹阻于肌肉、筋骨、血脉，故局部肿势弥漫，皮色不变，酸痛无热，口淡不渴。舌淡苔白，脉沉细皆为虚寒之象。治宜温阳补血，散寒通滞。 证治机理

方解

阳和汤
《外科证治全生集》

熟地黄，味甘性温，大补营血，填精补髓。
鹿角胶，温肾壮阳，生精补髓，强壮筋骨。 君

肉桂、炮姜炭，药性辛热，均入血分，温阳散寒，通利血脉。 臣

白芥子，味辛性温，善驱皮里膜外之痰，用以通络散结。
麻黄，少而用之，辛温达卫，开泄腠理，以散肌表腠理之寒凝。 佐

甘草，解毒并调和诸药。 使

熟地黄、鹿角胶合用，养血温阳，以治其本。熟地黄、鹿角胶得姜、桂、芥、麻之宣通，则补而不滞；麻、芥、姜、桂得熟地黄、鹿角胶之滋补，则温散而不伤正。诸药相合，使营血充，阳气布，寒痰消，阴霾除，故以"阳和"名之。 解析

温补与宣通并用，补而不滞，温而不燥。既能温阳补血，又能祛痰通络，有扶正祛邪、标本同治之效。 配伍特点

炮姜炭

鹿角胶

功用 温阳补血，散寒通滞。

主治 阴疽证。患处皮色不变，漫肿无头，酸痛无热，口中不渴，舌淡苔白，脉沉细或迟细；或流注、痰核、贴骨疽、脱疽、鹤膝风等属阴寒证者。

应用

药味加减 若气血不足者，麻黄用量宜轻，加党参、黄芪，甘温补气；阴寒重者，加附子，温阳散寒；改肉桂为桂枝，加强温经通滞的作用；疼痛甚者，加乳香、没药，活血化瘀止痛。

现代应用 常用于治疗肌肉深部脓疡、慢性骨髓炎、骨膜炎、慢性淋巴结炎、血栓闭塞性脉管炎、类风湿性关节炎、骨结核、腹膜结核等证属阳虚血弱，阴寒凝滞者。

附方 小金丹（《外科证治全生集》）
组成：白胶香、草乌、五灵脂、地龙、木鳖子各45g，没药、当归身、乳香各22.5g，麝香9g，墨炭3.6g。
用法：以上十味，除麝香外，其余九味粉碎成细粉，将麝香研细，与上粉末配研，过筛。每100g粉末加淀粉25g，混匀。另用淀粉5g，制稀糊泛丸，阴干或低温干燥即得。每服2～5丸，一日2次，小儿酌减。
功用：化痰除湿，祛瘀通络。
主治：寒湿痰瘀所致的流注、痰核、瘰疬、乳岩、横痃、贴骨疽。

思忖 阳和汤与小金丹的功用异同点是什么？
相同点：阳和汤和小金丹都可用于治疗外科痈疽阴证之初起，两方常常同用，或交替使用。
不同点：阳和汤以温阳补血为主，适宜于阴疽属于阳虚寒凝，营血虚滞，痰浊阻滞者。
小金丹之药力较阳和汤更为峻猛，对体实者相宜，正虚者不可用，孕妇忌用。

善用 本方是治疗阴疽的常用方。临床应用以患处皮色不变，漫肿无头，酸痛无热为辨证要点。

诵记 阳和熟地鹿角胶，姜炭肉桂麻芥草，温阳补血散寒滞，阳虚寒凝阴疽疗。

麻黄

白芥子

肉桂

熟地黄

甘草

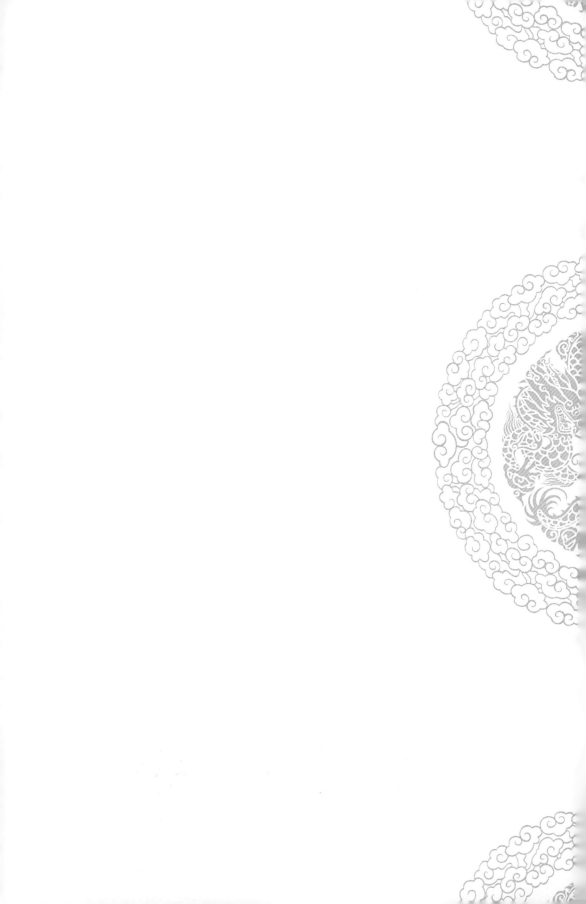

补益剂

补益剂是以补养人体气、血、阴、阳等作用为主，用于治疗各种虚损病证的方剂。根据"虚则补之""损者益之"，以及"形不足者，温之以气；精不足者，补之以味"的理论立法，属于"八法"中的"补法"。

虚损病证的形成，或由先天禀赋不足，或由后天调养失宜所致。临床常见的虚证有气虚、血虚、气血两虚、阴虚、阳虚、阴阳两虚、气血阴阳俱虚等，所以补益剂分为补气剂、补血剂、气血双补剂、补阴剂、补阳剂、阴阳并补剂。

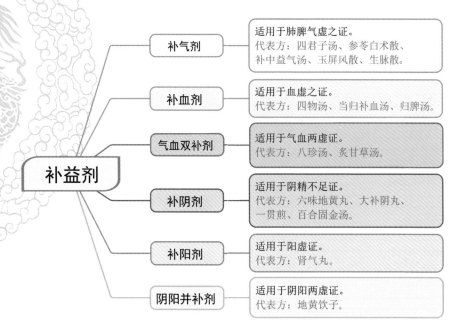

应用补益剂，首先应明辨但虚无邪，或以虚为主者，勿犯补虚留寇之戒。其次应注意辨别虚实之真假。真虚假实，误用攻伐，必致虚者更虚；真实假虚，误用补益，必使实者更实。再者，因补益剂多为滋腻之品，易碍胃气，且需多服久服，故在应用时须时时注意脾胃功能，必要时宜酌加健脾和胃、消导化滞之品，以资运化。

人参
9g

茯苓
9g

白术
9g

炙甘草
6g

组成

四君子汤
《太平惠民和剂局方》

用法 — 水煎服，人参宜另炖。

证治机理 — 本方主证是因饮食劳倦，损伤脾胃，脾胃运化乏力所致。脾主运化，胃主受纳，脾胃气虚，纳运失职，湿浊内生，则食少、便溏；脾胃为后天之本，气血生化之源，脾胃虚弱，则气血生化不足，而见面色萎白、气短乏力、语声低微；舌淡苔白、脉虚缓均为脾胃气虚之象。治宜益气健脾，养胃和中，恢复脾胃纳运之功。

方解

君 — 人参，甘温益气，健脾养胃。

臣 — 白术，味苦性温，健脾燥湿，与人参相须，增强益气助运之力。

佐 — 茯苓，健脾渗湿。

使 — 炙甘草，味甘性温，益气和中，调和诸药。兼作佐药之用。

解析 — 参、术、草三味均为甘温壅滞之品，有阻碍中焦气机之弊，配渗湿利水之茯苓，具补中有泻，补而不滞之效。

配伍特点 — 一是选药皆味甘入脾，益气之中兼能燥湿，补虚之中重在健脾，甚合脾欲甘、喜燥恶湿的生理特性，体现了治疗脾胃气虚证的基本大法。二是方中药物甘温平和，补而不滞，利而不峻，作用缓和平淡，犹如宽厚平和的君子，故有"君子"之美名。

人参　　白术　　茯苓

功用 益气健脾。

主治 脾胃气虚证。面色萎白，语声低微，气短乏力，食少便溏，舌淡苔白，脉虚缓。

应用

药味加减 呕吐者，加半夏以降逆止呕；胸膈痞满者，加枳壳、陈皮以行气宽胸；心悸失眠者，加酸枣仁以宁心安神；畏寒肢冷、脘腹疼痛者，加干姜、附子以温中祛寒。

现代应用 常用于慢性胃炎、胃及十二指肠溃疡等属脾气虚者。

附方

异功散《小儿药证直诀》
组成：四君子汤加陈皮 6g，另加生姜 6g，大枣 2 枚。
用法：水煎服。
功用：益气健脾，行气化滞。
主治：脾胃气虚兼气滞证。饮食减少，大便溏薄，胸脘痞闷不舒，或呕吐、泄泻等。亦治小儿消化不良。

六君子汤《医学正传》
组成：四君子汤加陈皮 3g，半夏 4.5g，另加生姜 6g，大枣 2 枚。
用法：水煎服。
功用：益气健脾，燥湿化痰。
主治：脾胃气虚兼痰湿证。面色萎白，语气低微，气短乏力，食少便溏，恶心呕吐，胸脘痞闷或咳嗽痰多稀白，舌淡苔白腻，脉虚。

香砂六君子汤《古今名医方论》
组成：六君子汤加砂仁 2.5g，木香 2g，另加生姜 6g。
用法：水煎服。
功用：益气健脾，行气化痰。
主治：脾胃气虚，痰阻气滞证。呕吐痞闷，不思饮食，脘腹胀痛，消瘦倦怠，或气虚肿满。

思忖

四君子汤与理中丸的功用异同点是什么？
相同点：四君子汤和理中丸均用人参、白术、炙甘草补益中气，用治脾胃虚弱之证。
不同点：四君子汤以人参为君药，配以茯苓，功专益气健脾，兼助运化，主治脾胃气虚证。
理中丸中不用茯苓，以干姜为君药，既温中祛寒，又补脾胃之虚，具温中补虚之功，主治中焦虚寒证。

善用 本方药性平和，不温不燥，为平补之剂，是治疗脾胃气虚证的常用方，亦是补气的基础方。临床应用以面色萎白，食少便溏，气短，四肢无力，舌淡苔白，脉虚缓为辨证要点。阴虚气滞血热，脾胃虚弱者不宜使用。

诵记 四君子汤中和义，参术茯苓甘草比，益以夏陈名六君，祛痰补气阳虚饵，除却半夏名异功，或加香砂胃寒使。

甘草

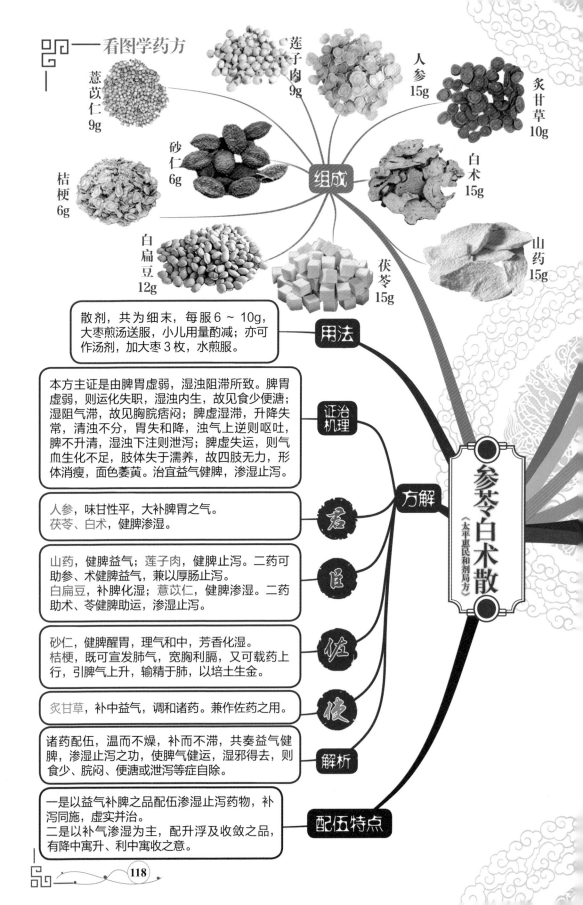

组成

薏苡仁 9g

莲子肉 9g

人参 15g

炙甘草 10g

砂仁 6g

白术 15g

桔梗 6g

白扁豆 12g

茯苓 15g

山药 15g

用法

散剂，共为细末，每服 6~10g，大枣煎汤送服，小儿用量酌减；亦可作汤剂，加大枣 3 枚，水煎服。

证治机理

本方主证是由脾胃虚弱，湿浊阻滞所致。脾胃虚弱，则运化失职，湿浊内生，故见食少便溏；湿阻气滞，故见胸脘痞闷；脾虚湿滞，升降失常，清浊不分，胃失和降，浊气上逆则呕吐，脾不升清，湿浊下注则泄泻；脾虚失运，则气血生化不足，肢体失于濡养，故四肢无力，形体消瘦，面色萎黄。治宜益气健脾，渗湿止泻。

方解

君
人参，味甘性平，大补脾胃之气。
茯苓、白术，健脾渗湿。

臣
山药，健脾益气；莲子肉，健脾止泻。二药可助参、术健脾益气，兼以厚肠止泻。
白扁豆，补脾化湿；薏苡仁，健脾渗湿。二药助术、苓健脾助运，渗湿止泻。

佐
砂仁，健脾醒胃，理气和中，芳香化湿。
桔梗，既可宣发肺气，宽胸利膈，又可载药上行，引脾气上升，输精于肺，以培土生金。

使
炙甘草，补中益气，调和诸药。兼作佐药之用。

解析
诸药配伍，温而不燥，补而不滞，共奏益气健脾，渗湿止泻之功，使脾气健运，湿邪得去，则食少、脘闷、便溏或泄泻等症自除。

配伍特点
一是以益气补脾之品配伍渗湿止泻药物，补泻同施，虚实并治。
二是以补气渗湿为主，配升浮及收敛之品，有降中寓升、利中寓收之意。

参苓白术散
《太平惠民和剂局方》

功用 — 益气健脾，渗湿止泻。

主治 — 脾虚湿停证。食少，甚则饮食不进，肠鸣泄泻，胸脘痞闷，四肢乏力，形体消瘦，面色萎黄，舌淡苔白腻，脉虚缓。

应用

药味加减 — 若兼里寒而腹痛者，加干姜、肉桂，温中祛寒止痛；纳差食少者，加炒麦芽、焦山楂、炒神曲，消食止泻。

现代应用 — 常用于慢性胃肠炎、再生障碍性贫血、慢性支气管炎、慢性肾炎以及妇女带下病等属脾虚湿盛者。

思忖 — 参苓白术散与四君子汤的功用异同点是什么？
相同点：参苓白术散和四君子汤均有益气健脾之功。
不同点：参苓白术散是在四君子汤基础上加山药、莲子肉、白扁豆、薏苡仁、砂仁、桔梗而成，兼有和胃渗湿行气的作用，并可"培土生金"，适用于脾虚夹湿证的治疗，亦可用于肺损虚劳证。
四君子汤主以补气健脾，是治脾胃气虚的基础方。

善用 — 本方药性平和，温而不燥，是健脾渗湿止泻的常用方。临床应用以气短乏力，肠鸣泄泻，舌淡苔腻，脉虚缓为辨证要点。寒热错杂于中焦及湿热下注大肠所致肠鸣泄泻者，忌用本方。

诵记 — 参苓白术扁豆陈，莲草山药砂苡仁，桔梗上浮兼保肺，枣汤调服益脾神。

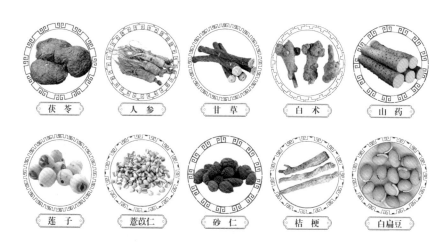

茯苓　人参　甘草　白术　山药

莲子　薏苡仁　砂仁　桔梗　白扁豆

黄芪
18g

橘皮
6g

升麻
6g

炙甘草
9g

组成

柴胡
6g

人参
6g

当归
3g

白术
9g

水煎服。 — 用法

本方主证是由脾胃气虚，中气下陷，统摄失职，湿浊下流，阳郁不达所致。脾气大虚宜补益中气；中气下陷，理当升阳举陷；气虚发热者，当尊东垣独创"甘温除热"之法。 — 证治机理

黄芪，味甘性温，入脾、肺经，可补中气，固表气，且升阳举陷。 — 君

人参，大补元气。
炙甘草，补脾和中。 — 臣

白术，补气健脾，助脾运化，以资气血生化之源。
当归，补养营血，且"血为气之宅"，可使所补之气有所依附。
陈皮，理气和胃，使诸药补而不滞。
升麻、柴胡，升阳举陷，助益气之品升提下陷之中气。正如李杲所说"胃中清气在下，必加升麻、柴胡以引之，引黄芪、人参、甘草甘温之气味上升"（《内外伤辨惑论》卷中）；且二药又为"脾胃引经最要药也"（《本草纲目》）。 — 佐

炙甘草，调和药性。 — 使

君臣相伍，如《医宗金鉴》谓"黄芪补表气，人参补里气，炙草补中气"，可大补一身之气。诸药合用，既补益中焦脾胃之气，又升提下陷之气，且全方皆为甘温之药而能治气虚发热证，即所谓"甘温除大热"之法。 — 解析

方解

补中益气汤
《内外伤辨惑论》

主以甘温，补中寓升，共成虚则补之、陷者升之、甘温除热之剂。 — 配伍特点

黄芪

甘草

功用　补中益气，升阳举陷。

主治　脾胃气虚证之饮食减少，体倦肢软，少气懒言，面色萎黄，大便稀薄，脉虚软；气虚下陷证之脱肛，子宫脱垂，久泻，久痢，崩漏等，伴气短乏力，舌淡，脉虚；气虚发热证之身热自汗，渴喜热饮，气短乏力，舌淡，脉虚大无力。

应用

药味加减　若兼腹中痛者，加白芍柔肝止痛；咳嗽者，加五味子、麦冬敛肺止咳；兼气滞者，加木香、枳壳理气解郁。

现代应用　常用于内脏下垂、久泻久痢、脱肛、重症肌无力、乳糜尿、慢性肝炎等；妇科疾患之子宫脱垂、妊娠及产后癃闭、胎动不安、月经过多；眼科疾患之眼睑下垂、麻痹性斜视等属脾胃气虚或中气下陷者。

附方

举元煎（《景岳全书》）
组成：人参，炙黄芪各 9 ~ 15g，炙甘草 3 ~ 6g，炒升麻 2 ~ 3g，炒白术 3 ~ 6g。
用法：水煎，温服。
功用：益气举陷。
主治：气虚下陷，血崩血脱，亡阳垂危等。

升陷汤（《医学衷中参西录》）
组成：黄芪 18g，知母 9g，柴胡 4.5g，桔梗 4.5g，升麻 3g。
用法：水煎服。
功用：益气升陷。
主治：大气下陷证。气短不足以息，或努力呼吸，有似乎喘，或气息将停，危在顷刻，脉沉迟微弱。

思忖

举元煎与升陷汤的功用异同点是什么？
相同点：举元煎和升陷汤组方、立意相似，均以益气健脾药配伍升阳药，属于治疗脾胃气虚、清阳不升或中气下陷之证的方剂。
不同点：举元煎参、芪、术、草并用，辅以升麻升阳举陷，重在补气摄血，适用于气虚下陷、血失统摄之血崩、血脱证。
升陷汤重用黄芪配伍升麻、柴胡以升阳举陷，又以桔梗载药上行，主治胸中大气下陷证，以气短不足以吸、脉沉迟微弱为主症。

善用　本方体现"甘温除热"法，是治疗气虚发热证及脾虚气陷证的代表方。临床应用以中气虚弱或清阳下陷，或慢性发热，症见少气乏力，面色㿠白，舌淡，脉虚软无力为辨证要点。

诵记
补中益气芪术陈，升柴参草当归身，
虚劳内伤功独擅，亦治阳虚外感因。

人 参

当 归

陈 皮

升 麻

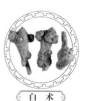
柴 胡

白 术

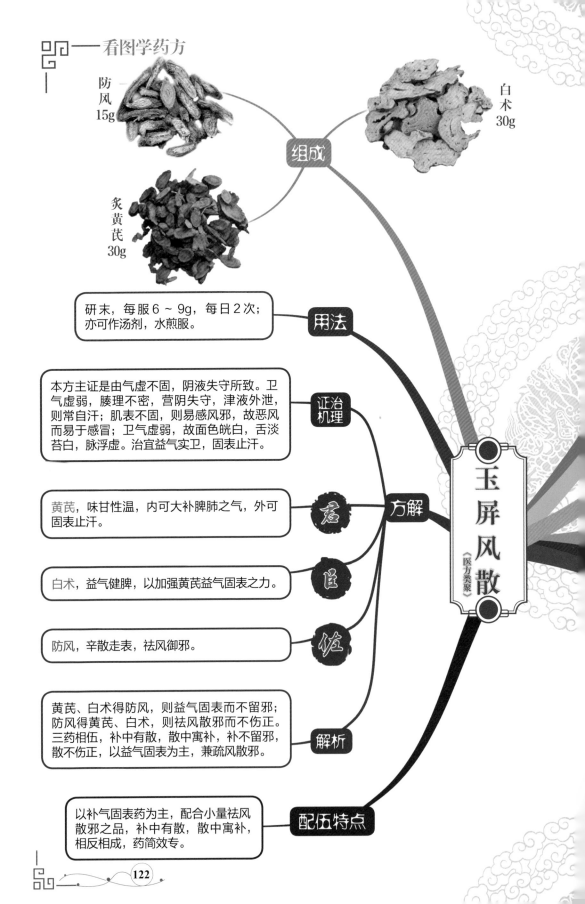

防风
15g

白术
30g

组成

炙黄芪
30g

研末，每服6～9g，每日2次；
亦可作汤剂，水煎服。

用法

本方主证是由气虚不固，阴液失守所致。卫
气虚弱，腠理不密，营阴失守，津液外泄，
则常自汗；肌表不固，则易感风邪，故恶风
而易于感冒；卫气虚弱，故面色㿠白，舌淡
苔白，脉浮虚。治宜益气实卫，固表止汗。

证治
机理

黄芪，味甘性温，内可大补脾肺之气，外可
固表止汗。

君

方解

白术，益气健脾，以加强黄芪益气固表之力。

臣

防风，辛散走表，祛风御邪。

佐

黄芪、白术得防风，则益气固表而不留邪；
防风得黄芪、白术，则祛风散邪而不伤正。
三药相伍，补中有散，散中寓补，补不留邪，
散不伤正，以益气固表为主，兼疏风散邪。

解析

玉
屏
风
散

《医方类聚》

以补气固表药为主，配合小量祛风
散邪之品，补中有散，散中寓补，
相反相成，药简效专。

配伍特点

功用　益气固表止汗。

主治　表虚自汗。汗出恶风，面色㿠白，舌淡苔薄白，脉浮虚。亦治虚人腠理不固，易感风邪。

应用

药味加减　若自汗较重者，加浮小麦、煅牡蛎、麻黄根，加强固表止汗之效；若气短乏力重者，重用黄芪或加人参，益气补虚。

现代应用　常用于频发感冒、过敏性鼻炎、上呼吸道感染属表虚不固而外感风邪者，以及肾小球肾炎易于伤风感冒而诱致病情反复者。

思忖　玉屏风散与桂枝汤的功用异同点是什么？
相同点：玉屏风散和桂枝汤均可用治表虚自汗。
不同点：玉屏风散所治之自汗乃卫气虚弱，腠理不固所致，故功专益气固表止汗，兼以祛风，用治卫气虚之自汗证。
桂枝汤所治之自汗因外感风寒，营卫不和而致，故以解肌发表，调和营卫取效，用治外感风寒表虚证。

善用　本方是治疗表虚自汗的常用方。临床应用以自汗恶风，面色㿠白，舌淡脉虚为辨证要点。若属外感自汗或阴虚盗汗则不宜使用。

诵记　玉屏组合少而精，芪术防风鼎足形，表虚汗多易感冒，固卫敛汗效特灵。

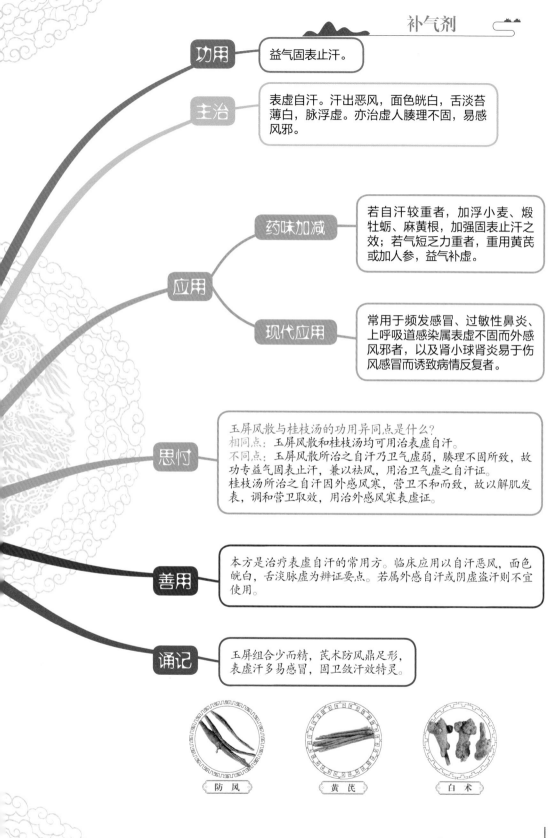

防风　　　黄芪　　　白术

人参
9g

五味子
6g

组成

麦冬
9g

用法 — 水煎服。

证治机理 — 本方主证是温热、暑热邪气耗伤气阴，或久咳伤肺，气阴受损所致。温热、暑热之邪最易伤津耗气，导致气津两伤，故可见汗多神疲、气短懒言、体倦乏力、咽干口渴、舌干红少苔，脉虚数等症。久咳伤肺，气阴不足者，也可见上述征象。治宜益气生津，养阴止汗。

方解

君 — 人参，味甘性温，大补元气，益脾助肺，生津止渴。

臣 — 麦冬，味甘性寒，清热生津，润肺养阴。

佐 — 五味子，味酸，既可收敛耗散之肺气，敛肺止咳，又可敛阴生津止渴。

解析 — 人参、麦冬合用，益气生津，气阴双补。三药合用，一补一润一敛，益气养阴，生津止渴，敛阴止汗，使心肺受萌，气复津生，气充脉复，故名"生脉"。

配伍特点 — 甘温配甘寒，以图气阴双补；味甘配味酸，是补敛结合。

生脉散
〈医学启源〉

功用 ── 益气生津,敛阴止汗。

主治 ── 温热、暑热,耗气伤阴证。汗多神疲,体倦乏力,气短懒言,咽干口渴,舌干红少苔,脉虚数。久咳伤肺,气阴两虚证。干咳少痰,短气自汗,口干舌燥,脉虚细。

应用

药味加减 ── 若咳甚者,加百合、款冬花,增润肺止咳之效;兼失眠者,加酸枣仁、柏子仁,宁心安神;气虚甚者,加黄芪,增益气之效。方中人参味甘性温,若属阴虚有热者,用西洋参代替;病情急重者,全方用量宜加重。

现代应用 ── 常用于肺结核、慢性支气管炎、神经衰弱所致咳嗽和心烦失眠,以及心脏病心律不齐属气阴两虚者。

思忖 ── 常用的生脉饮有两种配方,其异同点是什么?
相同点:生脉饮常用的两种配方,一种是党参生脉饮,另一种是人参生脉饮,都是根据生脉散制成的中成药,均为口服液。
不同点:一是组成不同。一种是人参配方,另一种是党参配方。
二是功效不同。党参生脉饮具有增强免疫力、扩张血管、降血压、改善微循环、增强造血功能等作用;人参生脉饮具有强心气、补肺气的作用。
三是适用人群不同。人参生脉饮偏热,适合体质偏凉的人群服用;党参生脉饮药性平和,适合体虚类的大多数人服用。

善用 ── 本方是治疗气阴两虚证的常用方。临床应用以体倦,气短乏力,咽干口渴,自汗,舌干红,脉虚数为辨证要点。

诵记 ── 生脉麦味与人参,保肺生津又提神,气少汗多兼口渴,病危脉绝急煎斟。

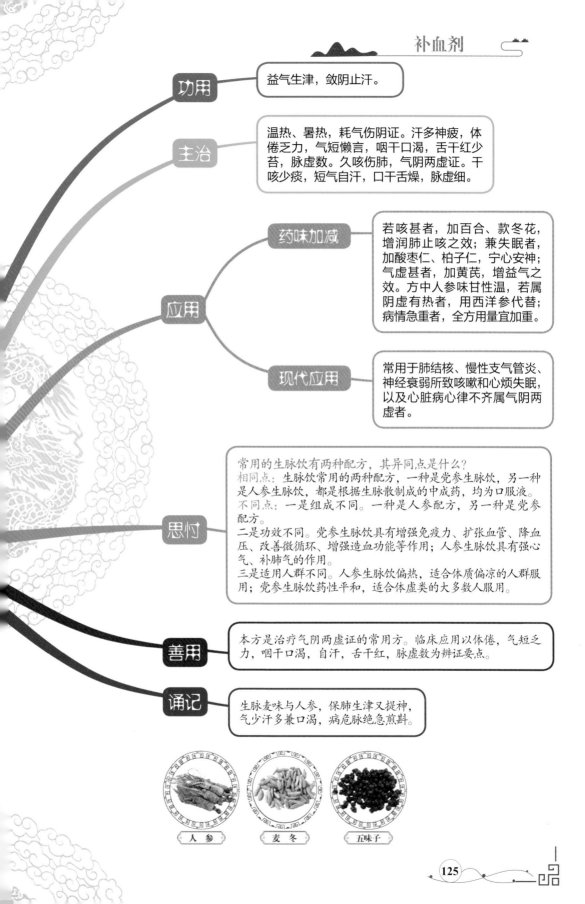

（ 人 参 ）　　（ 麦 冬 ）　　（ 五味子 ）

白芍
12g

熟地黄
12g

组成

当归
9g

川芎
6g

用法

水煎服。

证治机理

本方主证是由营血亏虚，冲任虚损，血行不畅所致。肝藏血，心主血，营血与心、肝两脏关系密切。营血亏虚，则心神失养，故见心悸失眠；血虚则肝失所养，故见头晕目眩；营血亏虚，则面、唇、爪等失于濡养，故面色无华，口唇、爪甲色淡无华；妇女以血为本，肝血不足，冲任虚损，加之血行不畅，则月经量少，不能按时而至，或前或后，甚则经闭不行，脐腹疼痛；脉细涩或细弦为营血虚滞之象。治宜补养营血为主，兼以活血调经。

方解

君

熟地黄，甘温味厚，入肝肾，质润滋腻，为滋阴补血之要药。

臣

当归，补血和血，与熟地黄相伍，既增补血之力，又行营血之滞。

佐

白芍，养血敛阴，柔肝缓急，与熟地黄、当归相协则滋阴补血之力更著，又可缓急止痛。川芎，活血行气，与当归相协则行血之力益彰，又使诸药补血而不滞血。

解析

以熟地黄厚润滋腻之性为生营血之"基"，伍当归和血入心则"变化而赤是谓血"，又取白芍酸敛入肝而使所生之血藏于肝，更借川芎辛行之长而使营血畅于周身。四药合用，共成补血调血之效。

配伍特点

阴柔辛甘相伍，补中寓行，补血不滞血，行血不伤血。

四物汤

《仙授理伤续断秘方》

白芍

当归

熟地黄

川芎

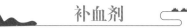

功用　补血调血。

主治　营血虚滞证。头晕目眩，心悸失眠，面色无华，或妇人月经不调，量少或经闭不行，脐腹作痛，舌淡，脉细弦或细涩。

应用

药味加减　若兼气虚者，加人参、黄芪补气生血，名圣愈汤；以血滞为主者，白芍易为赤芍，加桃仁、红花，加强活血祛瘀之力；血虚有寒者，加肉桂、炮姜、吴茱萸温通血脉；血虚有热者，熟地黄易为生地黄，加黄芩、丹皮、栀子清热凉血；妊娠胎漏者，加阿胶、艾叶止血安胎。

现代应用　常用于妇女月经不调、胎产疾病、过敏性紫癜、神经性头痛等属营血虚滞者。

附方

胶艾汤（《金匮要略》，又名芎归胶艾汤）
组成：四物汤加阿胶 6g，艾叶 6g，甘草 6g。
用法：水煎服。
功用：养血止血，调经安胎。
主治：妇人冲任虚损，血虚有寒证。崩漏下血，月经过多，淋漓不止；产后或流产损伤冲任，下血不绝；或妊娠下血，腹中疼痛。

桃红四物汤（《医垒元戎》录自《玉机微义》，原名加味四物汤）
组成：四物汤加桃仁 9g，红花 6g。
用法：水煎服。
功用：养血活血。
主治：血虚兼血瘀证。妇女经期超前，血多有块，色紫稠黏，腹痛等。

思忖

胶艾汤与桃红四物汤的功用异同点是什么？
相同点：胶艾汤和桃红四物汤均由四物汤加味而成，均属补血调血之剂。
不同点：胶艾汤较四物汤多阿胶、艾叶、甘草，侧重于养血止血，调经安胎，主治妇女冲任虚损、崩漏下血及胎动不安之证。
桃红四物汤是在四物汤的基础上加桃仁、红花，因此偏重于活血化瘀，适用于血瘀诸证。

善用

本方原治外伤瘀血作痛，后用治妇人诸疾，今多作补血调血之基础方。临床应用以头晕心悸，面色、唇爪无华，舌淡，脉细为辨证要点。
原方四药各用等份，意在补血调血并行，主治"伤重，肠内有瘀血者"。然后世多以四物汤为补血之剂，重用熟地黄以增强滋补营血之功；少用川芎，取其活血化瘀，意在补而不滞。

诵记

四物熟地归芍芎，补血调血此方宗，
营血虚滞诸多症，加减运用贵变通。

组成

当归
6g

黄芪
30g

用法

水煎服。

证治机理

本方主证是因气血虚弱，阳气浮越所致。由于劳倦过度、营血亏损、外伤失血等原因，导致血虚气弱，阴不维阳，血虚气无所依，阳气浮越于外，故肌热面赤，烦渴引饮，渴喜热饮。脉洪大而虚、重按无力，是虚阳外浮之虚热之象。治宜补气以急固浮阳退热，而阴血宜渐生。

方解

君

黄芪，取其量大力宏，补脾肺之气，以资气血生化之源，使气旺血生，又可补气固表，摄敛浮阳。

臣

当归，甘辛而温，养血和营。

当归补血汤

《内外伤辨惑论》

解析

由于有形之血生于无形之气，故方中重用黄芪，使阳生阴长，气旺血生，浮阳秘敛，诸症自除。取本方益气养血而退热之功，可用于妇人经期、产后血虚发热头痛；取本方补气养血、扶正托毒、生肌收口之功，用于疮疡溃后，久不愈合者。

配伍特点

重用甘温以补气，阳生阴长以生血，药简效宏。

功用　补气生血。

主治　血虚阳浮发热证。肌热面赤，烦渴欲饮，脉洪大而虚，重按无力。亦治妇女经期、产后血虚发热头痛；或疮疡溃后，久不愈合者。

应用

药味加减　若妇女经期，或产后感冒发热头痛者，加葱白、豆豉、生姜、大枣，疏风解表；若疮疡久溃不愈，气血两虚而又余毒未尽者，加银花、甘草，清热解毒；若血虚气弱出血不止者，加煅龙骨、阿胶、山茱萸，固涩止血。

现代应用　常用于妇人经期、产后发热等属血虚阳浮者，以及各种贫血、过敏性紫癜等属血虚气弱者。

思忖　当归补血汤与白虎汤的功用异同点是什么？
相同点：当归补血汤证和白虎汤证临床表现均可见发热。
不同点：当归补血汤主治的血虚发热证是由于内伤所致的血虚气弱，阳气浮越，病情属虚。虽亦身热面赤，但无汗出而不恶热，脉虽洪大而按之无力，其口渴而喜热饮。
白虎汤所治阳明气分热证是因为外感引起的热盛伤津，病情属实，其身大热，面赤，必伴汗大出而恶热，且脉洪大有力，大渴而喜冷饮。

善用　本方为补气生血之基础方，治疗血虚发热的常用方，也是"甘温除热"法的具体运用。临床应用以肌热面赤，口渴喜热饮，脉大而虚，重按无力为辨证要点。

诵记　当归补血君黄芪，芪归用量五比一，补气生血代表剂，血虚发热此方宜。

黄芪　　当归

白术
18g

木香
9g

茯神
18g

炙甘草
6g

黄芪
18g

组成

当归
3g

龙眼肉
18g

人参
9g

远志
3g

酸枣仁
18g

用法
加生姜 6g、大枣 3 枚，水煎服，人参宜另炖。

证治机理
本方主证是因心脾两虚，气血不足所致。心藏神而主血，脾主思而统血。若长期思虑过度，则心脾气血暗耗。脾气亏虚则体倦、食少；心血不足则见惊悸、怔忡、健忘、不寐、盗汗；脾气虚统血无权，则便血、皮下紫癜及妇女崩漏下血等；面色萎黄、舌质淡、苔薄白、脉细弱等均属气血不足之象。治宜益气补血，健脾养心。

君
黄芪，补脾益气。
龙眼肉，既能补脾气，又能养心血。

臣
人参、白术，补气，与黄芪相配，加强补脾益气之效。
当归，滋养营血，与龙眼肉相伍，增加补心养血之效。

佐
茯神、酸枣仁、远志，宁心安神。
木香，理气醒脾，使补不碍胃。

使
炙甘草，补气健脾，调和诸药。
生姜、大枣调和脾胃，以资生化。二药兼作佐药之用。

解析
诸药配伍，共奏益气补血、健脾养心之功，是治疗思虑过度，劳伤心脾，气血两虚之良方。

配伍特点
一是心脾同治，重在补脾，使脾旺则气血生化有源。
二是气血并补，重在补气，意在补气亦能生血。

方解

归脾汤
《济生方》

功用 益气补血，健脾养心。

主治
心脾气血两虚证。心悸怔忡，健忘失眠，盗汗虚热，体倦食少，面色萎黄，舌淡，苔薄白，脉细弱。
脾不统血证。便血，皮下紫癜，妇女崩漏，月经超前，量多色淡，或淋漓不止，舌淡，脉细弱。

应用

药味加减
若崩漏下血偏寒者，加艾叶炭、炮姜炭，温经止血；偏热者，加生地黄炭、阿胶珠、棕榈炭，清热止血。

现代应用
常用于病毒性肝炎、贫血、血小板减少性紫癜、再生障碍性贫血、缺铁性贫血、慢性苯中毒、肾炎血尿、隐匿性肾炎、神经衰弱、顽固性失眠、甲状腺功能亢进、心律失常、心脏神经官能症等属心脾气血两虚及脾不统血者。

思忖
归脾汤与补中益气汤的功用异同点是什么？
相同点：归脾汤和补中益气汤同用人参、黄芪、白术、炙甘草，均有益气补脾之功。
不同点：归脾汤是补气药配伍养心安神药，意在心脾双补，复其生血、统血之职，主治心脾气血两虚之心悸怔忡、健忘失眠、体倦食少，以及脾不统血之便血、崩漏等。
补中益气汤是补气药配伍升阳举陷药，重在补气，且能升阳，有恢复脾胃升清降浊之能，主治脾胃气虚、中气下陷之少气懒言、发热及脏器下垂等。

善用
本方是治疗心脾气血两虚的常用方。临床应用以气短乏力、心悸失眠、体倦食少、或便血、崩漏、舌淡、脉细弱为辨证要点。因药性偏温，邪热内伏及阴虚脉数者忌用。

诵记
归脾汤用参术芪，归草茯神远志宜，
枣仁木香龙眼肉，煎加姜枣益心脾，
怔忡健忘俱可却，肠风崩漏总能医。

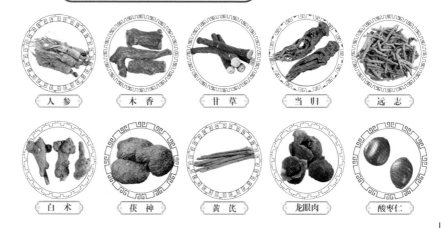

| 人 参 | 木 香 | 甘 草 | 当 归 | 远 志 |
| 白 术 | 茯 神 | 黄 芪 | 龙眼肉 | 酸枣仁 |

白术 15g

人参 15g

川芎 15g

白芍 15g

茯苓 30g

组成

熟地黄 15g

当归 15g

炙甘草 15g

用法 加生姜5片，大枣1枚，水煎服。

证治机理 本方主证多由久病失治或失血过多所致。心肝血虚，可见面色萎白或无华、眩晕、心悸怔忡、舌淡脉细；脾气虚，可见食少体倦、气短懒言、脉虚无力。治宜补气与养血并用。

方解

君 人参，大补五脏元气，补气生血。
熟地黄，滋阴养血。

臣 白术，补气健脾。
当归，补血和血。

佐 茯苓，健脾养心。
白芍，养血敛阴。
川芎，活血行气，使君药、臣药补而不滞。

使 炙甘草，益气和中，调和诸药。
生姜、大枣，煎加姜、枣为引，调理脾胃，以资气血生化之源。二药兼作佐药之用。

解析 本方是四君子汤与四物汤合方而成，二方分列补气与补血诸方之首，合而为一，则兼具二者之效，共奏益气养血之功，故取名"八珍"。

配伍特点 甘温质润相伍，四君四物相合，气血双补。

八珍汤
原名八珍散《瑞竹堂经验方》

川芎　白芍　熟地黄

人参　白术　茯苓

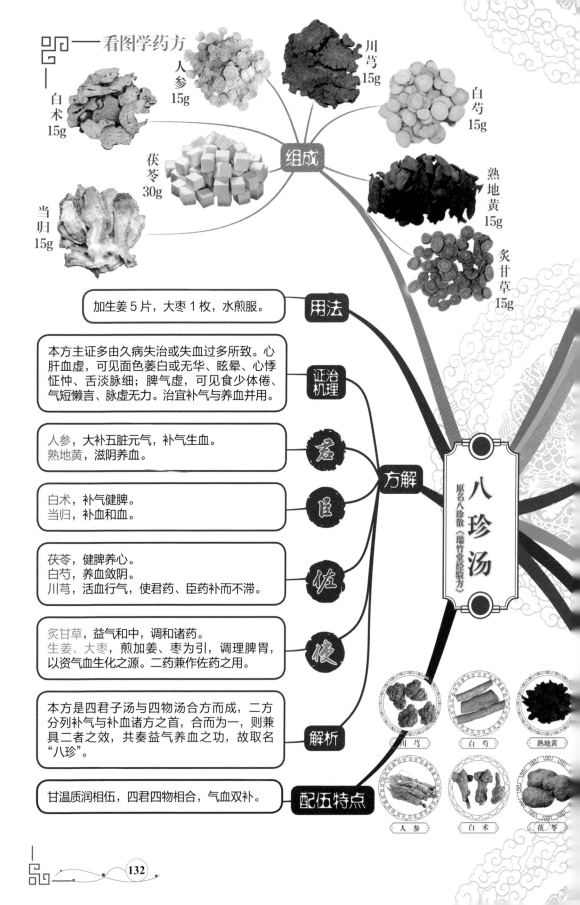

功用 益气补血。

主治 气血两虚证。面色萎白或无华，头晕目眩，四肢倦怠，气短懒言，心悸怔忡，饮食减少，舌淡苔薄白，脉细弱或虚大无力。

应用

药味加减 兼见不寐者，加酸枣仁、柏子仁、五味子，养心安神。

药量加减 若以血虚为主，眩晕心悸明显者，加大熟地黄、白芍用量；以气虚为主，气短乏力明显者，加大人参、白术用量。

现代应用 常用于各种慢性病，以及妇女月经不调、习惯性流产、疮疡久不愈合等属气血两虚者。

附方

十全大补汤（《太平惠民和剂局方》）
组成：人参、肉桂、川芎、生地黄、茯苓、白术、当归、白芍、黄芪、炙甘草各9g。
用法：上为细末，每服9g，或加生姜3片，大枣2枚，同煎，不拘时候温服。
功用：温补气血。
主治：气血不足。饮食减少，久病体虚，脚膝无力，面色萎黄，精神倦怠，以及疮疡不敛，妇女崩漏等。

人参养荣汤（《三因极一病证方论》）
组成：黄芪、当归、桂心、炙甘草、橘皮、煨白术、人参各30g，白芍90g，熟地黄、五味子、茯苓各20g，远志15g。
用法：上锉为散，每服12g，或加生姜3片，大枣2枚，水煎服。
功用：益气补血，养心安神。
主治：积劳虚损。倦怠无力，食少无味，惊悸健忘，夜寐不安，虚热自汗，咽干唇燥，形体消瘦，皮肤干枯，咳嗽气短，动则喘甚；或疮疡溃后气血不足，寒热不退，疮口久不收敛。

思忖
十全大补汤与人参养荣汤的功用异同点是什么？
相同点：十全大补汤和人参养荣汤均由八珍汤加减而成，皆具益气补血之功而主治气血两虚之证。
不同点：十全大补汤是由八珍汤加黄芪、肉桂而成，偏于温补气血，用于气血两虚偏寒者。
人参养荣汤是由八珍汤去川芎，加远志、陈皮、五味子而成，增宁心安神之功，用于气血两虚而心神失宁者。

甘草

当归

善用 本方是治疗气血两虚证的常用方。临床应用以气短乏力，心悸眩晕，舌淡，脉细无力为辨证要点。

诵记 双补气血八珍汤，四君四物合成方，煎加姜枣调营卫，气血亏虚服之康。

看图学药方

炙甘草
12g

生地黄
50g

阿胶
6g

生姜
9g

麦冬
10g

桂枝
9g

组成

麻仁
10g

人参
6g

大枣
10枚

用法　水酒各半煎服，阿胶烊化。

证治机理　本方主证是因阴血不足，阳气虚弱所致。阴血不足，无以充盈血脉，阳气不振，无力鼓动血行，则脉气不相接续，故脉结代；阴血阳气虚弱，心失温养，故心动悸。治宜滋养心之阴血，温补心之阳气，以复脉定悸。

君　生地黄，滋阴养血，充脉养心。

臣　炙甘草，益气养心。
麦冬，滋养心阴。
桂枝，温通心阳，与生地黄相伍，可收气血阴阳并补之效。

佐　人参，补中益气。
阿胶，滋阴养血。
麻仁，滋阴润燥。
大枣，益心气，补脾气，以资气血生化之源。
生姜，辛温行散，合桂枝以温通阳气，配大枣以益脾胃、滋化源、调阴阳、和气血。

使　清酒（加清酒煎服），取其辛热，可温通血脉，以行药力。

解析　诸药合用，可滋心阴，温心阳，养心血，益心气，使阴血足而血脉充，阳气足而血脉通，共成气血阴阳并补之剂。本方炙甘草用量较大，有补心益气、缓急定悸之功，故名为"炙甘草汤"，又因本方有益气滋阴，通阳复脉之效，故又名"复脉汤"。

配伍特点　一是气血阴阳并补，尤以益气养血滋阴为重。二是心脾肺肾四脏同调，尤以补益心肺为主。三是补血之中寓有通脉之功，使气足血充，畅行无阻，则脉动自复常态。

方解

炙甘草汤

又名复脉汤《伤寒论》

大枣

甘草　生姜

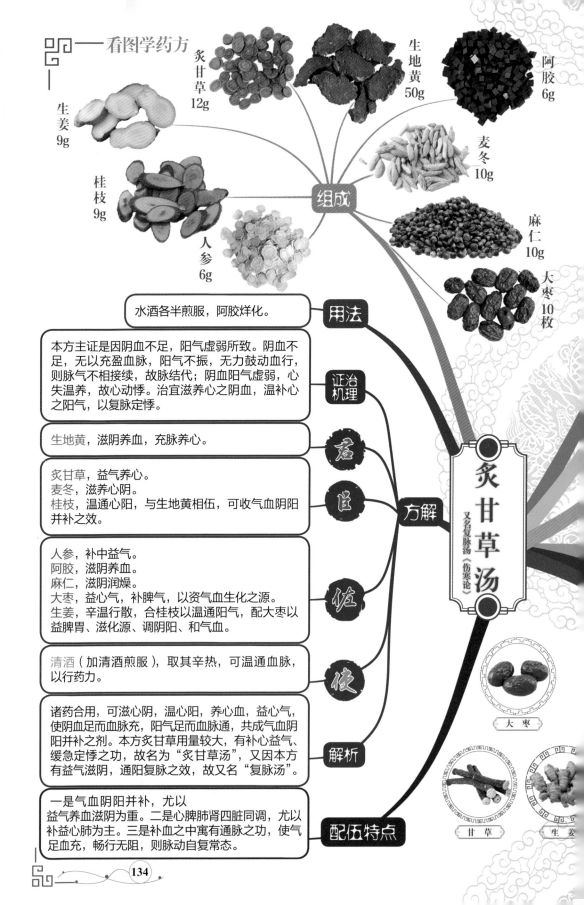

功用　滋阴养血，益气温阳，复脉定悸。

主治　阴血不足，阳气虚弱，心脉失养证。脉结代，心动悸，虚羸少气，舌光少苔，或质干而瘦小者。
虚劳肺痿。干咳无痰，或咳吐涎沫，量少，形瘦短气，虚烦不眠，自汗盗汗，咽干舌燥，大便干结，脉虚数。

应用

药味加减　可加酸枣仁、柏子仁，增强养心安神定悸之力，加龙齿、磁石，重镇安神；心阳偏虚者，易桂枝为肉桂，加附子，增强温心阳之力；阴虚而内热较盛者，易人参为南沙参，减去桂、姜、枣、酒，加知母、黄柏，滋阴液、降虚火之力更强。

药量加减　偏于心气不足者，重用炙甘草、人参；偏于阴血虚者，重用生地黄、麦冬。

现代应用　常用于功能性心律不齐、期外收缩，以及冠心病、风湿性心脏病、病毒性心肌炎、甲状腺功能亢进等见有心悸、气短、脉结代属阴血不足、阳气虚弱者。

思忖　复脉汤与生脉散的功用异同点是什么？
相同点：复脉汤和生脉散均有补肺气、养肺阴之功，可治疗肺之气阴两虚，久咳不已。
不同点：复脉汤益气养阴作用较强，敛肺止咳之力不足，重在治本，且偏于温补，阴虚肺燥较著或兼内热者不宜使用。
生脉散益气养阴之力虽不及复脉汤，但配伍了收敛的五味子，标本兼顾，止咳之功甚于复脉汤，且偏于清补。

善用　本方为阴阳气血并补之剂。临床应用以脉结代，心动悸，虚羸少气，舌光色淡少苔为辨证要点。方中滋阴血药与补阳气药的用量之比宜保持在 7 : 3，生地黄、炙甘草、大枣的用量宜大。

诵记　炙甘草汤参桂姜，麦地胶枣麻仁襄，心动悸兮脉结代，虚劳肺痿俱可尝。

桂枝

人参

生地黄

阿胶

麦冬

麻子仁

泽泻
9g

熟地黄
24g

牡丹皮
9g

山萸肉
12g

组成

茯苓
9g

干山药
12g

用法
蜜丸，每服9g，日2～3次；亦可作汤剂，水煎服。

证治机理
本方主证是由肾阴不足，虚热内扰所致。肾为先天之本，主骨生髓，肾阴精不足，骨髓不充，故腰膝酸软无力，牙齿动摇，小儿囟门不合；脑为髓之海，肾精不足则髓海空虚，而病头晕目眩，耳鸣耳聋；肾藏精，为封藏之本，阴精亏虚，封藏不固，加之阴不制阳，相火妄动而病遗精盗汗、潮热消渴、手足心热、口燥咽干等。治宜滋补肾之阴精为主，兼以清降虚火。

君
熟地黄，填精益髓，滋补阴精。

臣
山萸肉，补养肝肾，并能涩精。
山药，双补脾肾，既补肾固精，又补脾以助后天生化之源。

方解

佐
泽泻，利湿泄浊，并防熟地黄之滋腻。
牡丹皮，清泄相火，并制山萸肉之温涩。
茯苓，健脾渗湿，配山药补脾而助健运。

六味地黄丸
原名地黄丸《小儿药证真诀》

解析
君臣相伍，补肝脾肾，即所谓"三阴并补"。熟地黄用量独重，而以滋补肾之阴精为主。凡补肾精之法，必当泻其"浊"，方可存其"清"，而使阴精得补。且肾为水火之宅，肾虚则水泛，阴虚而火动。泽泻、牡丹皮、茯苓，三药合用，即所谓"三泻"，泻浊浊而降相火。六药合用，补泻兼施，泻浊有利于生精，降火有利于养阴，滋补肾之阴精而降相火。

配伍特点
"三补"与"三泻"相伍，以补为主；肾肝脾三脏兼顾，以滋肾精为主。

熟地黄

山萸肉

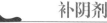

功用 填精滋阴补肾。

主治 肾阴精不足证。腰膝酸软，头晕目眩，视物昏花，耳鸣耳聋，盗汗，遗精，消渴，骨蒸潮热，手足心热，舌燥咽痛，牙齿动摇，足跟作痛，以及小儿囟门不合，舌红少苔，脉沉细数。

应用

药味加减 若虚火明显者，加知母、玄参、黄柏，加强清热降火之功；兼脾虚气滞者，加白术、砂仁、陈皮，健脾和胃；若肾虚耳鸣、耳聋、目眩较重者，加五味子、石菖蒲、磁石，滋阴补肾，潜阳聪耳。

现代应用 常用于慢性肾炎、高血压、糖尿病、肺结核、肾结核、甲状腺功能亢进、中心性视网膜炎、无排卵性功能失调性子宫出血、更年期综合征等属肾阴虚弱为主者。

附方

知柏地黄丸（《医方考》）
组成：六味地黄丸加盐知母、盐黄柏各 6g。
用法：上为细末，炼蜜为丸，每丸 6g，每服一丸，温开水送下。
功用：滋阴降火。
主治：肝肾阴虚，虚火上炎证。头目昏眩，耳鸣耳聋，虚火牙痛，五心烦热，腰膝酸痛，血淋尿痛，遗精梦泄，骨蒸潮热，盗汗颧红，咽干口燥，舌质红，脉细数。

杞菊地黄丸（《麻疹全书》）
组成：六地黄丸加枸杞子、菊花各 9g。
用法：上为细末，炼蜜为丸，每丸 9g，每服一丸，空腹服。
功用：滋肾养肝明目。
主治：肝肾阴虚证。两目昏花，视物模糊，或眼睛干涩，迎风流泪等。

思忖
知柏地黄丸与杞菊地黄丸的功用异同点是什么？
相同点：知柏地黄丸和杞菊地黄丸均由六味地黄丸加味而成，皆有滋阴补肾之功。
不同点：知柏地黄丸偏于滋阴降火，适用于阴虚火旺、骨蒸潮热、遗精盗汗之证。
杞菊地黄丸偏于养肝明目，适用于肝肾阴虚、两目昏花、视物模糊之证。

善用 本方为补肾填精的基础方，是"三补""三泻"法的代表方。临床应用以腰膝酸软，头晕目眩，口燥咽干，舌红少苔，脉沉细为辨证要点。

诵记 六味地黄益肝肾，山药丹泽萸苓全，
肾阴不足精亏乏，三补三泻治何难。

山 药

泽 泻

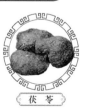

牡丹皮

茯 苓

熟地黄
18g

黄柏
12g

组成

炙龟甲
18g

知母
12g

用法

蜜丸，每服 9g，早晚各服 1 次，淡盐汤送服；亦可作汤剂，水煎服。

证治机理

本方主证是由肝肾阴亏，虚火内扰所致。肝肾阴亏，水不制火，则相火亢盛，虚火内生，故见骨蒸潮热、盗汗遗精、足膝疼热；虚火灼肺，故咳嗽咯血；虚火上扰心肝，则心烦易怒；舌红少苔，尺脉数而有力，皆为阴虚火旺之象。宜标本兼治，滋补真阴以固其本，降泄相火以清其源。

方解

君

熟地黄，滋肾填精益髓。
龟甲，血肉有情之品，益阴潜阳，补肾健骨。
二药相须，意在大补真阴，壮水制火以治其本。

臣

黄柏，苦寒降泄，"专泻肾与膀胱之火"。
知母，味苦性寒质润，既能清泄肺、胃、肾三经之火，又能滋三经之阴。
二药相须为用，泻火保阴以治其标，并助君药滋润之功。

佐

蜂蜜，血肉甘润之品，填精益髓，既可助君药滋补精髓，又可制黄柏苦燥之性。

解析

诸药合用，滋阴精而降相火，以达培本清源之效，共收滋阴填精、清热泻火之功。

配伍特点

滋阴药与清热降火药相配，培本清源，标本兼顾，以滋阴培本为主，降火清源为辅。

大补阴丸

原名大补丸《丹溪心法》

功用

滋阴降火。

主治

阴虚火旺证。骨蒸潮热，盗汗遗精，咳嗽咯血，心烦易怒，足膝疼热，舌红少苔，尺脉数而有力。

应用

药味加减

若阴虚较重者，加天冬、麦冬，润燥养阴；咯血、吐血者，加仙鹤草、旱莲草、白茅根，凉血止血；遗精者，加金樱子、芡实、桑螵蛸、山茱萸，固精止遗。

现代应用

常用于甲状腺功能亢进、肾结核、骨结核、糖尿病等属阴虚火旺者。

思忖

大补阴丸与六味地黄丸的功用异同点是什么？
相同点：大补阴丸和六味地黄丸均能滋阴降火，用于肾阴虚，虚火内扰之证。
不同点：大补阴丸则滋阴与降火之力较强，故对阴虚而火旺明显者，选用该方为宜。
六味地黄丸偏于补养肾阴，而清热之力不足。

善用

本方是治疗阴虚火旺证的基础方。临床应用以骨蒸潮热，盗汗遗精，心烦易怒，舌红少苔，尺脉数而有力为辨证要点。若脾胃虚弱、食少便溏，以及火热属于实证者不宜使用。

诵记

大补阴丸知柏黄，龟甲脊髓蜜成方，
咳嗽咯血骨蒸热，阴虚火旺制亢阳。

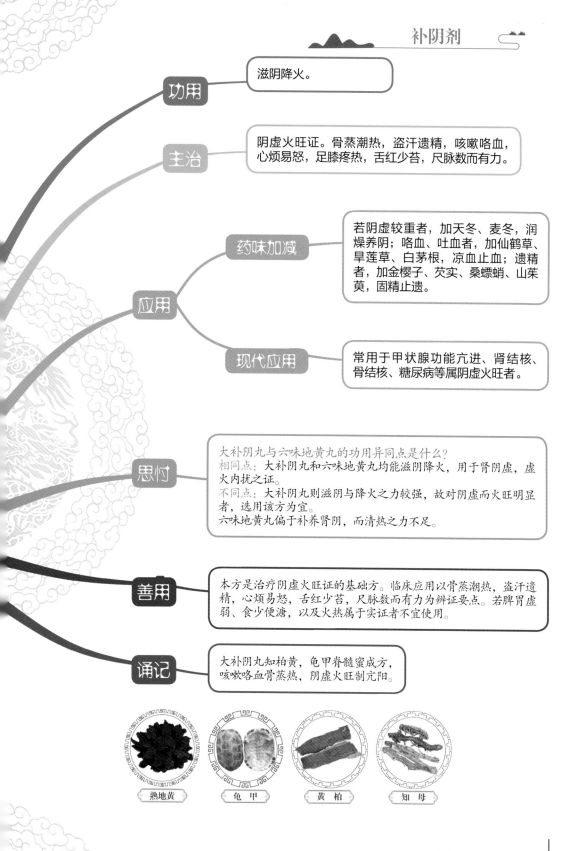

熟地黄　　龟甲　　黄柏　　知母

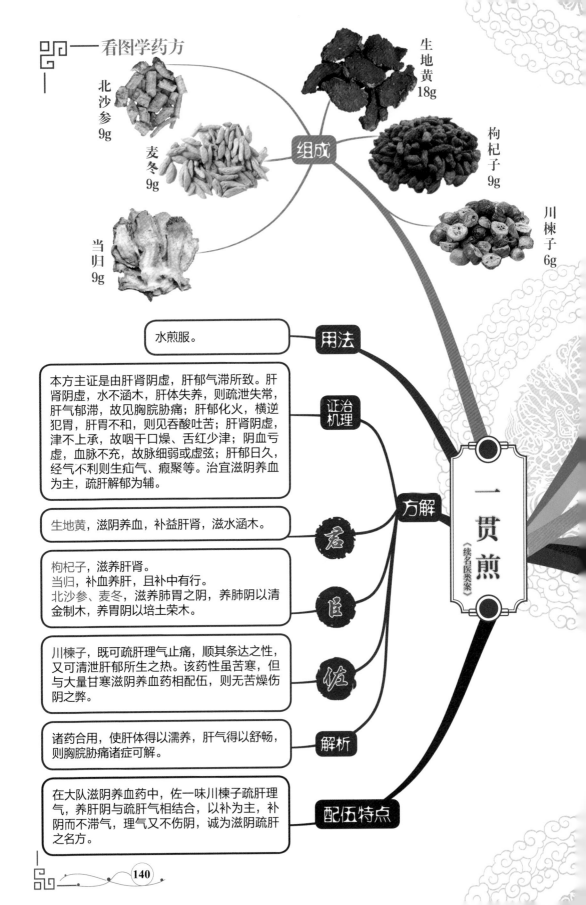

看图学药方

北沙参
9g

生地黄
18g

麦冬
9g

组成

枸杞子
9g

当归
9g

川楝子
6g

水煎服。 —— 用法

本方主证是由肝肾阴虚，肝郁气滞所致。肝肾阴虚，水不涵木，肝体失养，则疏泄失常，肝气郁滞，故见胸脘胁痛；肝郁化火，横逆犯胃，肝胃不和，则见吞酸吐苦；肝肾阴虚，津不上承，故咽干口燥、舌红少津；阴血亏虚，血脉不充，故脉细弱或虚弦；肝郁日久，经气不利则生疝气、瘕聚等。治宜滋阴养血为主，疏肝解郁为辅。 —— 证治机理

生地黄，滋阴养血，补益肝肾，滋水涵木。 —— 君

枸杞子，滋养肝肾。
当归，补血养肝，且补中有行。
北沙参、麦冬，滋养肺胃之阴，养肺阴以清金制木，养胃阴以培土荣木。 —— 臣

川楝子，既可疏肝理气止痛，顺其条达之性，又可清泄肝郁所生之热。该药性虽苦寒，但与大量甘寒滋阴养血药相配伍，则无苦燥伤阴之弊。 —— 佐

诸药合用，使肝体得以濡养，肝气得以舒畅，则胸脘胁痛诸症可解。 —— 解析

在大队滋阴养血药中，佐一味川楝子疏肝理气，养肝阴与疏肝气相结合，以补为主，补阴而不滞气，理气又不伤阴，诚为滋阴疏肝之名方。 —— 配伍特点

方解

一贯煎
《续名医类案》

功用 ── 滋阴疏肝。

主治 ── 肝肾阴虚，肝气郁滞证。胸脘胁痛，吞酸吐苦，咽干口燥，舌红少津，脉细弱或虚弦。亦治疝气瘕聚。

应用

药味加减 ── 若大便秘结，加瓜蒌仁肃肺润肠通便；有虚热或汗多，加地骨皮清虚热；痰多，加川贝母止咳化痰；舌红而干，阴亏过甚，加石斛滋养阴津；两足痿软，加牛膝、薏苡仁补肾活血并祛湿；不寐，加酸枣仁养心安神；口苦燥，加黄连清热泻火。

现代应用 ── 常用于慢性肝炎、慢性胃炎、胃及十二指肠溃疡、肋间神经痛、神经官能症等属阴虚肝郁者。

思忖 ── 一贯煎与逍遥散的功用异同点是什么？
相同点：一贯煎和逍遥散皆能疏肝理气，主治肝郁气滞之胁痛。
不同点：一贯煎则重在滋养肝肾之阴，主治肝肾阴虚气滞之胁肋疼痛，且见咽干口燥、吞酸吐苦等肝气犯胃症状者。
逍遥散疏肝养血健脾三者并重，主治肝郁兼血虚，脾虚之胁肋疼痛，并伴有头痛目眩、神疲食少等。

善用 ── 本方是治疗肝肾阴虚，肝气不舒所致脘胁疼痛的常用方。临床应用以脘胁疼痛、吞酸吐苦、舌红少津、脉虚弦为辨证要点。

诵记 ── 一贯煎中生地黄，沙参归杞麦冬藏，少佐川楝泄肝气，阴虚胁痛此方良。

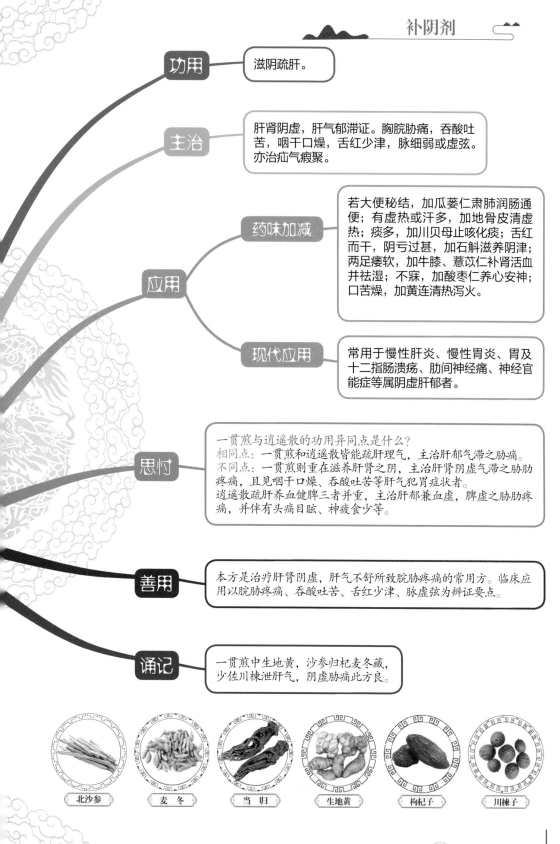

北沙参　　麦冬　　当归　　生地黄　　枸杞子　　川楝子

熟地黄 9g

百合 6g

桔梗 3g

玄参 3g

生地黄 9g

组成

贝母 6g

当归身 9g

麦冬 6g

白芍 3g

甘草 3g

水煎服。 ——用法

本方主证是由肺肾阴亏，虚火上炎所致。肺肾阴虚，虚火刑金，肺失清肃而气逆，肺络被伤则咳嗽气喘，痰中带血，咽喉燥痛。手足心热，骨蒸盗汗，舌红少苔，脉细数均为阴虚内热之征。治宜养阴润肺，止咳祛痰。 ——证治机理

百合，甘苦微寒，养阴而润肺，清热而保肺，止咳而宁肺，故能固护肺金。
生地黄、熟地黄，二药并用，既能滋肾补阴，又可清热凉血。 ——君

麦冬，味甘性寒，滋阴清热，助百合养阴润肺止咳。
玄参，味咸性寒，滋阴泻火，助二地滋阴壮水，以清虚火，并可利咽喉。 ——臣

当归，补血和血，引血归经以止血。
白芍，养血和营，摄敛横逆之肝气。
贝母，清热润肺，化痰止咳。
桔梗，载药上行，宣肺利咽，化痰散结。 ——佐

甘草，调和诸药。兼作佐药之用。 ——使

诸药合用，使阴液恢复，肺金得固，则咳嗽、痰中带血诸症自愈。 ——解析

一是以甘寒为主，养阴清热，正本清源。二是肺、肾、肝三脏并治，润、保、宁肺，金水相生，抑木护金。 ——配伍特点

方解

百合固金汤
《慎斋遗书》

功用 滋养肺肾，止咳化痰。

主治 肺肾阴亏，虚火上炎证。咳嗽气喘，痰中带血，咽喉燥痛，头晕目眩，午后潮热，舌红少苔，脉细数。

应用

　　药味加减 若痰多而色黄者，加胆南星、黄芩、瓜蒌皮清肺化痰；若咳喘甚者，加杏仁、五味子、款冬花止咳平喘；若咳血重者，去升提之桔梗，加白及、白茅根、仙鹤草止血。

　　现代应用 常用于肺结核、慢性支气管炎、支气管扩张咯血、慢性咽喉炎、自发性气胸等属肺肾阴虚，虚火上炎者。

思忖 "金水相生"的内涵是什么？
金水相生即滋养肺（金）肾（水）阴虚的治疗方法，适用于肺虚不能输布津液以滋肾，或肾阴不足，精气不能上滋于肺，而致肺肾阴虚者。临证时应辨明肺肾之精、气、阴、阳虚衰，分别采用补养肺肾之精、补益肺肾之气兼以健脾、滋养肺肾之阴、温补肺肾之阳气的方法治之，这些均为"金水相生"法，其代表方剂是百合固金汤。

善用 本方是治疗肺肾阴亏，虚火上炎而致咳嗽痰血证的常用方。临床应用以咳嗽气喘，痰中带血，咽喉燥痛，舌红少苔，脉细数为辨证要点。

诵记 百合固金二地黄，玄参贝母桔甘藏，
麦冬芍药当归配，喘咳痰血肺家伤。

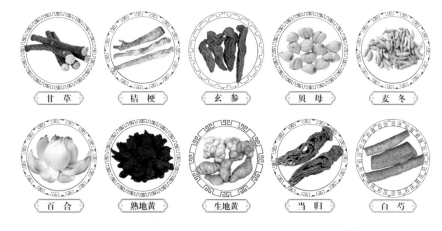

| 甘草 | 桔梗 | 玄参 | 贝母 | 麦冬 |

| 百合 | 熟地黄 | 生地黄 | 当归 | 白芍 |

干地黄
24g

牡丹皮
9g

薯蓣
12g

桂枝
3g

山茱萸
12g

组成

泽泻
9g

炮附子
3g

茯苓
9g

用法

蜜丸，每服 6g，日 2～3 次，白酒或淡盐汤送下；亦可作汤剂，水煎服。

证治机理

本方主证是由肾阳不足所致。肾主骨，内寓命门之火。肾阳不足，失于温煦，故腰痛脚软、身半以下常有冷感；肾主水，肾阳虚弱，气化失常，水液留滞为患，则小便不利、少腹拘急，甚或转胞，亦可发为水肿、痰饮、脚气；肾阳亏虚，转输不利，水液直趋下焦，津不上承，故消渴、小便反多。病症虽多，病机均为肾阳亏虚，所以异病同治，宜滋养肾之阴精，以温补化生肾气。

方解

君

干地黄，滋阴补肾，益精填髓。

臣

山茱萸，补肝肾，敛精气。
薯蓣（山药），益脾固肾。二药合用，既助熟地黄增强滋阴补肾之力，补阴以生阳，使阳气生化有源，又益阴摄阳，使虚阳不致浮越于外。
附子，味辛热，温补命门之火，复其气化之功。
桂枝，温阳化气，温通经脉，合附子以温壮阳气，并能温药散寒通脉。

佐

茯苓，健脾益肾。
泽泻、牡丹皮，降相火而制虚阳浮动。
茯苓、泽泻均有利水渗湿泄浊、通调水道之功。

解析

君臣相配，补肾填精，谓之"三补"；茯苓、泽泻、牡丹皮配伍，与"三补"相对而言，谓之"三泻"，即补中有泻，泻清中之浊以纯清中之清，而益肾精，且补而不滞。诸药相合，非峻补元阳，乃阴中求阳，微微生火，鼓舞肾气，即"少火生气"。

配伍特点

重用"三补三泻"，以益精泻浊；辅之温热助阳，以"少火生气"。

又名《金匮》肾气丸、崔氏八味丸

肾气丸

《金匮要略》

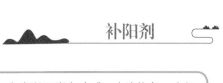

功用 补肾助阳。

主治 肾阳不足证。腰痛脚软，身半以下常有冷感，少腹拘急，小便不利，或小便反多，入夜尤甚，阳痿早泄，舌淡而胖，脉虚弱，尺部沉细；以及痰饮，水肿，消渴，脚气等。

应用

药味加减 若小便数多、色白，体羸者，为真阳大虚，加补骨脂、鹿茸，增强温阳之力；阳痿而属命门火衰者，加淫羊藿、补骨脂、巴戟天，壮阳起痿。

现代应用 常用于慢性肾炎、慢性肾功能不全、慢性支气管炎、支气管哮喘、肺心病心力衰竭、高血压病、糖尿病、肾上腺皮质功能减退、甲状腺功能减退、性功能减退、尿崩症、更年期综合征、前列腺肥大、产后尿潴留、不孕不育等属于肾阳不足者。

附方 济生肾气丸（又名：加味肾气丸，《济生方》）
组成：山茱萸、山药、茯苓、牡丹皮、泽泻、车前子各 30g，炮附子、官桂、熟地黄、川牛膝各 15g。
用法：蜜丸，每服 9g，日 2～3 次；亦可作汤剂，水煎服。
功效：温肾化气，利水消肿。
主治：肾阳不足之小便不利，腰重脚肿或全身水肿。

思忖 金匮肾气丸在临床使用时，应注意什么？
一、方中干地黄，临床多用熟地黄；桂枝，改用肉桂，其效果更佳。
二、本方不能速效，需长期服用，由于方中药物较为滋腻，因此要注意顾护脾胃，防止碍脾助湿。
三、若咽干口燥，舌红少苔，属肾阴不足，虚火上炎者，不宜应用本方。
四、肾阳虚而小便正常者，为纯虚无邪，气化不滞，不宜用本方。

善用 本方是补肾助阳、化生肾气的常用方。临床应用以腰膝酸软，腰以下冷，小便不利或反多，舌淡而胖，脉虚弱而尺部沉细为辨证要点。

诵记 金匮肾气治肾虚，熟地淮药及山萸，
丹皮苓泽加桂附，引火归原热下趋。

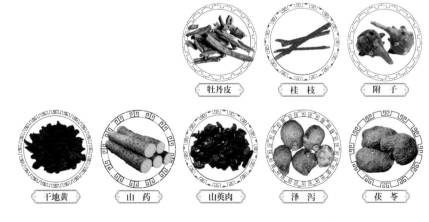

牡丹皮　　桂枝　　附子

干地黄　　山药　　山萸肉　　泽泻　　茯苓

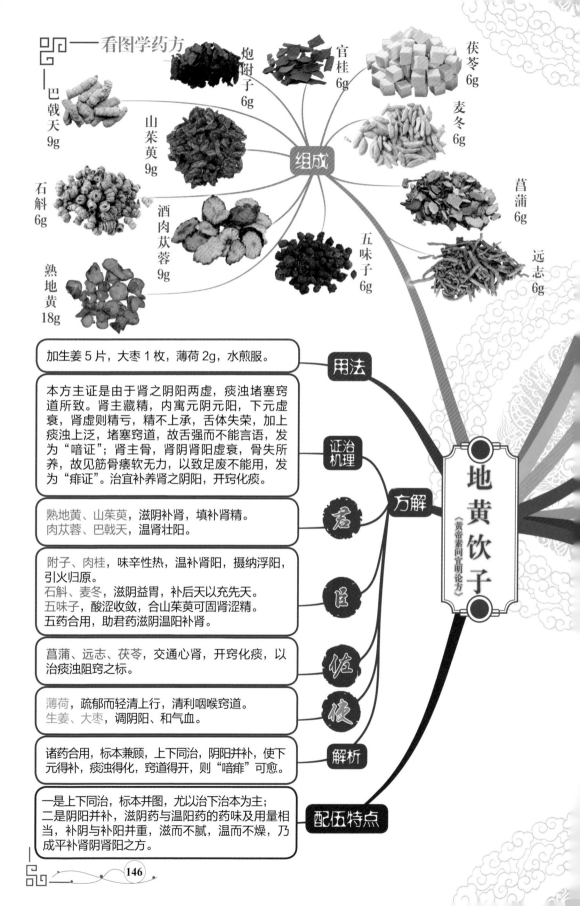

看图学药方

巴戟天 9g

炮附子 6g

官桂 6g

茯苓 6g

麦冬 6g

山茱萸 9g

石斛 6g

酒肉苁蓉 9g

五味子 6g

菖蒲 6g

远志 6g

熟地黄 18g

组成

用法　加生姜 5 片，大枣 1 枚，薄荷 2g，水煎服。

证治机理　本方主证是由于肾之阴阳两虚，痰浊堵塞窍道所致。肾主藏精，内寓元阴元阳，下元虚衰，肾虚则精亏，精不上承，舌体失荣，加上痰浊上泛，堵塞窍道，故舌强而不能言语，发为"暗证"；肾主骨，肾阴肾阳虚衰，骨失所养，故见筋骨痿软无力，以致足废不能用，发为"痱证"。治宜补养肾之阴阳，开窍化痰。

方解

君　熟地黄、山茱萸，滋阴补肾，填补肾精。肉苁蓉、巴戟天，温肾壮阳。

臣　附子、肉桂，味辛性热，温补肾阳，摄纳浮阳，引火归原。石斛、麦冬，滋阴益胃，补后天以充先天。五味子，酸涩收敛，合山茱萸可固肾涩精。五药合用，助君药滋阴温阳补肾。

佐　菖蒲、远志、茯苓，交通心肾，开窍化痰，以治痰浊阻窍之标。

使　薄荷，疏郁而轻清上行，清利咽喉窍道。生姜、大枣，调阴阳、和气血。

解析　诸药合用，标本兼顾，上下同治，阴阳并补，使下元得补，痰浊得化，窍道得开，则"暗痱"可愈。

配伍特点　一是上下同治，标本并图，尤以治下治本为主；二是阴阳并补，滋阴药与温阳药的药味及用量相当，补阴与补阳并重，滋而不腻，温而不燥，乃成平补肾阴肾阳之方。

地黄饮子

《黄帝素问宣明论方》

功用
滋肾阴，补肾阳，开窍化痰。

主治
喑痱证。舌强不能言，足废不能用，口干不欲饮，足冷面赤，脉沉细弱。

应用

药味加减
若属痱而无喑者，减石菖蒲、远志等宣通开窍之品；喑痱以阴虚为主，痰火偏盛者，去附子、官桂，加川贝母、竹沥、胆南星、天竺黄，清化痰热；兼有气虚者，加黄芪、人参以益气。

现代应用
常用于晚期高血压病、脑动脉硬化、中风后遗症、脊髓炎等慢性疾病过程中出现的阴阳两虚者。

附方
还少丹（《医方集解》）
熟地黄 100g，山药、牛膝、枸杞各 75g，山萸肉、茯苓、杜仲、远志、五味子、楮实、小茴香、巴戟天、酒肉苁蓉各 50g，石菖蒲 25g。
用法：加枣肉蜜丸（9g），盐汤或酒下。
功用：温补脾肾。
主治：脾肾虚寒，血气羸乏之不思饮食、发热盗汗、遗精白浊、肌体瘦弱、牙齿浮痛等症。

思忖
地黄饮子与还少丹的功用异同点是什么？
相同点：地黄饮子和还少丹皆用熟地黄、山茱萸、五味子、巴戟天、肉苁蓉等，均为阴阳并补之剂。
不同点：还少丹中无附子、肉桂及麦冬、石斛，而用杜仲、小茴香及山药、枸杞子等，故其温补肾阳与滋补肾阴之力不及地黄饮子。

善用
本方是治疗肾虚喑痱的常用方。临床应用以舌强不语，足废不用，足冷面赤，脉沉细弱为辨证要点。本方偏于温补，故对气火上升、肝阳偏亢之象明显者，不宜应用。

诵记
地黄饮萸麦味斛，苁戟附桂阴阳补。
化痰开窍菖远茯，加薄姜枣喑痱服。

五味子

官 桂

茯 苓

麦 冬

石菖蒲

远 志

熟地黄

巴戟天

山萸肉

石 斛

肉苁蓉

附 子

固涩剂

固涩剂是以收敛固涩作用为主，用于治疗气、血、精、津液耗散滑脱病证的方剂。属于"十剂"中"涩可去脱"的范畴。

固涩剂是为正气虚弱，气、血、精、津液耗散或滑脱而设。凡自汗盗汗、久咳不止、泻痢不止、遗精滑泄、小便失禁、血崩带下等属正气虚者，皆为其适用范围。根据气、血、精、津液耗散滑脱致病之因和发病部位的不同，固涩剂分为固表止汗剂、敛肺止咳剂、涩肠固脱剂、涩精止遗剂、固崩止带剂。

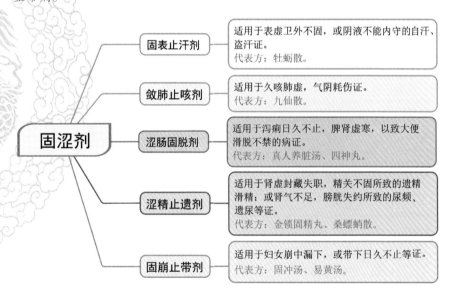

固涩剂

- **固表止汗剂**：适用于表虚卫外不固，或阴液不能内守的自汗、盗汗证。
  代表方：牡蛎散。
- **敛肺止咳剂**：适用于久咳肺虚，气阴耗伤证。
  代表方：九仙散。
- **涩肠固脱剂**：适用于泻痢日久不止，脾肾虚寒，以致大便滑脱不禁的病证。
  代表方：真人养脏汤、四神丸。
- **涩精止遗剂**：适用于肾虚封藏失职，精关不固所致的遗精滑精；或肾气不足，膀胱失约所致的尿频、遗尿等证。
  代表方：金锁固精丸、桑螵蛸散。
- **固崩止带剂**：适用于妇女崩中漏下，或带下日久不止等证。
  代表方：固冲汤、易黄汤。

固涩剂是为正虚无邪者而设。若外邪未去者，不宜过早使用，以免有闭门留寇之弊。病证属邪实者，如热病汗出、痰饮咳嗽、火扰遗泄、伤食泄泻、热痢初起，以及实热崩中带下等，均非固涩剂所宜。

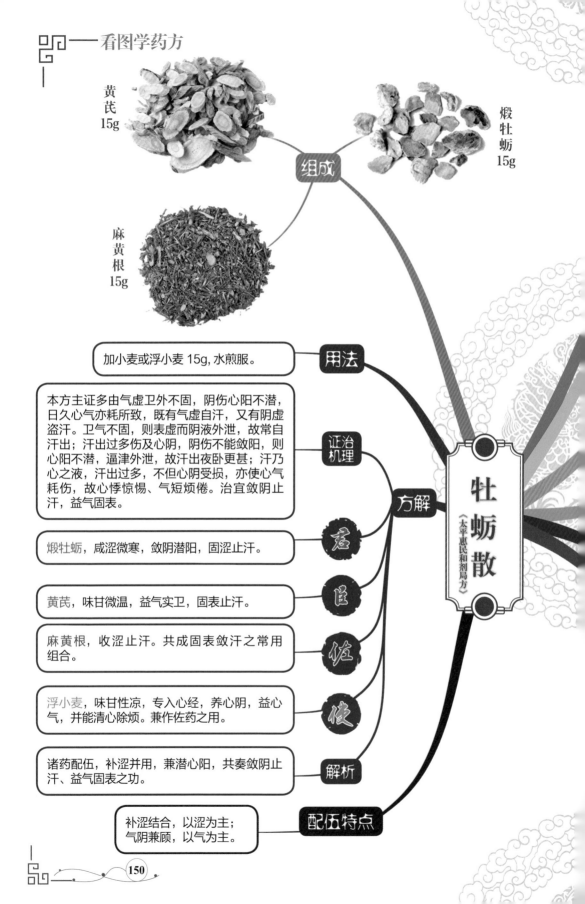

黄芪
15g

煅牡蛎
15g

麻黄根
15g

组成

用法

加小麦或浮小麦 15g，水煎服。

证治机理

本方主证多由气虚卫外不固，阴伤心阳不潜，日久心气亦耗所致，既有气虚自汗，又有阴虚盗汗。卫气不固，则表虚而阴液外泄，故常自汗出；汗出过多伤及心阴，阴伤不能敛阳，则心阳不潜，逼津外泄，故汗出夜卧更甚；汗乃心之液，汗出过多，不但心阴受损，亦使心气耗伤，故心悸惊惕、气短烦倦。治宜敛阴止汗，益气固表。

方解

君

煅牡蛎，咸涩微寒，敛阴潜阳，固涩止汗。

臣

黄芪，味甘微温，益气实卫，固表止汗。

佐

麻黄根，收涩止汗。共成固表敛汗之常用组合。

使

浮小麦，味甘性凉，专入心经，养心阴，益心气，并能清心除烦。兼作佐药之用。

解析

诸药配伍，补涩并用，兼潜心阳，共奏敛阴止汗、益气固表之功。

牡蛎散
（太平惠民和剂局方）

配伍特点

补涩结合，以涩为主；
气阴兼顾，以气为主。

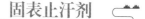

功用　益气固表，敛阴止汗。

主治　体虚之自汗、盗汗证。自汗，盗汗，夜卧尤甚，久而不止，心悸惊惕，短气烦倦，舌质淡红，脉细弱。

应用

药味加减　若气虚明显者，加人参、白术以益气；偏于阴虚者，加生地黄、白芍以养阴。盗汗加稽豆衣、糯稻根以止汗；阴虚火旺的盗汗，与清热剂中的当归六黄汤合用。

现代应用　常用于病后、产后身体虚弱、自主神经功能失调、结核病所致多汗。

思忖　牡蛎散与玉屏风散的功用异同点是什么？
相同点：牡蛎散和玉屏风散均能益气固表止汗，用治卫气虚弱，腠理不固之自汗。
不同点：牡蛎散补敛并用，以固涩为主，收敛止汗之力较强，善治体虚卫外不固，又复心阳不潜之自汗、盗汗。
玉屏风散则以补气为主，以补为固，属于补益剂，且黄芪、防风相配，补中寓散，故宜于表虚自汗或虚人易感风邪者。

善用　本方是治疗卫外不固、阴虚心阳不潜之自汗、盗汗证的常用方。临床应用以汗出，心悸，短气，舌淡，脉细弱为辨证要点。本方收敛固涩之功较著，汗多因实邪而致者禁用。

诵记　牡蛎散中配黄芪，浮麦麻黄根最宜，敛汗固表复潜阳，卫虚自汗此方医。

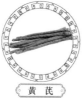
黄　芪

麻黄根

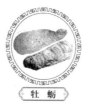
牡　蛎

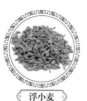
浮小麦

——看图学药方

人参
12g

阿胶
12g

乌梅
12g

款冬花
12g

桑白皮
12g

贝母
6g

桔梗
12g

五味子
12g

罂粟壳
9g

组成

用法 共为细末，每服 6g，日三服，温开水送下；亦可作汤剂，水煎服。

证治机理 本方主证是因久咳伤肺，气阴两亏所致。肺主气，久咳不已，每致肺气耗散，肺虚不敛，必致久咳不愈，甚则气喘；肺外合皮毛，肺虚卫表不固，则腠理疏松，故见自汗；久咳既伤肺气，亦耗肺阴，肺阴亏损，虚热内生，炼津为痰，故痰少而黏；脉虚数，是气阴耗伤之象。治宜敛肺止咳，益气养阴，兼以降利肺气，化痰平喘。

君 罂粟壳，味酸而涩，入肺经而善于敛肺止咳。

臣 五味子、乌梅，酸涩，收敛肺气，生津养肺，助君药敛肺止咳。
人参，益气生津而补肺。
阿胶，滋阴养血而润肺。

佐 款冬花，化痰止咳，降气平喘。
桑白皮，清肺泄热，止咳平喘。
贝母，清热化痰以止咳。

使 桔梗，宣肺祛痰，载药上行。兼作佐药之用。

解析 诸药配伍，敛中有散，降中寓升，以降、收为主，共奏敛肺止咳、益气养阴之功。

配伍特点 收敛固涩与益气养阴兼顾，以敛涩为主；敛降之中寓以升宣，以敛降为主。

方解

九仙散
王子昭方 录自《卫生宝鉴》

功用 敛肺止咳，益气养阴。

主治 久咳伤肺，气阴两伤证。咳嗽日久不已，甚则气喘自汗，痰少而黏，脉虚数。

应用

药味加减 若气虚明显者，加黄芪、西洋参，补益脾肺之气；若阴虚明显者，加麦冬、沙参、百合，养阴润肺。

现代应用 常用于治疗慢性气管炎、支气管哮喘、肺气肿、肺源性心脏病、肺结核、百日咳等病症属于气阴两虚，久咳不已者。

思忖 使用九仙散时应注意些什么？
九仙散敛肺止咳的力量较强，因此，对于久咳不止，但素体多痰涎，或外感表邪，或属热病汗出者，均不宜使用，以免有"闭门留寇"之患。

善用 本方是治疗久咳肺虚，气阴耗伤之证的常用方。临床应用以久咳不止，甚则喘而自汗，脉虚数为辨证要点。方中罂粟壳有毒，久服成瘾，故不宜多服、久服。

诵记 九仙散中罂粟君，参胶梅味共为臣，款冬贝桑桔佐使，敛肺止咳益气阴。

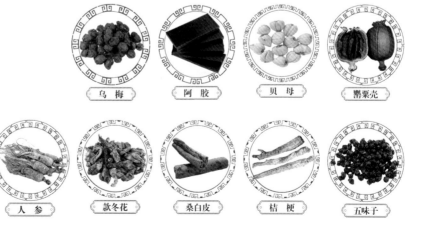

乌梅　　阿胶　　贝母　　罂粟壳

人参　　款冬花　　桑白皮　　桔梗　　五味子

当归
6g

人参
6g

白芍
12g

炒白术
6g

木香
3g

肉豆蔻
8g

组成

诃子
9g

肉桂
6g

炙甘草
6g

罂粟壳
9g

原名纯阳真人养脏汤

真人养脏汤

《太平惠民和剂局方》

用法 —— 水煎服。

证治机理 —— 本方主证是因脾肾阳虚，中气下陷，肠失固摄所致。泻痢日久，积滞虽去，但脾肾虚寒，关门不固，以致大便滑脱不禁，甚至中气下陷，脱肛坠下；脾肾虚寒，气血不和，故腹痛喜温喜按；脾虚气弱，运化失司，则倦怠食少。病虽以脾肾虚寒为本，但已至滑脱失禁，治宜涩肠固脱治标为主，温补脾肾治本为辅。

方解

君 —— 罂粟壳，重用，涩肠固脱止泻。

臣 —— 诃子，苦酸温涩，涩肠止泻。
肉豆蔻，温中散寒，涩肠止泻。

佐 —— 肉桂，温肾暖脾，兼散阴寒。
人参、白术，补气健脾。
当归、白芍，养血和营。
木香，理气醒脾导滞，行气止痛。

使 —— 炙甘草，益气和中，调和诸药，合芍药缓急止痛。兼作佐药之用。

解析 —— 君臣相配，体现"急则治标"之法。诸药合用，补涩结合，补而不滞，养已伤之脏气，使滑脱得固，脏腑得养，故名"养脏"。

配伍特点 —— 涩温相伍，涩中寓补，以涩为主；补中有行，重在补脾。

功用 涩肠止泻，温中补虚。

主治 久泻久痢，脾肾虚寒证。泻痢无度，滑脱不禁，甚至脱肛坠下，脐腹疼痛，喜温喜按，倦怠食少，舌淡苔白，脉沉迟细。

应用

药味加减 脾肾虚寒、手足不温者，加附子温肾暖脾；脱肛坠下者，加升麻、黄芪益气升陷。

现代应用 常用于慢性肠炎、慢性结肠炎、肠结核等日久不愈属脾肾虚寒者。

思忖 使用真人养脏汤时应注意什么？
真人养脏汤适用于肠滑失禁证，其症状较重，泻痢无度，泄泻日数，甚至肠滑失禁，继发气机下陷，脱肛坠下。以脾肾阳虚，脾胃虚寒为重点。涉及肾阳不足，火不生土。临床辨证应注意舌脉表现，以舌淡苔白，脉迟细，一派阳虚表现为特点。

善用 本方是治疗泻痢日久，脾肾虚寒的常用方。临床应用以大便滑脱不禁，腹痛喜温喜按，食少神疲，舌淡苔白，脉迟细为辨证要点。湿热积滞之泻痢禁用。

诵记 真人养脏罂粟壳，当归肉蔻木香诃，
参术甘草肉桂芍，泻痢日久可固脱。

甘草

白芍

木香

诃子

罂粟壳

人参

当归

白术

肉豆蔻

肉桂

肉豆蔻 6g

五味子 6g

补骨脂 12g

吴茱萸 3g

组成

用法
丸剂，每服6～9g，日2次，用淡盐汤或温开水送服；亦作汤剂，加生姜6g，大枣10枚，水煎服。

证治机理
肾泄，又称五更泻、鸡鸣泻。多由命门火衰，火不暖土，脾失健运所致。五更正是阴气极盛，阳气萌发之际，命门火衰者此时阳气当至而不至，阴寒盛极，命门之火下不能固摄肠道，上不能温助脾阳，则水谷下趋，令五更泄泻；脾失健运，故不思饮食、食不消化；脾肾阳虚，阴寒凝聚，故腹痛喜温、腰酸肢冷；脾肾阳虚，阳气不能化精微以养神，故神疲乏力。治宜温肾暖脾，涩肠止泻。

君
补骨脂，重用，辛苦性温，补命门之火以温养脾土。

臣
肉豆蔻，温脾暖胃，涩肠止泻。

佐
吴茱萸，温脾暖肾以散阴寒。
五味子，味酸性温，温敛收涩，固肾益气，涩肠止泻。
生姜，温胃散寒。
大枣，补脾养胃。

解析
君臣相配，肾脾兼治，命门火旺则可暖脾土，脾得健运，肠得固摄，则久泻可止。诸药合用，温脾暖肾，涩肠止泻。

方解

四神丸〈证治准绳〉

配伍特点
温涩并用，以温为主；
脾肾并补，重在治肾。

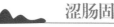
功用

温肾暖脾，固肠止泻。

主治

脾肾阳虚之五更泻。五更泄泻，不思饮食，食不消化，或久泻不愈，腹痛喜温，腰酸肢冷，神疲乏力，舌淡，苔薄白，脉沉迟无力。

应用

药味加减

腰酸肢冷较甚者，加附子、肉桂，增强温阳补肾之功；气陷脱肛者，加黄芪、升麻、柴胡、枳壳，益气升陷。

现代应用

常用于慢性结肠炎、肠结核、肠道易激综合征等属脾肾虚寒者。

思忖

四神丸与真人养脏汤的功用异同点是什么？
相同点：四神丸和真人养脏汤均能温肾暖脾，涩肠止泻，用治脾肾虚寒之泄泻证。
不同点：四神丸重用补骨脂为君药，重在温补命门之火，以温肾为主，兼以暖脾涩肠，主治命门火衰、火不暖土所致之五更泻。
真人养脏汤重用罂粟壳为君药，以固涩为主，兼以温补脾肾，主治脾肾虚寒、以脾虚为主的泻痢日久、滑脱不禁证。

善用

本方是治命门火衰、火不暖土所致的五更泻或久泻的常用方。临床应用以五更泄泻，不思饮食，舌淡苔白，脉沉迟无力为辨证要点。

诵记

四神故纸与吴萸，肉寇五味四般齐，大枣生姜同煎合，五更肾泻最相宜。

肉豆蔻

补骨脂

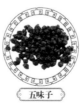

五味子

吴茱萸

沙苑蒺藜
12g

芡实
12g

煅龙骨
6g

煅牡蛎
6g

莲须
12g

组成

丸剂，每服9g，日2次，淡盐汤或开水送下；亦可作汤剂，加入莲子肉10g，水煎服。

用法

本方主证是因肾虚精关不固所致。肾虚封藏失职，精关不固，故遗精滑泄；腰为肾之府，耳为肾之窍，肾精亏虚，故腰痛耳鸣；精亏气弱，故神疲乏力，舌淡苔白，脉细弱。治宜温补肾气，涩精止遗。

证治机理

沙苑蒺藜（沙苑子），味甘性温，补肾固精。

君

莲子肉，补肾涩精，养心清心。
芡实，益肾固精，且补脾气。
莲须，固肾涩精。

臣

龙骨、牡蛎，收敛固涩，重镇安神。

佐

诸药相合，固外泄之精液，补亏损之肾气，标本兼顾，重在治标。因其秘肾气、固精关之效甚佳，故名"金锁固精"。

解析

涩中寓补，重在固精，兼以补肾。

配伍特点

方解

金锁固精丸
《医方集解》

功用 涩精补肾。

主治 肾虚不固之遗精。遗精滑泄，神疲乏力，腰痛耳鸣，四肢酸软，舌淡苔白，脉细弱。

应用

药味加减 若大便干结者，加熟地黄、肉苁蓉，补精血而通大便；大便溏泻者，加补骨脂、菟丝子、五味子，补肾固涩；腰膝酸痛者，加杜仲、续断，补肾而壮腰膝；兼见阳痿者，加锁阳、淫羊藿，补肾壮阳。

现代应用 常用于性神经功能紊乱、乳糜尿、慢性前列腺炎及带下、崩漏属肾虚精气不足，下元不固者。

附方 缩泉丸（原名固真丹，《魏氏家藏方》）
组成：乌药、炒益智仁各等份。
用法：山药为糊丸，每服 6g，日 2 次；亦可作汤剂，加山药 6g，水煎服。
功用：温肾祛寒，缩尿止遗。
主治：膀胱虚寒证。小便频数，或遗尿，小腹怕冷，舌淡，脉沉弱。

思忖 金锁固精丸与缩泉丸的功用异同点是什么？
相同点：金锁固精丸和缩泉丸均含有固涩之品，均能治疗肾虚不固之外泄之症。
不同点：金锁固精丸纯用补肾涩精之品组成，专治肾虚精关不固之遗精滑泄。
缩泉丸重在温肾祛寒，宜于下元虚冷而致之遗尿小便频数者。

善用 本方是治疗肾虚精关不固证的常用方。临床应用以遗精滑泄，腰痛耳鸣，舌淡苔白，脉细弱为辨证要点。相火内炽或下焦湿热所致遗精、带下者禁用。

诵记 金锁固精沙苑子，芡实莲须龙牡蛎，莲子糊丸盐汤下，固肾涩精疗滑遗。

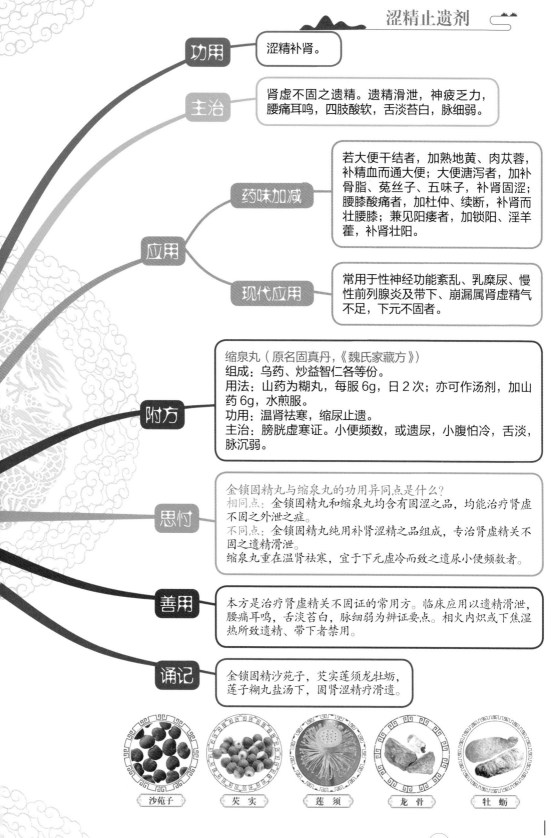

沙苑子　　芡实　　莲须　　龙骨　　牡蛎

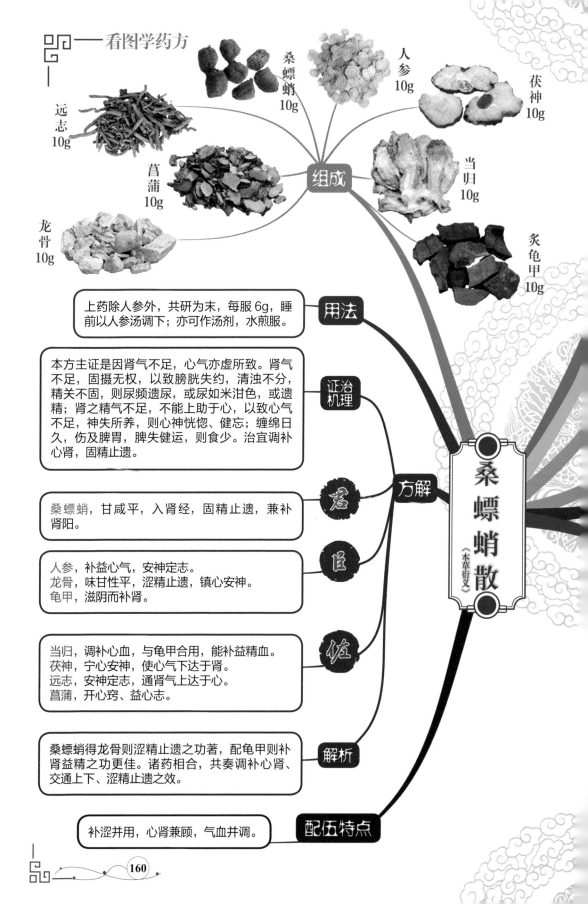

远志
10g

菖蒲
10g

龙骨
10g

桑螵蛸
10g

人参
10g

茯神
10g

当归
10g

炙龟甲
10g

组成

用法 上药除人参外，共研为末，每服6g，睡前以人参汤调下；亦可作汤剂，水煎服。

证治机理 本方主证是因肾气不足，心气亦虚所致。肾气不足，固摄无权，以致膀胱失约，清浊不分，精关不固，则尿频遗尿，或尿如米泔色，或遗精；肾之精气不足，不能上助于心，以致心气不足，神失所养，则心神恍惚、健忘；缠绵日久，伤及脾胃，脾失健运，则食少。治宜调补心肾，固精止遗。

方解

君 桑螵蛸，甘咸平，入肾经，固精止遗，兼补肾阳。

臣 人参，补益心气，安神定志。
龙骨，味甘性平，涩精止遗，镇心安神。
龟甲，滋阴而补肾。

佐 当归，调补心血，与龟甲合用，能补益精血。
茯神，宁心安神，使心气下达于肾。
远志，安神定志，通肾气上达于心。
菖蒲，开心窍、益心志。

解析 桑螵蛸得龙骨则涩精止遗之功著，配龟甲则补肾益精之功更佳。诸药相合，共奏调补心肾、交通上下、涩精止遗之效。

配伍特点 补涩并用，心肾兼顾，气血并调。

桑螵蛸散
《本草衍义》

功用 调补心肾，固精止遗。

主治 心肾两虚证。小便频数，或尿如米泔色，或遗尿，或遗精，心神恍惚，健忘食少，舌淡苔白，脉细弱。

应用

药味加减 加入益智仁、覆盆子，增强涩精缩尿止遗之力。若健忘心悸者，加酸枣仁、五味子，养心安神；兼有遗精者，加沙苑子、山萸肉，固肾涩精。

现代应用 常用于小儿尿频、夜尿症及糖尿病、神经衰弱等属心肾两虚，水火不交者。

思忖 桑螵蛸散与金锁固精丸的功用异同点是什么？
相同点：桑螵蛸散和金锁固精丸均有涩精止遗、补肾固精之效，用治肾虚精关不固之遗精滑泄之证。
不同点：桑螵蛸散重在调补心肾，补益气血，滋阴潜阳，用于治疗心肾两虚之尿频、遗尿、滑精。
金锁固精丸重在固肾涩精止遗，专治肾虚精关不固之遗精滑泄，伴腰酸耳鸣、神疲乏力、舌淡脉细弱等。

善用 本方是治疗心肾两虚，水火不交证的常用方。临床应用以尿频或遗尿，心神恍惚，舌淡苔白，脉细弱为辨证要点。下焦湿热或相火妄动所致之尿频、遗尿或遗精滑泄，不宜使用本方。

诵记 桑螵蛸散治便数，参苓龙骨同龟甲，菖蒲远志当归入，补肾宁心健忘却。

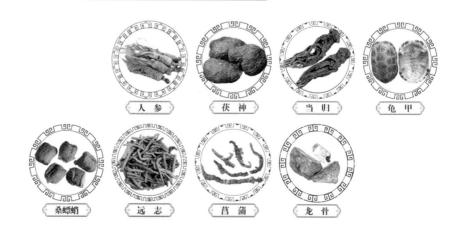

人 参　　　茯 神　　　当 归　　　龟 甲

桑螵蛸　　　远 志　　　菖 蒲　　　龙 骨

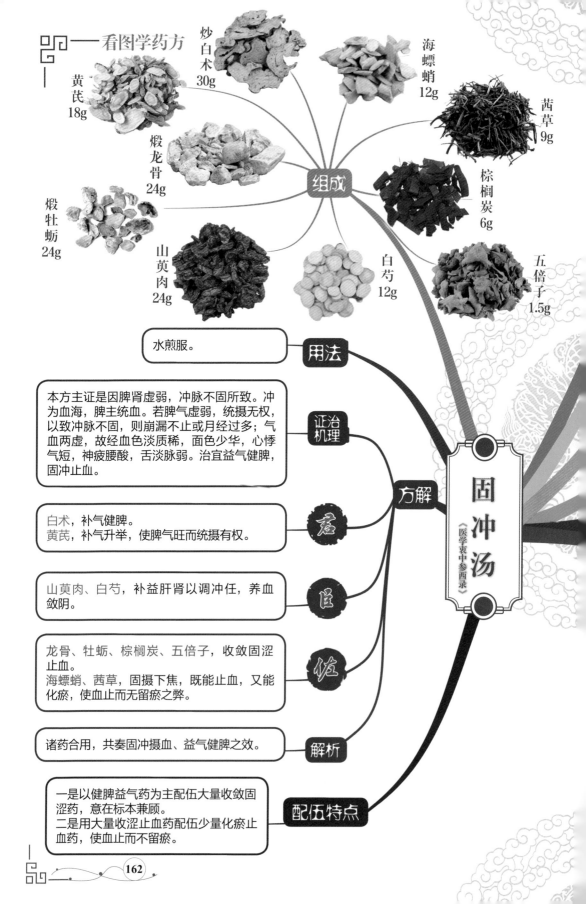

黄芪
18g

炒白术
30g

海螵蛸
12g

茜草
9g

煅龙骨
24g

组成

棕榈炭
6g

煅牡蛎
24g

山萸肉
24g

白芍
12g

五倍子
1.5g

用法 水煎服。

方解

证治机理 本方主证是因脾肾虚弱，冲脉不固所致。冲为血海，脾主统血。若脾气虚弱，统摄无权，以致冲脉不固，则崩漏不止或月经过多；气血两虚，故经色色淡质稀，面色少华，心悸气短，神疲腰酸，舌淡脉弱。治宜益气健脾，固冲止血。

君 白术，补气健脾。
黄芪，补气升举，使脾气旺而统摄有权。

臣 山萸肉、白芍，补益肝肾以调冲任，养血敛阴。

佐 龙骨、牡蛎、棕榈炭、五倍子，收敛固涩止血。
海螵蛸、茜草，固摄下焦，既能止血，又能化瘀，使血止而无留瘀之弊。

解析 诸药合用，共奏固冲摄血、益气健脾之效。

配伍特点 一是以健脾益气药为主配伍大量收敛固涩药，意在标本兼顾。
二是用大量收涩止血药配伍少量化瘀止血药，使血止而不留瘀。

固冲汤
《医学衷中参西录》

功用 益气健脾，固冲摄血。

主治 脾气虚弱，冲脉不固证。猝然血崩或月经过多，或漏下不止，色淡质稀，头晕肢冷，心悸气短，神疲乏力，腰膝酸软，舌淡，脉微弱。

应用

药味加减 若兼肢冷汗出、脉微欲绝者，为阳气虚衰欲脱之象，加重黄芪用量，并合参附汤以益气回阳。

现代应用 常用于功能性子宫出血、产后出血过多属脾气虚弱，冲任不固者。

思忖
固冲汤与归脾汤的功用异同点是什么？
相同点：固冲汤和归脾汤均可通过益气健脾以益气摄血，用治脾气亏虚失于统摄所致的崩漏、月经过多。
不同点：固冲汤以补气健脾、养肝补肾为主，配伍收涩止血之品，补涩并用，标本兼治，固冲摄血之力强于归脾汤。
归脾汤以补气健脾为主，配伍养心安神之品，偏于补益，而收涩止血之力不及固冲汤，但其兼能安定神志，尚能治疗心脾两虚所致的心悸、怔忡等。

善用 本方是治疗脾肾亏虚、冲任不固之崩漏、月经过多的常用方。临床应用以出血量多，色淡质稀，腰膝酸软，舌淡，脉微弱为辨证要点。血热妄行者忌用。

诵记 固冲芪术山萸芍，龙牡倍桐茜海蛸，益气健脾固摄血，脾虚冲脉不固疗。

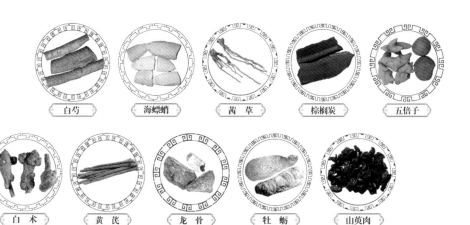

白芍　　海螵蛸　　茜草　　棕榈炭　　五倍子

白术　　黄芪　　龙骨　　牡蛎　　山萸肉

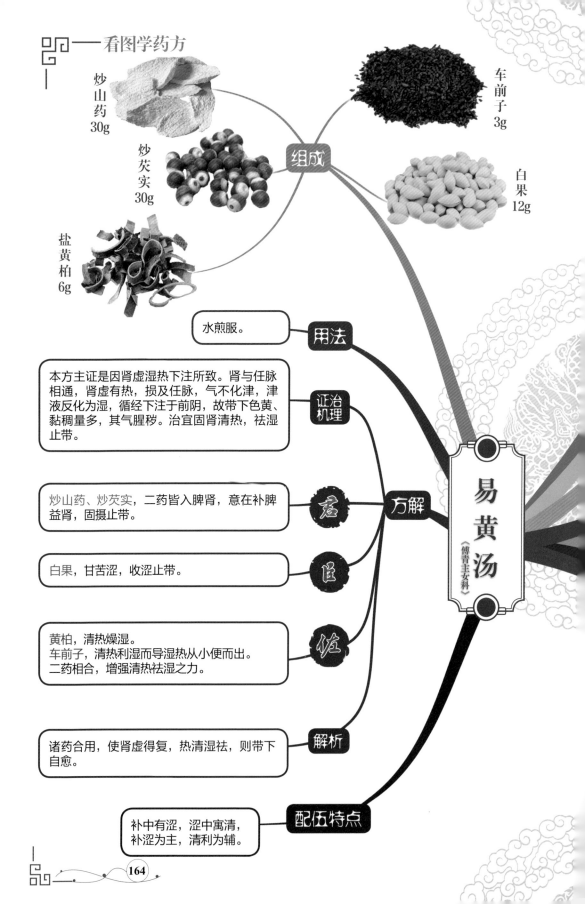

炒山药
30g

车前子
3g

炒芡实
30g

组成

白果
12g

盐黄柏
6g

用法
水煎服。

证治机理
本方主证是因肾虚湿热下注所致。肾与任脉相通，肾虚有热，损及任脉，气不化津，津液反化为湿，循经下注于前阴，故带下色黄、黏稠量多，其气腥秽。治宜固肾清热，祛湿止带。

方解

君
炒山药、炒芡实，二药皆入脾肾，意在补脾益肾，固摄止带。

臣
白果，甘苦涩，收涩止带。

佐
黄柏，清热燥湿。
车前子，清热利湿而导湿热从小便而出。
二药相合，增强清热祛湿之力。

解析
诸药合用，使肾虚得复，热清湿祛，则带下自愈。

配伍特点
补中有涩，涩中寓清，补涩为主，清利为辅。

易黄汤
《傅青主女科》

功用 补脾益肾，清热利湿，收涩止带。

主治 脾肾虚弱，湿热带下证。带下量多黏稠，色黄如浓茶汁，其气腥秽，食少体倦，腰膝酸软，舌红，苔黄腻，脉濡滑。

应用

药味加减 湿甚者，加土茯苓、薏苡仁以祛湿；热甚者，加苦参、败酱草、蒲公英以清热解毒；带下不止，加鸡冠花、墓头回以止带。

现代应用 常用于宫颈炎、阴道炎、慢性盆腔炎等证属脾肾虚弱，湿热下注所致者。

附方
清带汤（《医学衷中参西录》）
组成：山药 30g，锻龙骨 18g，锻牡蛎 18g，海螵蛸 12g，茜草 9g。
用法：水煎服。
功用：健脾收涩，化瘀止带。
主治：妇女赤白带下，绵绵不绝者。

思忖
易黄汤与清带汤的功用异同点是什么？
相同点：易黄汤和清带汤皆可收涩止带，用治女子带下量多者。
不同点：易黄汤中配伍清热祛湿之黄柏、车前子，主治脾肾虚弱，湿热下注之黄带。
清带汤中配伍龙骨、牡蛎与化瘀之海螵蛸、茜草，主治滑脱不禁而兼有瘀滞之带下赤白。

善用 本方是治疗肾虚湿热带下的常用方。临床应用以带下色黄，其气腥秽，舌苔黄腻为辨证要点。

诵记 易黄山药与芡实，白果黄柏车前子，固肾清热又祛湿，肾虚湿热带下医。

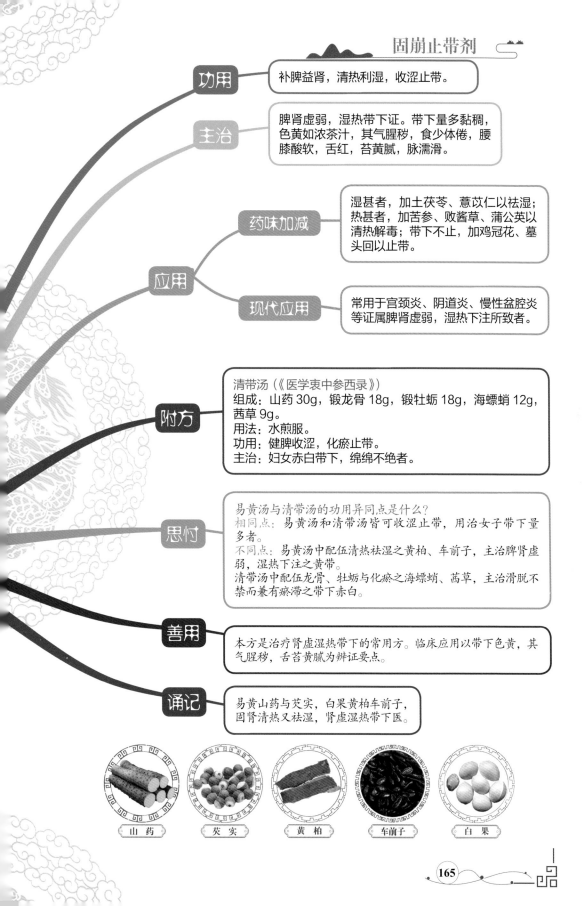

山药　　芡实　　黄柏　　车前子　　白果

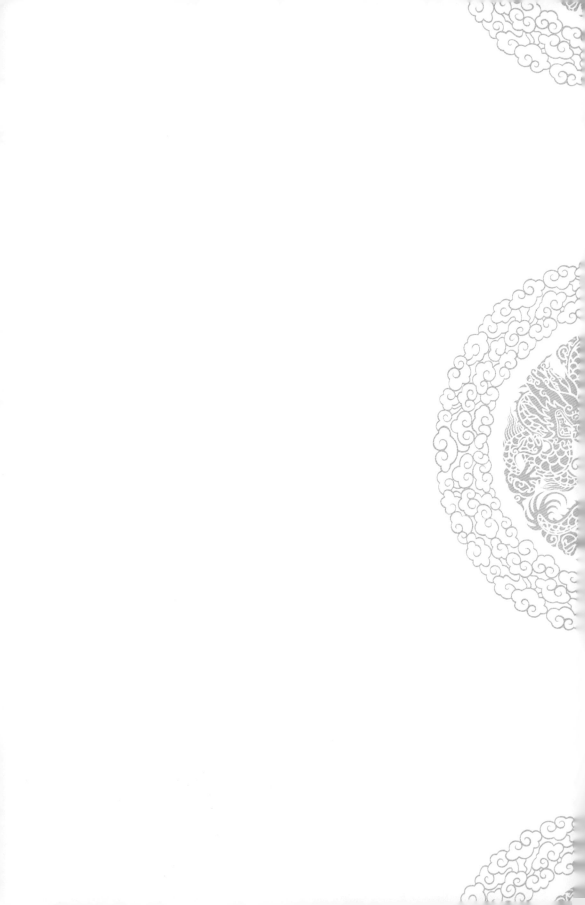

安神剂

安神剂是以安神定志作用为主，用于治疗神志不安病证的方剂。

安神剂适用于神志不安病证。神志不安，常表现为心悸、失眠健忘，甚见烦躁惊狂等。心藏神、肝藏魂、肾藏志，故其证多与心、肝、肾三脏之阴阳偏盛偏衰，或其相互间功能失调相关。变化多虚实夹杂，互为因果。凡神志不安见惊狂易怒、烦躁不安为主者，多属实证，遵"惊者平之"之旨，治宜重镇安神；若以心悸健忘、虚烦失眠为主者，多属虚证，根据"虚则补之"之法，治宜补养安神；若心烦不寐、多梦、遗精者，多属心肾不交、水火失济，治宜交通心肾。所以安神剂分为重镇安神剂、补养安神剂、交通心肾剂。

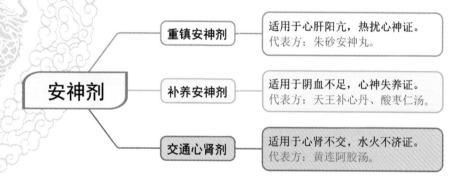

安神剂	重镇安神剂	适用于心肝阳亢，热扰心神证。代表方：朱砂安神丸。
	补养安神剂	适用于阴血不足，心神失养证。代表方：天王补心丹、酸枣仁汤。
	交通心肾剂	适用于心肾不交，水火不济证。代表方：黄连阿胶汤。

重镇安神剂多以金石、贝壳类药物组方，易伤胃气；补养安神剂多配伍滋腻补虚之品，有碍脾胃运化，均不宜久服。脾胃虚弱者，宜配伍健脾和胃之品。此外，某些金石类安神药具有一定的毒性，不宜过服、久服。

朱砂
1g

生地黄
6g

黄连
15g

组成

当归
8g

甘草
15g

用法 — 上药研末，炼蜜为丸，每服6～9g，临睡前温开水送服；亦可作汤剂，水煎服，朱砂研细末冲服1g。

证治机理 — 本方主证是由心火亢盛，灼伤阴血，心神失养所致。心火亢盛则心神被扰，阴血被灼则心神失养，故见失眠多梦、惊悸怔忡、心烦神乱；舌尖红、脉细数为心火偏亢，阴血不足之证。根据"惊者平之""热者寒之""虚则补之"的治疗原则，治宜重镇安神、清心泻火为主，兼以滋阴养血。

方解

君 — 朱砂，质重性寒，专入心经，长于镇心安神，清心火。

臣 — 黄连，味苦性寒，清心泻火以除烦热。

佐 — 生地黄，甘苦大寒，滋阴清热。
当归，补养心血。

使 — 甘草，调和诸药，又可防朱砂质重碍胃。兼作佐药之用。

解析 — 诸药合用，标本兼治，清中有养，使心火得清，阴血得充，心神得养，则神志安定，故以"安神"名之。

配伍特点 — 质重苦寒，镇清并用，清中兼补，治标为主。

朱砂安神丸
《内外伤辨惑论》

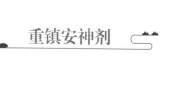

功用 —— 镇心安神，清热养血。

主治 —— 心火亢盛，阴血不足证。失眠多梦，惊悸怔忡，心烦神乱，或胸中懊侬，舌尖红，脉细数。

应用

- **药味加减** —— 若胸中烦热较甚，加山栀仁、莲子心，增强清心除烦之力；兼惊恐，加生龙骨、生牡蛎，镇惊安神；失眠多梦者，加酸枣仁、柏子仁，养心安神。

- **现代应用** —— 常用于心律失常、神经衰弱、精神抑郁症、精神分裂症等证属心火亢盛，阴血不足者。

附方 ——
生铁落饮（《医学心悟》）
组成：天冬、麦冬、贝母各 9g，胆星、橘红、远志、石菖蒲、连翘、茯苓、茯神各 3g，元参、钩藤、丹参各 4.5g，朱砂 1g。
用法：先煎生铁落半小时，再纳他药同煎。
功用：镇心安神，清热涤痰。
主治：痰火扰心之癫狂。狂躁不安，喜怒无常，詈骂叫号，不避亲疏，舌红绛，苔黄腻，脉弦数。

思忖 ——
朱砂安神丸与生铁落饮的功用异同点是什么？
相同点：朱砂安神丸与生铁落饮均有重镇安神之功，皆可治疗心神不安之证。
不同点：朱砂安神丸以重镇安神药之朱砂与清心养阴药配伍，主治心火亢盛而又有阴血不足之心烦不安、失眠诸证。
生铁落饮以镇心安神之生铁落、朱砂配伍清热涤痰、滋阴之品，其重镇之功大于朱砂安神丸，适用于痰火上扰之癫狂。

善用 —— 本方是治疗心火亢盛，阴血不足而致神志失宁的常用方。临床应用以心神烦乱，惊悸，失眠，舌红，脉细数为辨证要点。朱砂内含硫化汞，有毒，不宜水煎，且不宜多服、久服。

诵记 —— 朱砂安神用黄连，当归生地甘草全，怔忡不寐心烦乱，清热养阴可复康。

朱 砂

黄 连

甘 草

生地黄

当 归

茯苓 5g

人参 5g

麦冬 9g

天冬 9g

柏子仁 9g

玄参 5g

丹参 5g

炒酸枣仁 9g

桔梗 5g

远志 5g

酒当归 9g

五味子 9g

生地黄 12g

组成

上药共为细末，炼蜜为小丸，用朱砂水飞9～15g为衣，每服6～9g，温开水送下，或竹叶煎汤送服；亦可作汤剂，水煎服。

用法

本方主证是由心肾阴亏血少，虚火内扰而致。心肾阴血不足，一则血不养心、心神不安，再则阴虚火旺、扰乱心神，故见虚烦失眠、心悸怔忡；阴虚血少，髓海不充，故神疲健忘；阴虚火旺，上炎则口舌生疮，下迫则大便干结，内扰精室则梦遗；手足心热，舌红少苔，脉细数均为阴虚火旺之征。治宜滋阴养血，清降虚热，补心安神。

证治机理

生地黄，味甘性寒，下可滋肾阴，上能养心血，且壮水以制虚火。

君

天冬、麦冬，甘寒滋润以助生地黄滋阴清热，补水制火。
当归，补心血。
酸枣仁、柏子仁，养心安神。

臣

人参，补气，使气旺而阴血自生，以宁心神。
五味子，滋肾敛阴，养心安神。
茯苓、远志，养心安神，交通心肾。
玄参，滋阴降火，以制虚火上炎。
丹参，养心血而活血，可使诸药补而不滞。
朱砂，镇心安神，兼治其标。

佐

桔梗，为舟楫之品，载药上行，以使药力上入心经。

使

诸药相伍，共奏滋阴养血、补心安神之效。

解析

重用甘寒，补中寓清；心肾并治，重在养心。

配伍特点

方解

天王补心丹

《校注妇人良方》

功用 —— 滋阴养血，补心安神。

主治 —— 阴虚血少，神志不安证。心悸怔忡，虚烦失眠，神疲健忘，或梦遗，手足心热，口舌生疮，大便干结，舌红少苔，脉细数。

应用

药味加减 —— 失眠重者，酌加龙骨、磁石，重镇安神；心悸怔忡甚者，酌加龙眼肉、夜交藤，增强养心安神之功；遗精者，酌加金樱子、煅牡蛎，固肾涩精。

现代应用 —— 常用于神经衰弱、窦性心动过速、冠心病、甲状腺功能亢进、围绝经期综合征、精神分裂症等证属心肾阴虚血少，神志不安者。

思忖 —— 天王补心丹与归脾汤的功用异同点是什么？
相同点：天王补心丹和归脾汤同用酸枣仁、远志、当归、人参，主治心神失养之心悸失眠。
不同点：天王补心丹重用大队滋阴降火药，意在补心肾之阴血兼清虚火，主治心肾阴亏血少，虚热内扰之心神不安证。
归脾汤则重用健脾益气与补血养心之品，意在补养心脾气血，主治心脾气血两虚之神志不安证。

善用 —— 本方是治疗阴血亏虚，虚热内扰证的常用方。临床应用以心悸失眠，手足心热，舌红少苔，脉细数为辨证要点。本方滋阴之品较多，对脾胃虚弱、纳食欠佳、大便不实者，不宜长期服用。

诵记 —— 补心丹用柏枣仁，二冬生地当归身，三参桔梗朱砂味，远志茯苓共养神。

五味子

麦冬

天冬

柏子仁

酸枣仁

生地黄

人参

茯苓

玄参

丹参

桔梗

远志

当归

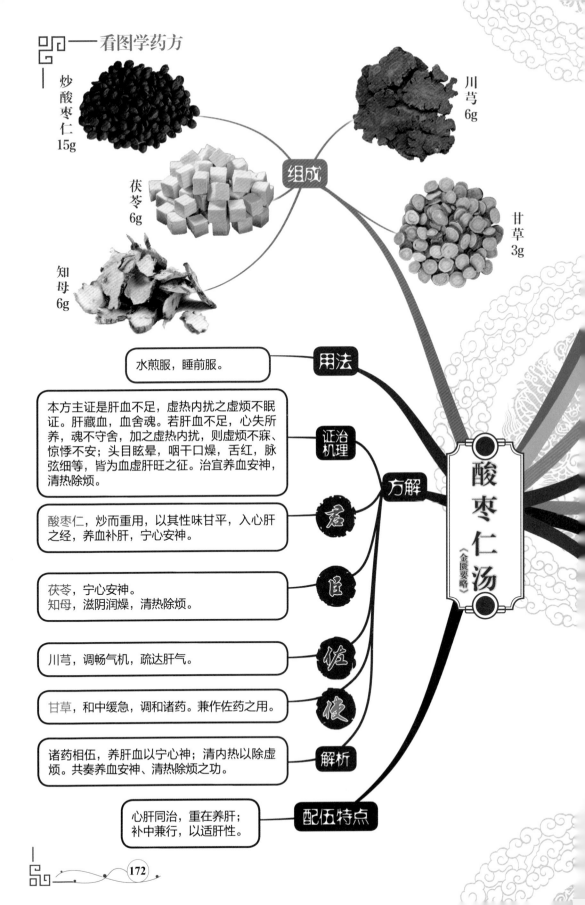

炒酸枣仁
15g

川芎
6g

茯苓
6g

组成

甘草
3g

知母
6g

用法 —— 水煎服，睡前服。

方解

证治机理 —— 本方主证是肝血不足，虚热内扰之虚烦不眠证。肝藏血，血舍魂。若肝血不足，心失所养，魂不守舍，加之虚热内扰，则虚烦不寐、惊悸不安；头目眩晕，咽干口燥，舌红，脉弦细等，皆为血虚肝旺之征。治宜养血安神，清热除烦。

君 —— 酸枣仁，炒而重用，以其性味甘平，入心肝之经，养血补肝，宁心安神。

臣 —— 茯苓，宁心安神。
知母，滋阴润燥，清热除烦。

佐 —— 川芎，调畅气机，疏达肝气。

使 —— 甘草，和中缓急，调和诸药。兼作佐药之用。

解析 —— 诸药相伍，养肝血以宁心神；清内热以除虚烦。共奏养血安神、清热除烦之功。

配伍特点 —— 心肝同治，重在养肝；补中兼行，以适肝性。

酸枣仁汤
《金匮要略》

功用 养血安神，清热除烦。

主治 肝血不足，虚热内扰之虚烦不眠证。失眠心悸，虚烦不安，头目眩晕，咽干口燥，舌红，脉弦细。

应用

药味加减 血虚甚而头目眩晕重者，加当归、白芍、枸杞子，增强养血补肝之功；虚火重而咽干口燥甚者，加麦冬、生地黄，养阴清热；若寐而易惊，加龙齿、珍珠母，镇惊安神；兼见盗汗，加五味子、牡蛎，安神敛汗。

现代应用 常用于治疗失眠症、更年期综合征、肢端动脉痉挛性疾病、顽固性频发室性早搏、恐惧症等属肝血不足，虚热内扰者。

附方 甘麦大枣汤（《金匮要略》）
组成：甘草 9g，小麦 15g，大枣 10g。
用法：水煎服。
功用：养心安神，和中缓急。
主治：脏躁。精神恍惚，常悲伤欲哭，不能自主，心中烦乱，睡眠不安，甚则言行失常，呵欠频作，舌淡红苔少，脉细略数。

思忖 酸枣仁汤与甘麦大枣汤的功用异同点是什么？
相同点：酸枣仁汤和甘麦大枣汤均可养心安神，用于治疗阴血不足之失眠不安。
不同点：酸枣仁汤重用酸枣仁，配伍知母、茯苓、川芎，重在养血清热，除烦安神，适用于心肝失养、虚热内扰之虚烦失眠。
甘麦大枣汤重用小麦，配伍甘草、大枣，偏于甘润平补，养心调肝，和中缓急，主治心脾不足、肝气失和之脏躁。

善用 本方是养血安神，清热除烦的代表方。临床应用以虚烦不眠，咽干口燥，舌红，脉弦细为辨证要点。心火上炎之心悸失眠不宜使用本方。

诵记 酸枣仁汤治失眠，川芎知草茯苓煎，
养血除烦清虚热，安然入睡梦乡甜。

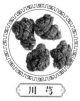
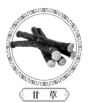

酸枣仁　　茯苓　　知母　　川芎　　甘草

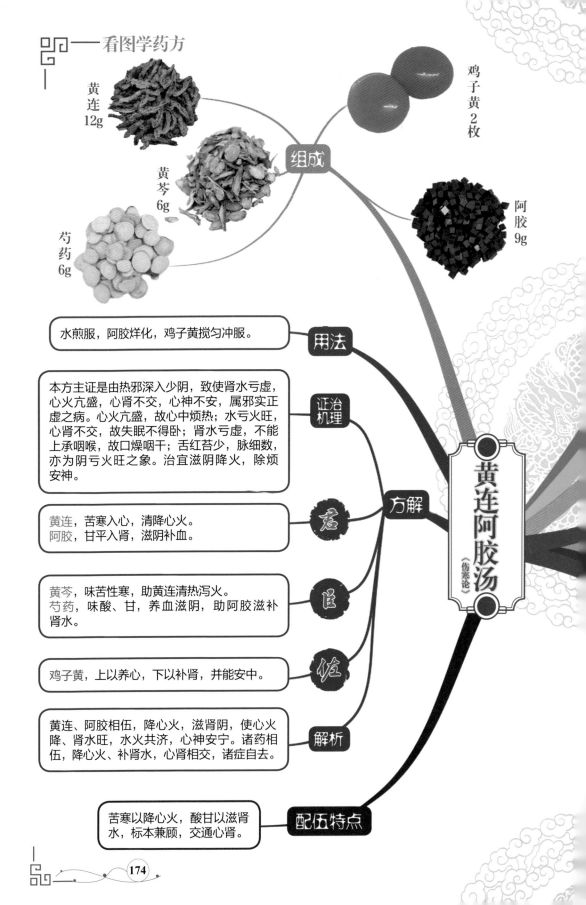

黄连
12g

黄芩
6g

芍药
6g

组成

鸡子黄
2枚

阿胶
9g

用法

水煎服，阿胶烊化，鸡子黄搅匀冲服。

证治机理

本方主证是由热邪深入少阴，致使肾水亏虚，心火亢盛，心肾不交，心神不安，属邪实正虚之病。心火亢盛，故心中烦热；水亏火旺，心肾不交，故失眠不得卧；肾水亏虚，不能上承咽喉，故口燥咽干；舌红苔少，脉细数，亦为阴亏火旺之象。治宜滋阴降火，除烦安神。

方解

君

黄连，苦寒入心，清降心火。
阿胶，甘平入肾，滋阴补血。

臣

黄芩，味苦性寒，助黄连清热泻火。
芍药，味酸、甘，养血滋阴，助阿胶滋补肾水。

佐

鸡子黄，上以养心，下以补肾，并能安中。

解析

黄连、阿胶相伍，降心火，滋肾阴，使心火降、肾水旺，水火共济，心神安宁。诸药相伍，降心火、补肾水，心肾相交，诸症自去。

配伍特点

苦寒以降心火，酸甘以滋肾水，标本兼顾，交通心肾。

黄连阿胶汤

《伤寒论》

功用 滋阴降火，除烦安神。

主治 阴虚火旺，心肾不交证。心中烦热，失眠不得卧，口燥咽干，舌红苔少，脉细数。

应用

药味加减 肾阴虚甚者，加枸杞子、女贞子，育阴滋肾；心胸烦热较甚者，加栀子、竹叶，清心火；大便干者，加麻仁、麦冬，滋阴润燥生津；失眠甚者，加酸枣仁、柏子仁，滋补阴血安神；整夜不寐或稍入眠即多梦者，加朱茯神、菖蒲、远志以交通心肾、宁心安神。

现代应用 常用于顽固性失眠症、神经衰弱、焦虑性神经官能症、慢性溃疡性口腔炎、失音、支气管扩张咯血、青春期子宫出血、肺结核、梦遗、阳痿等证属阴虚火旺者。

附方 交泰丸（《韩氏医通》）
组成：黄连 15g，肉桂 1.5g。
用法：蜜丸，每服 3g，日 2 次，温开水送下；亦可作汤剂，水煎服。
功用：交通心肾。
主治：心火偏亢，心肾不交证。怔忡不宁，或夜寐不安，口舌生疮。

思忖 黄连阿胶汤与交泰丸的功用异同点是什么？
相同点：黄连阿胶汤和交泰丸均有交通心肾、安神之功。
不同点：黄连阿胶汤养阴与降火并重，适用于阴虚火旺、心肾不交之失眠。
交泰丸以降心火为主，适用于心火不降、肾水不升之失眠。

善用 本方是用治阴虚火旺、心肾不交之失眠证的常用方。临床应用以心烦失眠，舌尖红，脉细数为辨证要点。

诵记 黄连阿胶鸡子黄，黄芩白芍合成方，
水亏火炽烦不卧，滋阴降火自然康。

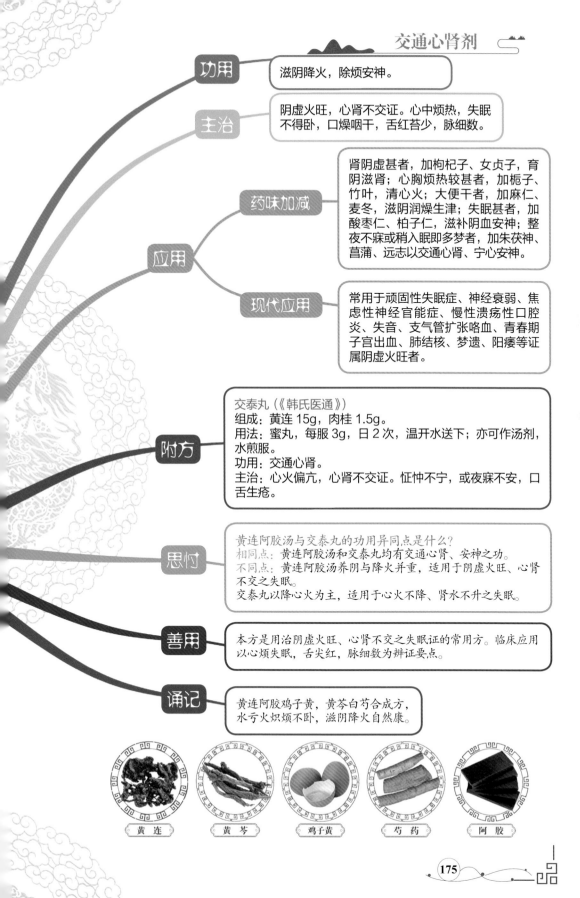

黄连　　黄芩　　鸡子黄　　芍药　　阿胶

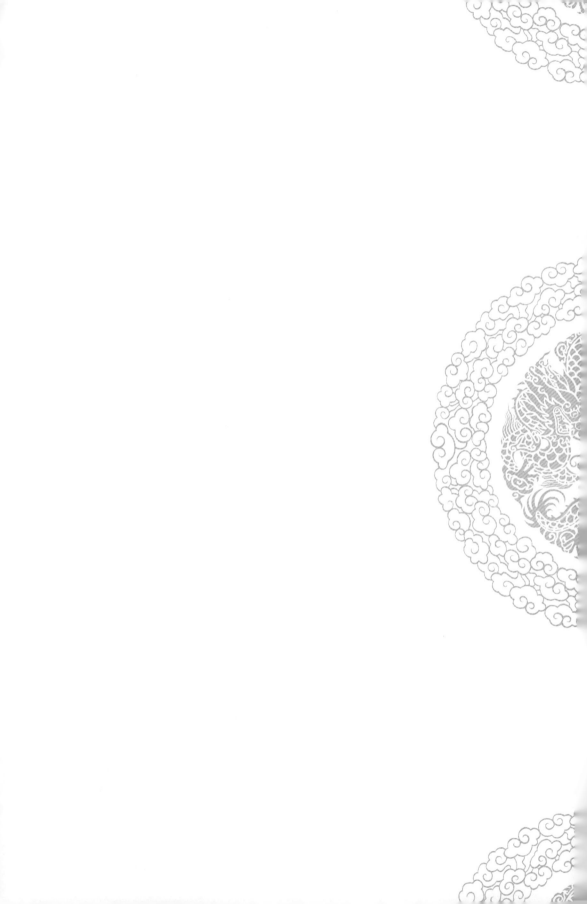

开窍剂

开窍剂是以开窍醒神作用为主，用于治疗窍闭神昏证的方剂。

窍闭神昏之证，多由邪气壅盛，蒙蔽心窍，扰乱神明所致。以神志昏迷，牙关紧闭，两手握固为主症。可分为热闭证和寒闭证。热闭由温热邪毒内陷心包或痰热蒙蔽心窍所致，治宜清热开窍；寒闭由寒湿痰浊蒙蔽心窍或秽浊之邪闭阻气机所致，治宜温通开窍。因此，开窍剂分为凉开剂和温开剂。

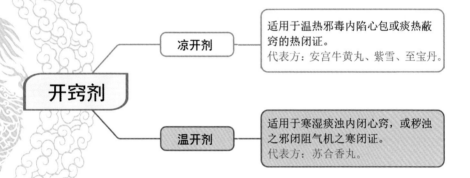

开窍剂多由辛散走窜、气味芳香之品组成，久服则易伤元气，故多用于急救，中病即止，不宜久服；孕妇亦当慎用或忌用。开窍剂多制成丸、散剂，不宜加热煎煮，以免药性散失，影响疗效。

组成

牛黄 30g

黄芩 30g

梅片 7.5g

郁金 30g

水牛角 30g

麝香 7.5g

黄连 30g

朱砂 30g

珍珠 15g

雄黄 30g

山栀 30g

用法

口服，每服1丸。小儿3岁以内，每服1/4丸；4～6岁，每服1/2丸。日服1～3次。昏迷不能口服者，可鼻饲给药。

证治机理

本方主证是因温热邪毒内闭心包所致。热闭心包，热扰神明，则高热烦躁、神昏谵语；舌为心窍，热邪炼液为痰，痰热闭窍，则舌謇不语；热遏阳气，阳气郁而不达四肢，则手足厥冷。治当清热解毒，开窍醒神。

方解

君

麝香，芳香走窜，通达十二经，开窍醒神。
牛黄，清心解毒，豁痰开窍。
犀角（水牛角代用），清心凉血解毒。

臣

黄连、黄芩、山栀子，苦寒清热，泻火解毒，合牛黄、水牛角则清解心包热毒之力颇强。

佐

梅片（冰片）、郁金，芳香辟秽，化浊通窍，合麝香则开窍醒神之功尤佳。
雄黄，辟秽解毒。
朱砂、珍珠，清热镇心安神。
金箔（金箔为衣），重镇安神。

使

蜂蜜，和胃调中。

解析

麝香、牛黄、犀角（水牛角）相伍是清心开窍、凉血解毒的常用组合。诸药相合，则热邪清，痰热除，心神方能安居其"宫"，故名"安宫"。

配伍特点

开窍、清热、化痰并用，而以清热开窍为主。

安宫牛黄丸
《温病条辨》

珍珠

麝香

牛黄

郁金

功用 清热解毒，开窍醒神。

主治 邪热内陷心包证。高热烦躁，神昏谵语，或舌謇肢厥，舌红或绛，脉数有力。亦治中风昏迷，小儿惊厥属邪热内闭者。

应用

药味加减 用《温病条辨》清宫汤煎汤送服，加强清心解毒之力；若温病初起，邪在肺卫，迅即逆传心包者，用金银花、薄荷或银翘散加减煎汤送服，以增强清热透邪作用；若邪陷心包，兼有腑实，症见神昏舌短、大便秘结、饮不解渴者，宜开窍与攻下并用，以安宫牛黄丸2粒化开，调生大黄末9g内服，先服一半，不效再服；热闭证见脉虚，有内闭外脱之势者，急宜人参煎汤送服本方。

现代应用 常用于流行性乙型脑炎、流行性脑脊髓膜炎、中毒性痢疾、尿毒症、肝昏迷、急性脑血管病、肺性脑病、颅脑外伤、小儿高热惊厥及感染或中毒引起的高热神昏等病证属热闭心包者。

附方 牛黄清心丸（《痘疹世医心法》）
组成：朱砂4.5g，黄连15g，黄芩、山栀子各9g，郁金6g，牛黄0.75g。
用法：上为细末，腊雪调面糊丸，如黍米大，每服7~8丸，灯心汤送下。
功用：清热解毒，开窍安神。
主治：温热病热闭心包证。身热烦躁，神昏谵语，以及小儿高热惊厥，中风昏迷等属热闭心包证者。

思忖 牛黄清心丸与安宫牛黄丸的功用异同点是什么？
相同点：牛黄清心丸和安宫牛黄丸同属凉开剂，均有清心开窍之功，用于热陷心包之神昏谵语、小儿急惊等证。
不同点：牛黄清心丸的清心开窍之力较逊，适用于热闭神昏之轻证。安宫牛黄丸在牛黄清心丸的基础上又加犀角（水牛角）解毒，雄黄豁痰，麝香、冰片开窍，珍珠、金箔安神，故清热解毒、豁痰开窍、镇心安神之功较著，常用于温热之邪内陷心包、痰热蒙蔽清窍之重证。

善用 本方是治疗热陷心包证的常用方。临床应用以高热烦躁，神昏谵语，舌红或绛，脉数有力为辨证要点。

诵记 安宫牛黄开窍方，芩连栀郁朱雄黄，牛角珍珠冰麝香，热闭心包功效良。

水牛角

黄连

朱砂

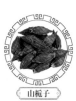
山栀子

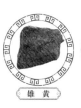
雄黄

黄芩

冰片

看图学药方

组成

寒水石 1500g

黄金 3000g

水牛角 150g

升麻 250g

石膏 1500g

沉香 150g

磁石 1500g

丁子香 30g

滑石 1500g

青木香 150g

玄参 500g

羚羊角 150g

炙甘草 240g

用法
散剂，口服，每服 1.5～3g，每日 2 次。周岁小儿每服 0.3g，每增一岁，递增 0.3g，每日 1 次；五岁以上小儿遵医嘱，酌情服用。

证治机理
本方主证由温热之邪内陷心包，热盛动风所致。治宜清热开窍为主，辅以息风止痉。

方解

君臣
犀角（水牛角代用），清心凉血解毒。
羚羊角，凉肝息风止痉。
麝香，芳香走窜，开窍醒神。

生石膏、寒水石清热泻火，除烦止渴。
滑石，甘淡而寒，清热利窍，引热下行。

佐
硝石、朴硝，泻火通腑，既兼治腑气不畅之便秘，又可釜底抽薪。
玄参，滋阴清热凉血。
升麻，清热解毒透邪。
青木香、丁子香（丁香）、沉香，辛温芳香，行气通窍。
黄金、朱砂、磁石，重镇安神，平肝潜阳，除烦止痉。

使
炙甘草，益气护胃，调和药性，以防寒凉伐胃、金石碍胃。兼作佐药之用。

解析
犀角（水牛角）、羚羊角、麝香合用，清热开窍息风；生石膏、滑石、寒水石、滑石、硝石、朴硝、玄参、升麻相伍，气血两清，因势利导。

配伍特点
既清热开窍，又息风止痉，心肝兼顾，重在清心开窍；既开上窍，又通下窍，上下同治，重在醒脑回苏。

紫雪
《苏恭方》录自《外台秘要》

香　甘草

黄金　寒水石　石膏

功用 清热开窍，息风止痉。

主治 热闭心包，热盛动风证。高热烦躁，神昏谵语，痉厥，口渴唇焦，尿赤便秘，舌质红绛，苔黄燥，脉数有力或弦数；以及小儿热盛惊厥。

应用

药味加减 伴见气阴两伤者，宜以生脉散煎汤送服。

现代应用 常用于治疗各种发热性感染性疾病，如流行性脑脊髓膜炎、乙型脑炎的极期、重症肺炎、猩红热、化脓性感染等疾患的败血症期，以及肝昏迷、小儿高热惊厥、小儿麻疹热毒炽盛所致的高热神昏抽搐。

附方 小儿回春丹（《敬修堂药说》）
组成：川贝母、陈皮、木香、白豆蔻、枳壳、法半夏、沉香、天竺黄、僵蚕、全蝎、檀香各37.5g，牛黄、麝香各12g，胆南星60g，钩藤240g，大黄60g，天麻37.5g，甘草26g，朱砂适量。
用法：上药共为细末，制成小丸。用时捣碎置于脐上，上贴防过敏护脐膏药贴纸，病重者再配合内服给药。
功用：开窍定惊，清热化痰。
主治：小儿急惊。发热烦躁，神昏惊厥，或反胃呕吐，夜啼吐乳，痰热哮喘，腹痛泄泻。亦治痰涎壅聚。

思忖 紫雪与小儿回春丹的功用异同点是什么？
相同点：紫雪和小儿回春丹均有清热开窍，息风止痉之功，用治发热烦躁、神昏惊厥之证。
不同点：紫雪中有犀角（水牛角）、石膏、寒水石、滑石等药，清热之力较强，以热盛动风者为佳。
小儿回春丹有贝母、半夏、天竺黄、胆南星，化痰之功尤著，更用陈皮、木香、白豆蔻、枳壳、檀香等理气和胃之品；以痰热壅盛、窍闭动风者为宜，是小儿急惊风的常用方，饮食积滞、化热生痰者亦可用之。

善用 本方是治疗热闭心包，热盛动风证的常用方。临床应用以高热烦躁，神昏谵语，痉厥，舌红绛，苔黄燥，脉数有力为辨证要点。本药呈"紫色"，且药性大寒犹如"霜雪"，故名"紫雪"。

诵记 紫雪羚牛朱朴硝，硝磁寒水滑石膏，丁沉木麝升玄草，不用赤金法亦超。

木 香

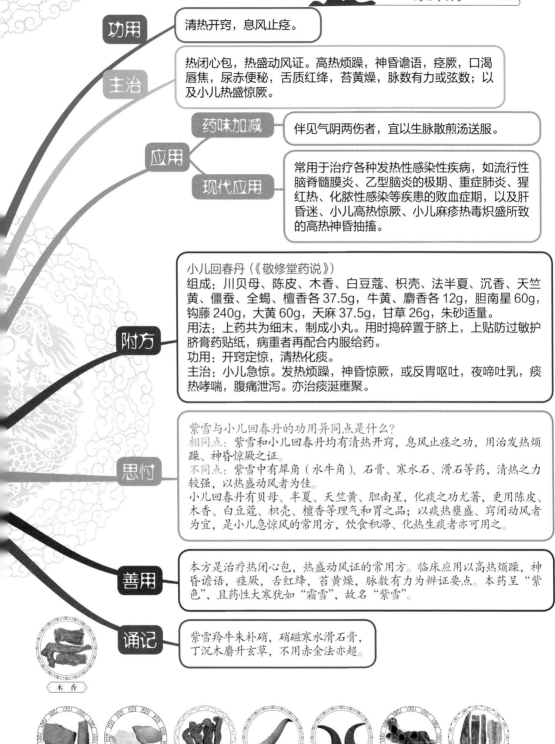

磁 石　　滑 石　　玄 参　　羚羊角　　水牛角　　升 麻　　沉 香

玳瑁
30g

水牛角
30g

龙脑
0.3g

麝香
0.3g

琥珀
30g

朱砂
30g

组成

安息香
30g

雄黄
30g

牛黄
0.3g

金银箔各
50片

用法

研末为丸，每丸 3g，每服 1 丸，每日
1 次，小儿酌减。

证治机理

本方主证是由痰热秽浊之邪内闭心包所致。
痰热扰乱神明，则神昏谵语、身热烦躁；痰
涎壅盛，阻塞气道，故喉中痰鸣、气息粗大；
舌绛苔黄垢腻，脉滑数为痰热壅盛之象。中
风、中暑、小儿惊厥，皆可因痰热内闭所致。
治宜清解热毒，芳香开窍，豁痰化浊。

方解

君

犀角（水牛角代用），清心凉血解毒。
麝香，芳香开窍醒神。
牛黄，豁痰开窍清热。

臣

龙脑（冰片）、安息香，辟秽化浊，芳香开
窍；与麝香合用，开窍之力尤为显著。
玳瑁，清热解毒，镇心安神，息风定惊，可
增强犀角、牛黄清热解毒之力。

佐

雄黄，助牛黄豁痰解毒。
朱砂，重镇安神，又清心火。
琥珀，镇惊安神。
金箔、银箔，镇心安神定惊，与朱砂、琥珀
同用，加强重镇安神之力。

解析

全方由贵重药材组成，治病救危，疗效卓著，
故称"至宝丹"。

至宝丹

《灵苑方》引郑感方，录自《苏沈良方》

配伍特点

芳香辟秽与清解镇心合
法，主以化浊开窍。

功用 清热开窍，化浊解毒。

主治 痰热内闭心包证。神昏谵语，身热烦躁，痰盛气粗，舌绛苔黄垢腻，脉滑数，以及中风、中暑、小儿惊厥属于痰热内闭者。

应用

药味加减 清热之力相对不足，可用《温病条辨》清宫汤送服，加强清心解毒之功；若本方证有内闭外脱之势，急宜人参煎汤送服。

现代应用 常用于流行性脑脊髓膜炎、流行性乙型脑炎、脑血管意外、肝昏迷、冠心病心绞痛、中毒性痢疾、癫痫等证属痰热内闭心包证者。

思忖 安宫牛黄丸、紫雪、至宝丹的功用异同点是什么？
相同点：安宫牛黄丸、紫雪、至宝丹合称"凉开三宝"，均有清热开窍之功，可治热闭心包之证。
不同点：安宫牛黄丸长于清热解毒，适用于邪热较重，身热为甚者。
紫雪长于息风止痉，适用于兼有热动肝风而抽搐痉厥者。
至宝丹长于芳香开窍、化浊辟秽，适用于痰浊偏盛、昏迷较重者。

善用 本方是治疗痰热内闭心包证的常用方。临床应用以神昏谵语，身热烦躁，痰盛气粗，舌绛苔黄垢腻，脉滑数为辨证要点。原书用法为人参汤送服，意在借人参之力以益气扶正祛邪，但以气虚脉弱者为宜。又有童子小便、生姜汁化下，取童便滋阴降火行瘀，生姜辛散豁痰止呕，以痰热尤盛、脉实者为宜。

诵记 至宝朱砂麝息香，雄黄犀角与牛黄，金银二箔兼龙脑，琥珀还同玳瑁良。

牛 黄

龙 脑

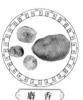
麝 香

安息香

金银箔

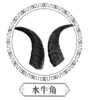
水牛角

玳 瑁

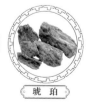
琥 珀

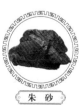
朱 砂

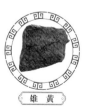
雄 黄

看图学药方

组成

龙脑香 30g
苏合香 30g
白檀香 60g
安息香 60g
吃力伽 60g
光明砂 60g
煨诃子肉 60g
薰陆香 30g
丁子香 60g
水牛角 60g
沉香 60g
香附 60g
青木香 60g
麝香 60g
荜茇 60g

苏合香丸

原名吃力伽丸《广济方》录自《外台秘要》

用法

上为极细末，制成蜜丸。每丸 3g，每服 1 丸，小儿酌减，每日 1～3 次，温开水送服。昏迷不能口服者，可鼻饲给药。

方解

证治机理

本方主证是由寒邪秽浊或气郁闭阻气机，蒙蔽清窍所致。阴寒秽浊之气郁阻气机，蒙蔽清窍，故突然昏倒、牙关紧闭、不省人事；寒凝气滞，阻滞胸腹，则心腹卒痛，其则昏厥；阴寒内盛，而见苔白、脉迟。根据"寒者宜温，闭者当开"，治宜温通开窍为主，辅以行气止痛。

君

苏合香、麝香、龙脑香（冰片）、安息香，芳香开窍，启闭醒神，辟秽化浊。

臣

香附、丁香、木香、白檀香、沉香、薰陆香（乳香），辛散温通，行气解郁，散寒止痛，活血化瘀，使气机宣通，气畅血行，浊降而闭开。

佐

荜茇，配合诸香温中散寒止痛。
吃力伽（白术），补气健脾，燥湿化浊。
犀角（水牛角），清心解毒。
光明砂（朱砂），镇心安神。
诃子，温涩敛气，防辛散太过，耗气伤正。

白术　朱砂　诃子

解析

本方原载《外台秘要》引《广济方》，名吃力伽丸，《苏沈良方》更名为苏合香丸。原方以白术命名，提示开窍行气之方，勿忘补气扶正之意。

苏合香　龙脑　乳香

配伍特点

芳香辛温相须，补敛寒镇相佐，温散开窍则无耗气伤正之虞。

功用 温通开窍，行气止痛。

主治 寒闭证。突然昏倒，牙关紧闭，不省人事，苔白，脉迟；心腹卒痛，甚则昏厥。

应用

药味加减 脉弱体虚者可用人参汤送服，以扶助正气，防止外脱；中风痰阻者，用姜汁、竹沥送服，以助化痰之力；癫痫痰迷心窍，用石菖蒲、郁金煎汤送服，以化痰开窍。

现代应用 常用于急性脑血管病、癔症性昏厥、癫痫、有毒气体中毒、老年痴呆症、流行性乙型脑炎、肝昏迷、冠心病心绞痛、心肌梗死等证属寒闭或寒凝气滞者。

附方

紫金锭（原名太乙神丹，《丹溪心法附余》；又名玉枢丹，《麻科活人全书》）
组成：雄黄 30g，五倍子 90g，山慈菇 60g，大戟 45g，千金子 30g，朱砂 15g，麝香 9g。
用法：上为细末，糯米糊作锭。外用，磨水外搽，涂于患处，日3～4次。内服，每服 0.3～1.5g。每日 2～3次，温开水送服。
功用：辟秽解毒，化痰开窍，消肿止痛。
主治：暑令时疫。脘腹胀闷疼痛，恶心呕吐，泄泻，痢疾，舌润，苔厚腻或浊腻，以及痰厥。外敷治疗疔疮肿毒，虫咬损伤，无名肿毒，以及痄腮、丹毒、喉风等。

思忖

苏合香丸与紫金锭的功用异同点是什么？
相同点：苏合香丸和紫金锭均能温通开窍，行气化浊。
不同点：苏合香丸以辛温香散药为主组成，温通开窍力强，并能行气止痛，是治疗寒邪秽浊，蒙蔽清窍所致寒闭证之代表方，并可用于寒凝气滞之痛证。
紫金锭开窍力不及苏合香丸，但有辟秽解毒消痰之功，秽恶痰浊郁阻，气机闭塞及毒邪凝聚者以紫金锭为宜。

善用 本方是温开法的代表方，又是治疗寒闭证及心腹疼痛属于寒凝气滞证的常用方。临床应用以突然昏倒，不省人事，牙关紧闭，苔白，脉迟为辨证要点。方中药物辛香走窜，性属温燥，宜中病即止，不可多服、久服。不可用于脱证；孕妇忌服。

诵记 苏合香丸麝息香，木丁薰陆荜檀芳，犀冰术诃沉香附，衣用朱砂中恶尝。

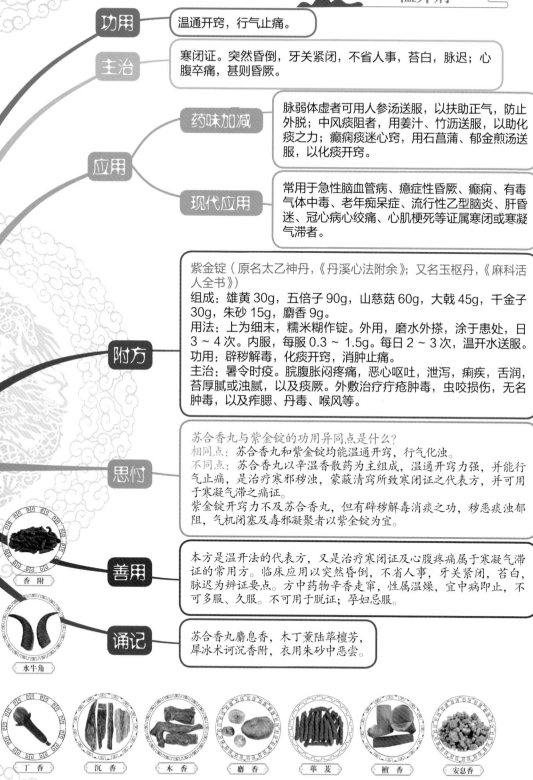

香附

水牛角

丁香　沉香　木香　麝香　荜茇　檀香　安息香

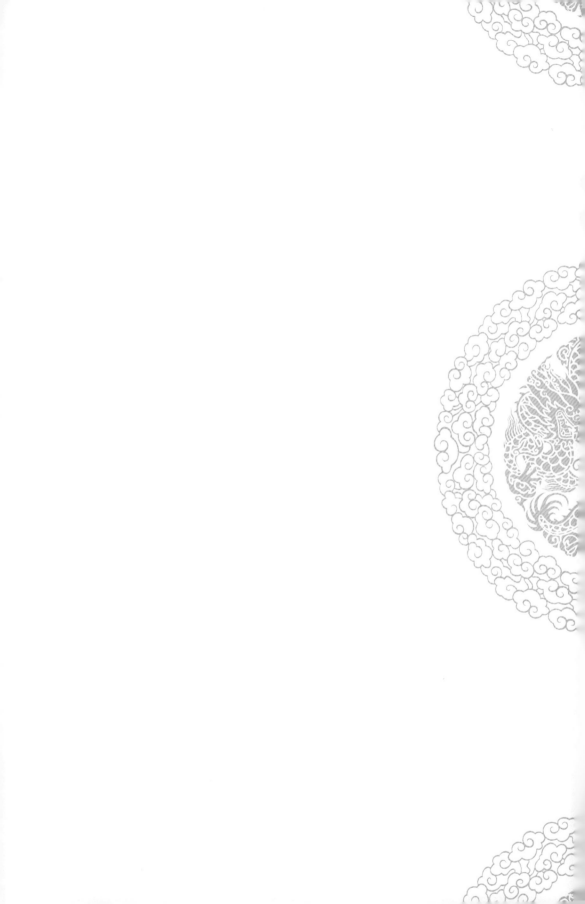

理气剂

理气剂是以行气或降气等作用为主，用于治疗气滞或气逆病证的方剂。

理气剂根据《素问·至真要大论》中"逸者行之""高者抑之"的原则立法，属于"八法"中的消法。

气机升降失常可分为气虚、气陷、气滞、气逆四类。气虚证和气陷证的方剂一般都列于补益剂中。理气剂主要适用于气滞和气逆的证候。气滞即气机阻滞，多为肝气郁滞或脾胃气滞，治宜行气以调之；气逆即气机上逆，多见肺气上逆或胃气上逆，治当降气以平之。所以理气剂主要分为行气剂和降气剂。

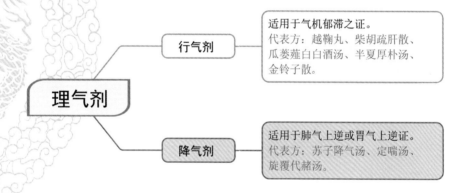

理气剂

行气剂
适用于气机郁滞之证。
代表方：越鞠丸、柴胡疏肝散、瓜蒌薤白白酒汤、半夏厚朴汤、金铃子散。

降气剂
适用于肺气上逆或胃气上逆证。
代表方：苏子降气汤、定喘汤、旋覆代赭汤。

理气剂中用药多为辛温香燥之品，易耗气伤津，助热生火，慎勿过剂，或适当配伍益气滋阴之品以制其偏。对于年老体弱、阴虚火旺，或有出血倾向者，或孕妇及正值经期的妇女，均应慎用。

苍术
6~1g

神曲
6~10g

香附
6~10g

组成

栀子
6~10g

川芎
6~10g

水丸，每服 6 ~ 9g，温开水送下；亦可作汤剂，水煎服。 —— 用法

本方主证为六郁证，即气、血、痰、火、湿、食"六郁"，以气郁为主，气郁则诸郁随之而起。治宜行气解郁。气行则血行，气畅则痰、火、湿、食诸郁亦易于消解。 —— 证治机理

香附，行气开郁以治气郁。 —— 君

方解

川芎，行气活血，以解血郁。
苍术，燥湿运脾，以解湿郁。
栀子，清热泻火，以解火郁。
神曲，消食化滞，以解食郁。 —— 臣佐

越鞠丸

又名芎术丸

《丹溪心法》

诸药合用，行气解郁，气行血活，湿祛热清，食化脾健，气、血、火、湿、食五郁自解。至于痰郁，多由诸郁而生，诸郁解，痰郁随之而解。 —— 解析

诸法合用，六郁并治，但治气郁为主，重在调理气机；五药治六郁，虽未治痰却治生痰之源，贵在治病求本。 —— 配伍特点

功用

行气解郁。

主治

六郁证。胸膈痞闷，脘腹胀痛，嗳腐吞酸，恶心呕吐，饮食不消。

应用

药味加减

若气郁偏重者，重用香附，酌加木香、枳壳、厚朴，行气解郁；血郁偏重者，重用川芎，加桃仁、赤芍、红花，活血祛瘀；湿郁偏重者，重用苍术，加茯苓、泽泻，渗利水湿；食郁偏重者，重用神曲，加山楂、麦芽，消食导滞；火郁偏重者，重用山栀，加黄芩、黄连，清热泻火；痰郁偏重者，加半夏、瓜蒌，燥湿化痰。

现代应用

常用于胃肠神经官能症、胃及十二指肠溃疡、慢性胃炎、肝炎、胆囊炎、胆石症、妇女痛经、精神抑郁等属于六郁所致者。凡郁证属虚者，不宜单独使用本方。

思忖

越鞠丸之"五药治六郁"的临床意义是什么？
现代社会压力大、节奏快，饮食多肥甘，人身脏腑岂能清灵？日积月累，焦虑恼怒而生气郁；气郁不能行血，而生血郁；肥甘积聚，气滞津停，气机不畅，脾失运化，而生痰郁、湿郁、食郁；五郁日久，又生火郁。越鞠丸主要用治六郁证，即气郁、血郁、痰郁、湿郁、食郁、火郁。其中，香附是治疗气病的要药，善治气郁；川芎活血善治血郁；苍术长于治疗湿郁；神曲消食导滞治疗食郁；栀子清热泻火治疗火郁。五药各司其位，气、血、湿、食、火，五郁自解。至于痰郁，多由诸郁而生，诸郁解，痰郁随之而解。即香附、川芎、苍术、神曲、栀子"五药"治疗六郁证。

善用

本方是治疗气、血、痰、火、湿、食"六郁"的常用方，临床应用以胸膈痞闷，脘腹胀痛，饮食不消为辨证要点。

诵记

越鞠丸治六郁侵，气血痰火湿食因，香附芎苍兼曲栀，行气解郁法可遵。

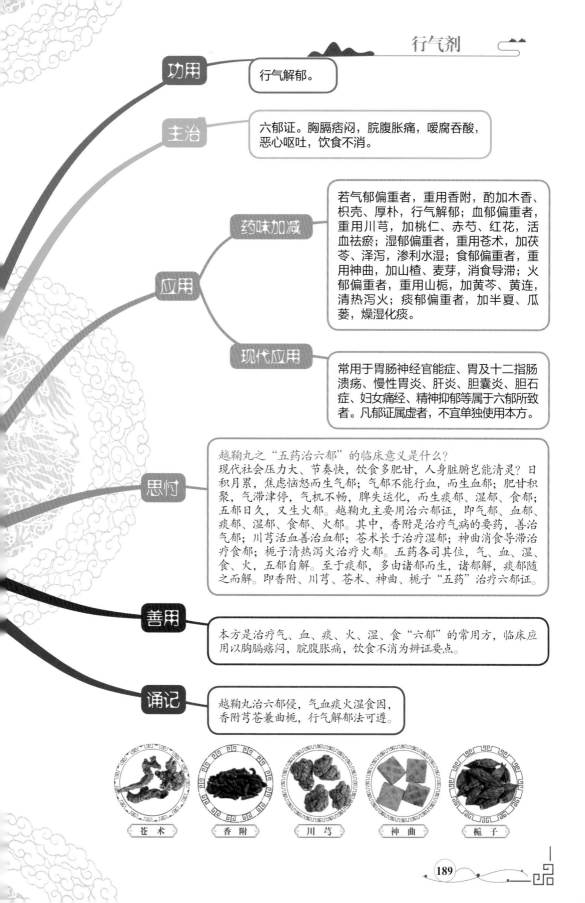

苍术　香附　川芎　神曲　栀子

陈皮
6g

枳壳
4.5g

柴胡
6g

芍药
4.5g

川芎
4.5g

组成

香附
4.5g

炙甘草
1.5g

用法

水煎服。

证治机理

肝主疏泄，性喜条达，其经脉布胁肋，循少腹。若情志不遂，肝失疏泄，而致肝郁气滞，经气不利，故胁肋疼痛，胸闷喜太息，情志抑郁或易怒。肝郁日久，不仅血滞不畅而加重胁肋疼痛，而且横逆犯胃，致使胃气失和，可见嗳气频繁、脘腹胀满、攻痛连胁；脉弦为肝气不舒之象。本方主证的病机特点是肝失疏泄，气机郁滞，久郁血滞，横逆犯胃，立法组方应遵"木郁达之"之旨，以疏肝解郁、行气止痛为主，兼以活血行滞、和胃调中、养血柔肝。

方解

君 柴胡，苦辛而入肝胆，条达肝气而疏郁结。

臣 香附，疏肝行气止痛，助柴胡解肝郁。
川芎，行气活血止痛，助柴胡解肝经郁滞。

佐 陈皮，理气行滞而和胃，醋炒以入肝行气。
枳壳，行气止痛以疏理肝脾。
芍药，养血柔肝，缓急止痛，与柴胡相伍，养肝之体，利肝之用，且防诸辛香之品耗伤气血。

使 炙甘草，调和诸药，且与芍药相伍，增缓急止痛之效。兼作佐药之用。

解析 诸药合用，疏肝行气，活血止痛，肝气调达，血脉通畅，营卫自和，痛止而寒热亦除。

配伍特点 疏肝结合柔肝，行气兼以调血，治肝不忘和胃。

柴胡疏肝散
《证治准绳》

陈皮

功用　疏肝解郁，行气止痛。

主治　肝气郁滞证。胁肋疼痛，胸闷喜太息，情志抑郁或易怒，或嗳气，脘腹胀满，脉弦。

应用

药味加减　若肝郁血滞见胁肋痛甚者，加当归尾、郁金、延胡索，行气活血止痛；肝郁化热而见急躁易怒、口苦舌红者，加栀子、黄芩、川楝子，清肝泻火；肝气犯胃而胃脘痛甚，或脘腹胀满、攻痛连胁者，加青皮、佛手、徐长卿，增强理气止痛之效；肝气犯胃而嗳气频繁者，加旋覆花、代赭石，降逆止嗳；兼肝阴不足而见胁痛口干、舌红少苔者，加枸杞子、当归、生地黄，滋阴柔肝。

现代应用　常用于治疗肝炎、慢性胃炎、肋间神经痛等属肝郁气滞证者。

思忖　柴胡疏肝散与四逆散的功用异同点是什么？
相同点：柴胡疏肝散是四逆散的变方，二方均有疏肝理气的作用。
不同点：柴胡疏肝散重用柴胡，轻用甘草，易枳实为枳壳，加入调气活血之香附、陈皮、川芎，行气活血止痛之力较强。
四逆散中柴胡、芍药、枳实、甘草四药等量配伍，侧重于调理肝脾气机。

善用　本方是疏肝解郁的常用方，临床应用以胁肋胀痛，脉弦为辨证要点。本方药性芳香辛燥，不易久煎；易耗气伤阴，不宜久服，且孕妇慎用。

诵记　柴胡疏肝芍川芎，枳壳陈皮草香附，疏肝行气兼活血，胁肋疼痛皆能除。

柴胡

川芎

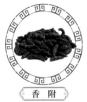
香附

枳壳

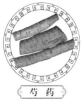
芍药

甘草

瓜蒌
24g

白酒适量

薤白
12g

组成

用法

加酒适量，水煎服。

证治机理

本方主证是由胸阳不振，痰气互结所致。诸阳受气于胸中而转行于背，胸阳不振，阳不化阴，津液不得输布，凝聚为痰，痰阻气机，故胸中闷痛，甚至胸痛彻背；痰浊阻肺，肺失宣降，则见咳唾喘息、短气；舌苔白腻、脉沉或弦，皆痰阻气滞之象。胸阳不振当以振奋胸阳为主；痰阻气滞者，又宜行气祛痰，故治宜通阳散结，行气祛痰。

方解

君

瓜蒌，甘寒入肺，理气宽胸，涤痰散结，宽胸利膈。

臣

薤白，味辛性温，温通滑利，通阳散结，行气止痛。

佐

白酒，辛散温通，行气活血，以增瓜蒌、薤白行气通阳之功。兼作佐药之用。

解析

君臣相伍，化上焦痰浊，散胸中阴寒，宣胸中气机，为治疗胸痹的常用组合。全方药仅三味，但配伍精准，可使阳气宣通，痰浊消除，气机畅通，胸痹自除。

配伍特点

通阳散结中配伍行气祛痰药，使胸中阳气宣通，痰浊消而气机畅，则胸痹喘息诸症自除。

瓜蒌薤白白酒汤

《金匮要略》

瓜蒌

薤白　　白酒

功用 通阳散结，行气祛痰。

主治 胸阳不振，痰气互结之胸痹轻证。胸部闷痛，甚至胸痛彻背，喘息咳唾，短气，舌苔白腻，脉沉弦或紧。

应用

药味加减 若寒重者，加干姜、附子，通阳散寒；气滞重者，加重厚朴、枳实用量，助理气行滞之力；痰浊重者，加半夏、茯苓，燥湿化痰。

现代应用 常用于冠状动脉综合征、冠心病心绞痛、慢性支气管炎、慢性胃炎、非化脓性肋骨炎、肋间神经痛等属胸阳不振，痰浊气滞者。

附方

瓜蒌薤白半夏汤（《金匮要略》）
组成：瓜蒌 24g，薤白 9g，半夏 12g，白酒适量。
用法：加酒适量，水煎服。
功用：通阳散结，祛痰宽胸。
主治：胸痹而痰浊较甚，胸痛彻背，不能安卧者。

枳实薤白桂枝汤（《金匮要略》）
组成：枳实 12g，厚朴 12g，薤白 9g 桂枝 3g，瓜蒌 24g。
用法：水煎服。
功用：通阳散结，祛痰下气。
主治：胸阳不振，痰结气逆之胸痹。气结在胸，胸满而痛，气从胁下冲逆，上攻心胸，舌苔白腻，脉沉弦或紧。

思忖

瓜蒌薤白白酒汤、瓜蒌薤白半夏汤与枳实薤白桂枝汤的功用异同点是什么？
相同点：瓜蒌薤白白酒汤、瓜蒌薤白半夏汤和枳实薤白桂枝汤都是医圣张仲景治疗胸痹的名方。三方均含有瓜蒌、薤白两药，均具有通阳散结、行气祛痰之功，用治胸阳不振、痰气阻滞所致胸痹。
不同点：瓜蒌薤白白酒汤是通阳散结、行气祛痰的基础方，适用于胸痹而痰浊较轻证，以胸痛、喘息、短气为主要表现。
瓜蒌薤白半夏汤伍用半夏以增强祛痰散结之力，用治胸痹而痰浊较盛证，以胸痛彻背、不能安卧为主要表现。
枳实薤白桂枝汤伍以枳实、桂枝与厚朴，通阳散结力强，并能下气祛痰，消痞除满，治疗痰结气逆较甚的胸痹重证，以胸膺疼痛、胸脘痞满、胁下气逆上冲心胸为主要表现。

善用 本方是治疗胸阳不振、痰阻气滞之胸痹的基础方，也是通阳散结、行气祛痰的代表方。临床应用以胸中闷痛，喘息咳唾，短气，舌苔白腻，脉沉弦或紧为辨证要点。

诵记 瓜蒌薤白治胸痹，益以白酒温肺气，加夏加朴枳桂枝，治法稍殊名亦异。

半夏
12g

生姜
15g

厚朴
9g

组成

苏叶
6g

茯苓
12g

水煎服。 —— **用法**

本方所治梅核气，多因情志不遂，肝气郁结，肺胃失于宣降，痰气郁结咽喉所致，故每遇精神刺激加剧。肝气郁结，经气不利，故伴见胁肋胀痛；肺胃失于宣降，可致胸中气机不畅，故见胸胁满闷，或咳嗽喘急，或恶心呕吐等。治宜行气散结，化痰降逆。 —— **证治机理**

半夏，味辛性温，入肺胃，化痰散结，降逆和胃。 —— **君**

厚朴，苦辛性温，行气开郁，下气除满。 —— **臣**

茯苓，渗湿健脾，湿去则痰无由生。
生姜，辛温散结，宣散水气，和胃止呕，既助半夏化痰散结，和胃降逆，又制半夏毒性。
苏叶，芳香行气，理肺舒肝，助厚朴以行气宽胸，宣通郁结之气。 —— **佐**

方解

君臣相配，苦辛温燥，化痰结，降逆气，痰气并治。诸药配伍，共奏行气散结、降逆化痰之功。 —— **解析**

辛苦行降，痰气并治，行中有宣，降中有散。 —— **配伍特点**

半夏厚朴汤
《金匮要略》

功用　行气散结，降逆化痰。

主治　痰气郁结之梅核气。咽中如有物阻，咯吐不出，吞咽不下，每遇精神刺激加剧，胸膈满闷，或有胁肋胀痛，咳嗽有痰，呕吐痰涎，舌苔白润或白滑，脉弦缓或弦滑。

应用

　药味加减　若肝气郁结较甚者，加香附、郁金、青皮，疏肝解郁，或合越鞠丸加减；咽痛者，加玄参、桔梗，解毒散结，宣肺利咽。

　现代应用　常用于癔症、胃神经官能症、慢性咽炎、慢性支气管炎、食道痉挛等属痰气郁结者。

思忖　什么是梅核气？其病因、临床表现是什么？
梅核气，中医病证名，指因情志不遂，肝气郁滞，痰气互结，停聚于咽所致，症见咽中似有梅核阻塞，咯之不出，咽之不下，时发时止。临床以咽喉中有异常感觉，但不影响进食为特征。中医肝病、咽喉疾病、精神疾病时可见此症状。现代医学称为咽异感症，又常被诊为咽部神经官能症，或称咽癔症、癔球。该病多发于青年或中年人，以女性居多。

善用　本方是治疗痰气郁结所致梅核气的常用方。临床应用以咽中如有物阻，吞吐不得，胸膈满闷，苔白腻，脉弦滑为辨证要点。方中多辛温苦燥之品，仅适宜于痰气互结而无热者，若见颧红口苦，舌红少苔，属于气郁化火，阴伤津少者，虽具梅核气之特征，但不宜使用本方。

诵记　半夏厚朴与紫苏，茯苓生姜共煎服，痰凝气聚成梅核，降逆开郁气自舒。

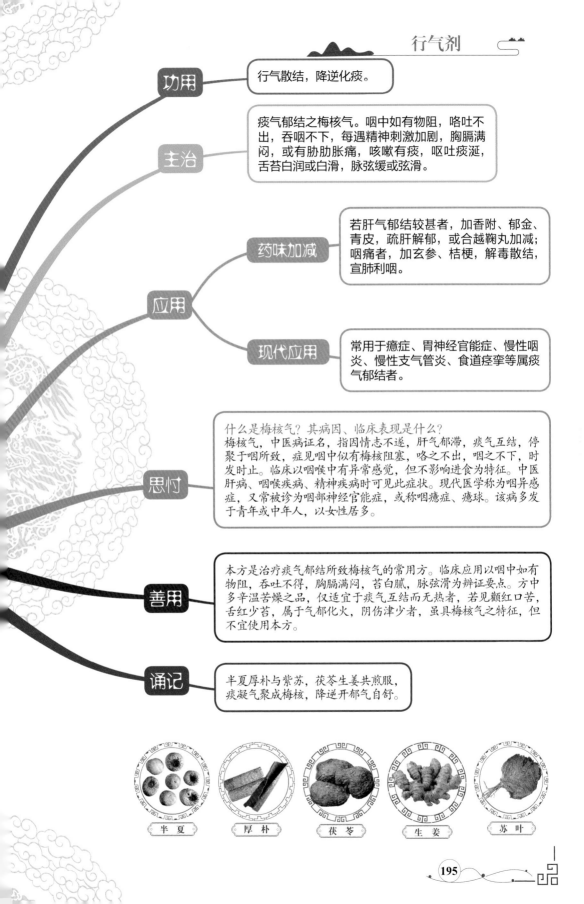

半夏　　厚朴　　茯苓　　生姜　　苏叶

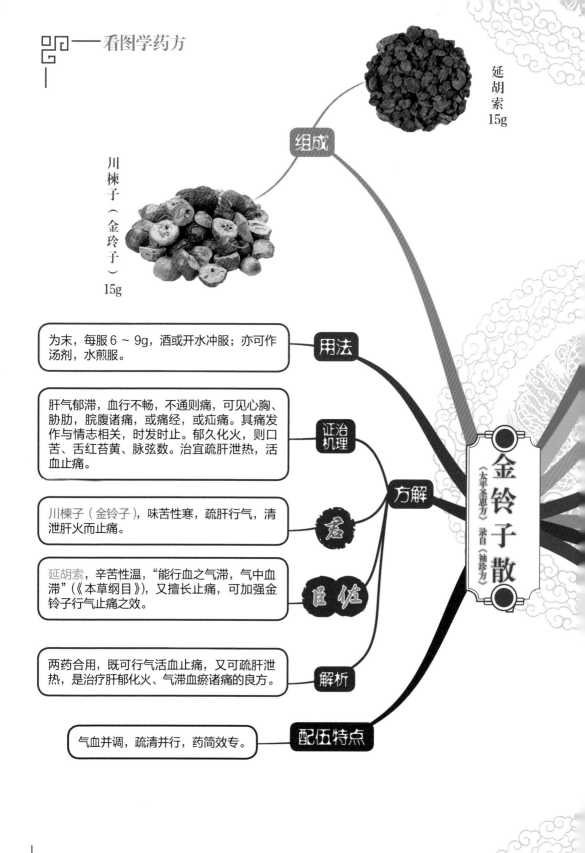

延胡索
15g

川楝子（金铃子）
15g

组成

用法

为末，每服 6 ~ 9g，酒或开水冲服；亦可作汤剂，水煎服。

证治机理

肝气郁滞，血行不畅，不通则痛，可见心胸、胁肋、脘腹诸痛，或痛经，或疝痛。其痛发作与情志相关，时发时止。郁久化火，则口苦、舌红苔黄、脉弦数。治宜疏肝泄热，活血止痛。

君

川楝子（金铃子），味苦性寒，疏肝行气，清泄肝火而止痛。

臣佐

延胡索，辛苦性温，"能行血之气滞，气中血滞"（《本草纲目》），又擅长止痛，可加强金铃子行气止痛之效。

解析

两药合用，既可行气活血止痛，又可疏肝泄热，是治疗肝郁化火、气滞血瘀诸痛的良方。

方解

配伍特点

气血并调，疏清并行，药简效专。

金铃子散

（太平圣惠方） 录自《袖珍方》

功用
疏肝泄热，活血止痛。

主治
肝郁化火证。胸腹、胁肋、脘腹诸痛，或痛经，或疝痛，时发时止，口苦，舌红苔黄，脉弦数。

应用

药味加减
若用治痛经，加当归、益母草、香附，增强行气活血之功；用治少腹气滞疝痛者，加橘核、荔枝核，加强行气止痛之力。

现代应用
常用于胃及十二指肠溃疡、慢性胃炎、胆囊炎及结石所引起的脘腹、胁肋诸痛证属肝郁化火者。

附方
延胡索汤（《济生方》）
组成：当归、延胡索、炒蒲黄、赤芍、官桂各15g，片姜黄、乳香、没药、木香各90g，炙甘草7.5g。
用法：加生姜七片，水煎，食前温服。
功用：行气活血，调经止痛。
主治：妇女室女，七情伤感，遂使血与气并，心腹作痛，或连腰胁，或引背膂，上下攻刺，经候不调，一切血气疼痛。

思忖
金铃子散与延胡索汤的功用异同点是什么？
相同点：金铃子散和延胡索汤均能行气活血止痛。
不同点：金铃子散药简力薄，以行气泄热见长，其性偏凉，用治气郁血滞诸痛偏热者为宜。
延胡索汤则活血止痛之力较强，且其性偏温，以气血瘀滞作痛属寒者为宜。

善用
本方是治疗气郁化火证的常用方，临床应用以胸腹、胁肋疼痛，口苦，舌红苔黄，脉弦数为辨证要点。

诵记
金铃子散止痛方，延胡酒调效更强，
疏肝泄热行气血，心腹胸胁痛经良。

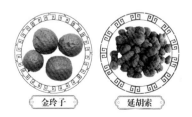

金铃子　　　延胡索

看图学药方

半夏
9g

紫苏子
9g

前胡
6g

当归
6g

厚朴
6g

甘草
6g

肉桂
3g

组成

用法

加生姜 2 片，枣子 1 枚，苏叶五片，水煎服。

证治机理

本方主证属于"上实下虚"。所谓"上实"，是指痰涎壅肺，肺失宣畅，而见胸膈满闷，喘咳痰多，舌苔白滑或白腻，脉弦滑；所谓"下虚"，是指肾阳虚衰于下，肾不主骨而腰疼脚弱，肾不纳气见呼多吸少而气短，肾不主水致水不化气而水泛为痰、外溢为肿等。本方主证的病机特点是痰涎壅肺，肾阳不足，虽属上实下虚，但以上实为主。立法组方当以降气平喘，祛痰止咳为主，兼顾下元。

君

紫苏子，温而不燥，质润而降，善降上逆之肺气，消壅滞之痰涎，是治痰逆咳喘之要药。

臣

半夏，燥湿化痰降逆。

佐

厚朴，下气宽胸除满。
前胡，下气祛痰止咳。
肉桂，温补下元，纳气平喘，以治下元不足。
当归，养血补肝润燥，同肉桂温通血脉，以增温补下虚之效。

使

生姜、大枣，调和脾胃。
苏叶，散寒宣肺。
甘草，和中益气，调和药性。三药兼作佐药之用。

解析

诸药合用，上下并治，以治上为主。肺肾两调，标本兼顾，使气降痰消，则喘咳自平。

配伍特点

以降气祛痰药配伍温肾补虚药，标本兼顾，上下并治，而以治上治标为主；众多降逆药中伍以宣散之品，众多苦温之味中酌用凉润之品，使降中寓升，温而不燥。

方解

苏子降气汤
《太平惠民和剂局方》

功用 降气平喘，祛痰止咳。

主治 上实下虚之喘咳证。痰涎壅盛，胸膈满闷，喘咳痰多，短气，呼多吸少，或腰疼脚弱，肢体倦怠，或肢体浮肿，舌苔白滑或白腻，脉弦滑。

应用

药味加减 若痰涎壅盛，喘咳气逆难卧者，酌加沉香，加强其降气平喘之功；兼表证者，酌加麻黄、杏仁，宣肺平喘，疏散外邪；兼气虚者，酌加人参，益气扶正。

现代应用 常用于治疗慢性支气管炎、肺气肿、支气管哮喘等属上实下虚者。

思忖 苏子降气汤中肉桂、当归的配伍意义是什么？
中医理论认为肺为气之主，肾为气之根，气虽主于肺，其根则在肾。苏子降气汤配方之妙，妙在用肉桂以补君相之火，君火足则膻中阳振，膈上饮气自消，相火足则肾气蒸化，津液运布而浊饮得除，治上盛下虚更为有利。配伍当归在于"当归主咳唾上气"（《本经》），并养血补肝润燥，同肉桂以增温补下虚之效。
根据中医学理论，本方主证与下虚上盛有关。苏子降气汤中苏子、生姜、半夏、厚朴、橘红开胸降逆，利气化痰；前胡宣肺下气。本方有行有补，标本兼施，治上顾下。

善用 本方是治疗痰涎壅盛，上实下虚之喘咳的常用方。临床应用以喘咳痰多，胸膈满闷，苔白滑或白腻，脉弦滑为辨证要点。本方药性偏温燥，以降气祛痰为主，对于肺肾阴虚的喘咳，以及肺热痰喘之证，均不宜使用。

诵记 苏子降气平喘方，夏朴苏前枣草姜，肉桂纳气归养血，上实下虚痰喘康。

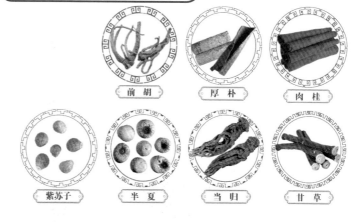

前 胡　　厚 朴　　肉 桂

紫苏子　　半 夏　　当 归　　甘 草

白果
9g

麻黄
9g

杏仁
4.5g

桑白皮
9g

苏子
6g

组成

黄芩
6g

甘草
3g

款冬花
9g

制半夏
9g

水煎服。　用法

本方主证是因素体多痰，复感风寒，肺气壅闭，不得宣降，郁而化热所致。症见哮喘咳嗽，痰多稠黄，舌苔黄腻，脉滑数。治宜宣肺散邪、降气祛痰为主，兼以清泻肺热。　证治机理

麻黄，疏散风寒，宣肺平喘。
白果，敛肺定喘。　君

桑白皮，泻肺平喘。
黄芩，清泻化痰。　臣

杏仁、苏子、半夏、款冬花，降气平喘，化痰止咳。　佐

甘草，调药和中，且能止咳。兼作佐药之用。　使

麻黄、白果相伍，散收结合，既能增强平喘之功，又可使宣肺而不耗气，敛肺而不留邪；桑白皮、黄芩合用以消内蕴之痰热。诸药配伍，内清痰热，外散风寒，宣降肺气而平哮喘。　解析

方解

定喘汤
（摄生众妙方）

宣降并用，散收结合，清润同施，集降、清、敛、散于一方，降气定喘止咳之力颇强。　配伍特点

功用　宣降肺气，化痰清热。

主治　痰热内蕴，风寒外束之哮喘。哮喘咳嗽，痰多稠黄，或微恶风寒，舌苔黄腻，脉滑数。

应用

药味加减　痰多难咯者，加瓜蒌、胆南星，清热化痰；肺热偏重，加石膏、鱼腥草，清泻肺热。

药量加减　若无风寒外束者，麻黄可减量，取其宣肺平喘之功。

现代应用　常用于支气管哮喘、喘息性支气管炎等属痰热蕴肺者。

思忖　定喘汤与苏子降气汤的功用异同点是什么？
相同点：定喘汤和苏子降气汤均为降气平喘之剂。
不同点：定喘汤用宣肺气之麻黄与敛肺定喘之白果相伍，配以清热化痰、降气平喘之黄芩、桑白皮，奏宣肺散寒、降气平喘、清热化痰之效。主治素有痰热，外感风寒，肺失宣降之哮喘。
苏子降气汤以降气消痰之苏子为主，配伍下气祛痰，温肾纳气之品，主治上实下虚而以上实为主之喘咳。

善用　本方是治疗痰热内蕴所致哮喘的常用方。临床应用以哮喘咳嗽，痰多稠黄，苔黄腻，脉滑数为辨证要点。哮喘日久，肺肾阴虚者，皆不宜使用。

诵记　定喘白果与麻黄，款冬半夏白皮桑，
苏杏黄芩兼甘草，外寒膈热哮喘尝。

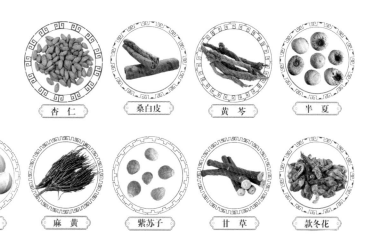

杏仁　　桑白皮　　黄芩　　半夏

白果　　麻黄　　紫苏子　　甘草　　款冬花

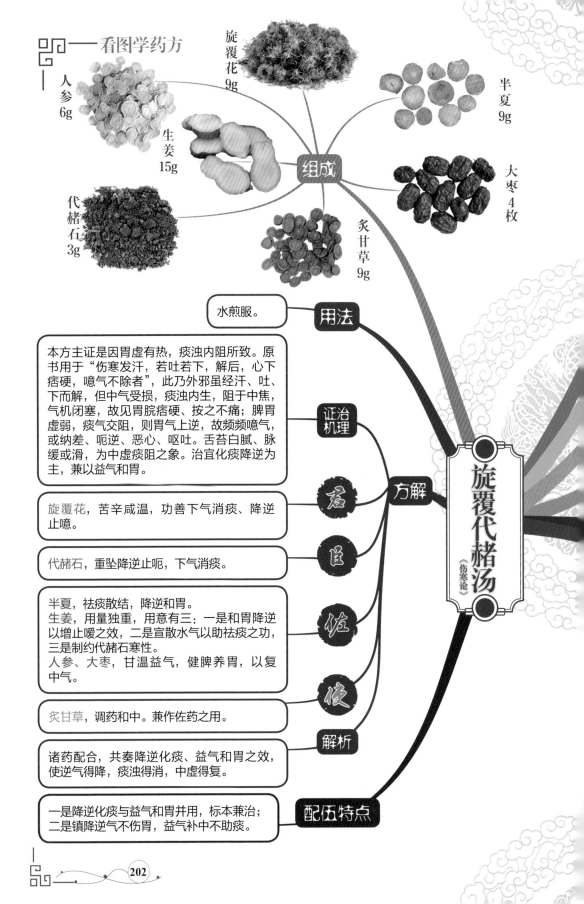

看图学药方

旋覆花
9g

人参
6g

生姜
15g

代赭石
3g

半夏
9g

大枣
4枚

组成

炙甘草
9g

用法

水煎服。

方解

证治机理

本方主证是因胃虚有热，痰浊内阻所致。原书用于"伤寒发汗，若吐若下，解后，心下痞硬，噫气不除者"，此乃外邪虽经汗、吐、下而解，但中气受损，痰浊内生，阻于中焦，气机闭塞，故见胃脘痞硬、按之不痛；脾胃虚弱，痰气交阻，则胃气上逆，故频频噫气，或纳差、呃逆、恶心、呕吐。舌苔白腻、脉缓或滑，为中虚痰阻之象。治宜化痰降逆为主，兼以益气和胃。

君

旋覆花，苦辛咸温，功善下气消痰、降逆止噫。

臣

代赭石，重坠降逆止呃，下气消痰。

佐

半夏，祛痰散结，降逆和胃。
生姜，用量独重，用意有三：一是和胃降逆以增止噫之效，二是宣散水气以助祛痰之功，三是制约代赭石寒性。
人参、大枣，甘温益气，健脾养胃，以复中气。

使

炙甘草，调药和中。兼作佐药之用。

解析

诸药配合，共奏降逆化痰、益气和胃之效，使逆气得降，痰浊得消，中虚得复。

配伍特点

一是降逆化痰与益气和胃并用，标本兼治；二是镇降逆气不伤胃，益气补中不助痰。

旋覆代赭汤
《伤寒论》

功用 降逆化痰，益气和胃。

主治 中虚痰阻，胃气上逆证。胃脘痞硬，按之不痛，频频噫气，或见纳差、呃逆、恶心，或呕吐，舌苔白腻，脉缓或滑。

应用

药味加减 若胃气不虚者，去人参、大枣，加重代赭石用量，以增重镇降逆之效；痰多者，加茯苓、陈皮化痰和胃。

现代应用 常用于胃神经官能症、胃扩张、慢性胃炎、胃及十二指肠溃疡、幽门不完全性梗阻、神经性呃逆、膈肌痉挛等属中虚痰阻气逆者。

思忖 旋覆代赭汤与半夏泻心汤的功用异同点是什么？
相同点：旋覆代赭汤和半夏泻心汤均用半夏、人参、甘草、大枣，治疗虚实错杂之痞证。
不同点：旋覆代赭汤以旋覆花、代赭石之降逆下气药配伍半夏、生姜之和胃散结为主，降逆和胃，适用于胃虚痰阻气逆之证。
半夏泻心汤以黄芩、黄连之苦寒泄热配伍干姜、半夏之辛温开结为主，寒热并用，辛开苦降，适用于寒热错杂之痞证。

善用 本方是治疗中虚痰阻气逆证的常用方。临床应用以胃脘痞硬，噫气频作，或呕吐，呃逆，苔白腻，脉缓或滑为辨证要点。方中代赭石性寒沉降，质重碍胃，用量宜小。

诵记 旋覆代赭用人参，半夏姜甘大枣临，重以镇逆咸软痞，痞硬噫气力能禁。

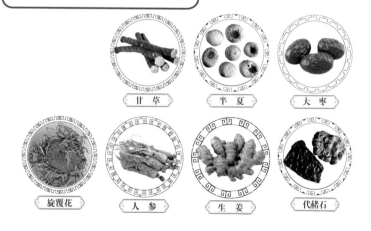

甘草　　半夏　　大枣

旋覆花　　人参　　生姜　　代赭石

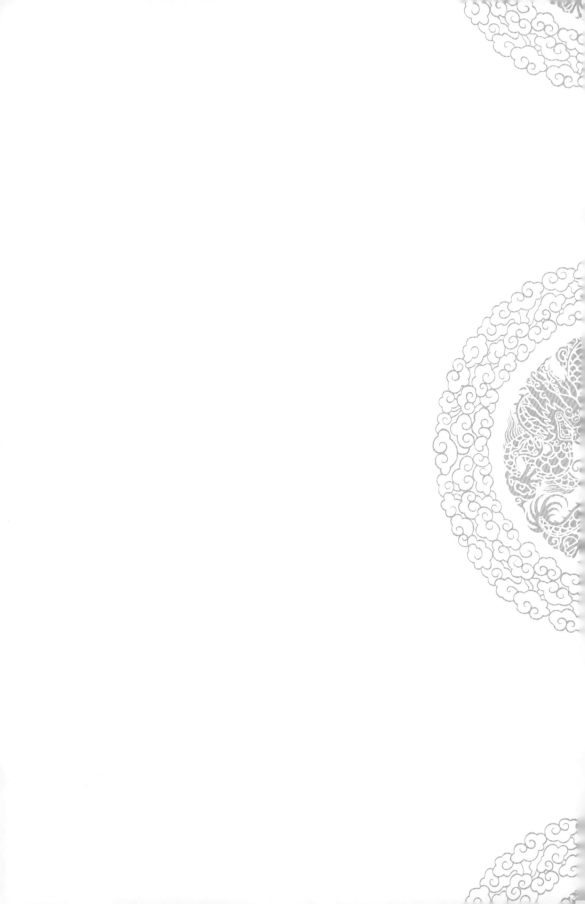

理血剂

　　理血剂是以活血化瘀或止血作用为主，用于治疗瘀血证或出血证的方剂。

　　理血剂适用于血分病证，血分病证包括血热、血寒、血虚、血瘀及出血等证。血热当清热凉血，血寒当温经散寒，血虚当养血扶正，其相关方剂已分别并入清热剂、温里剂、补益剂中。若血行不畅，瘀蓄内阻，或血不循经，离经妄行，则形成瘀血或出血等证。血瘀证治宜活血祛瘀，出血证宜以止血为主。

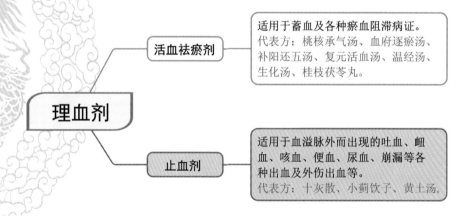

活血祛瘀剂
适用于蓄血及各种瘀血阻滞病证。
代表方：桃核承气汤、血府逐瘀汤、补阳还五汤、复元活血汤、温经汤、生化汤、桂枝茯苓丸。

理血剂

止血剂
适用于血溢脉外而出现的吐血、衄血、咳血、便血、尿血、崩漏等各种出血及外伤出血等。
代表方：十灰散、小蓟饮子、黄土汤。

　　活血祛瘀剂虽能促进血行，但其性破泄，易于动血、伤胎，凡妇女经期、月经过多及妊娠期，均当慎用或忌用。

桃仁
12g

大黄
12g

桂枝
6g

炙甘草
6g

组成

芒硝
6g

用法

水煎服，芒硝冲服。

证治机理

本方主证是由瘀热互结下焦所致。原方治证为太阳表邪未解，循经传腑化热，与血相搏结于下焦之蓄血证。瘀热互结阻于下焦，故少腹急结；邪在下焦血分而非气分，膀胱气化无碍，故小便自利；夜属阴，热在血分，故至夜发热；瘀热上扰心神，轻则烦躁、神志如狂，重则谵语。胞宫位于下焦，瘀热互结，也可致妇人闭经、痛经。治宜因势利导，破血下瘀泻热以祛除下焦之蓄血。

君

桃仁，苦甘平，活血破瘀。
大黄，味苦性寒，下瘀泄热，瘀热同治。

臣

芒硝，咸苦寒，泻热软坚，助大黄下瘀泄热。
桂枝，辛甘温，通行血脉，既助桃仁活血化瘀，又防芒硝、大黄寒凉凝血之弊。

佐

炙甘草，护胃安中，缓诸药峻烈之性。兼作佐药之用。

解析

桃仁配大黄、芒硝，活血祛瘀与泻热攻下并举，瘀热并治。桂枝与芒硝、大黄相伍，寒温同用，相反相成，桂枝得芒硝、大黄则温通而不助热；芒硝、大黄得桂枝则寒下而不凝血。诸药合用，活血化瘀与泻热攻下并举，共奏破血下瘀泻热之效。

方解

配伍特点

活血攻下，相辅相成；
寒中寓温，以防凉遏。

桃核承气汤
《伤寒论》

功用

逐瘀泻热。

主治

下焦蓄血证。少腹急结，小便自利，至夜发热，神志如狂，甚则烦躁谵语；以及血瘀经闭，痛经，脉沉实而涩者。

应用

药味加减

若兼气滞者，加香附、青皮、枳实、木香、乌药，行气止痛；血瘀经闭、痛经及恶露不下者，加川芎、当归、赤芍、红花活血调经；跌打损伤，瘀阻疼痛者，加赤芍、当归尾、红花、苏木、三七活血祛瘀止痛。

现代应用

常用于急性盆腔炎、胎盘滞留、肠梗阻等属瘀热互结下焦者。

附方

大黄䗪虫丸（《金匮要略》）
组成：大黄 7.5g，黄芩 6g，甘草 9g，桃仁 6g，杏仁 6g，芍药 12g，地黄 30g，干漆 3g，虻虫 6g，水蛭 6g，蛴螬 6g，蟅虫 3g。
用法：共为细粉。炼蜜为丸，每丸 3g。每服 1 丸，温开水或酒送服；亦可作汤剂，水煎服。
功用：活血消癥，祛瘀生新。
主治：五劳虚极，干血内停证。形体羸瘦，少腹挛急，腹痛拒按，或按之不减，腹满食少，肌肤甲错，两目无神，目眶黯黑，舌有瘀斑，脉沉涩或弦。

思忖

桃核承气汤与大黄䗪虫丸的功用异同点是什么？
相同点：桃核承气汤和大黄䗪虫丸均以大黄、桃仁为君药，都有破血下瘀之功，用治瘀血留滞之证。
不同点：桃核承气汤适用于瘀热互结下焦所致之少腹急结、至夜发热、经闭等症，故佐以桂枝温通血脉，并使全方凉而不郁。
大黄䗪虫丸则主治五劳虚极，干血内停，形体羸瘦，肌肤甲错者，故又加水蛭、虻虫及地黄、芍药、甘草等，破瘀之力大增，并略有补益之功。

善用

本方是治疗瘀热互结，下焦蓄血证的常用方，临床应用以少腹急结，小便自利，脉沉实或涩为辨证要点。表证未解者，当先解表，而后再用本方。孕妇禁用。

诵记

桃核承气桂硝黄，甘草共煎疗如狂，
下焦蓄血少腹结，破血下瘀功效良。

桃 仁

大 黄

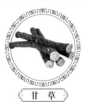
甘 草

桂 枝

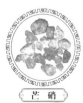
芒 硝

桃仁
12g

桔梗
4.5g

柴胡
3g

红花
9g

当归
9g

组成

枳壳
6g

生地黄
9g

川芎
4.5g

牛膝
9g

甘草
6g

赤芍
6g

水煎服。 —— **用法**

本方主证是瘀血内阻胸部，气机郁滞所致。血瘀胸中，气机阻滞，则胸痛，痛如针刺，且有定处；血瘀上焦，郁遏清阳，清窍失养，故头痛；胸中血瘀影响及胃，胃气上逆，故呃逆干呕，甚则水入即呛；瘀久化热，则内热瞀闷，入暮潮热；瘀热扰心，则心悸怔忡、失眠多梦；瘀滞日久，肝失条达之性，故急躁易怒；唇暗或两目黯黑，舌暗红，脉涩，皆为瘀血征象。治宜活血化瘀，行气止痛。 —— **证治机理**

方解

桃仁，破血行滞而泻燥。
红花，活血化瘀以止痛。 —— **君**

川芎、赤芍，助君药活血祛瘀。
牛膝，祛瘀血，通血脉，引瘀血下行，使血不郁于胸中，瘀热不上扰。 —— **臣**

生地黄，味甘性寒，清热凉血，滋阴养血。
当归，益阴养血，使祛瘀不伤正。
桔梗、枳壳，一升一降，开胸行气，桔梗并能载药上行。
柴胡，疏肝解郁，升达清阳，与桔梗、枳壳同用，理气行滞，使气行则血行。 —— **佐**

甘草，调和诸药。 —— **使**

诸药合用，共奏活血祛瘀、行气止痛之效。 —— **解析**

活血配以行气，既散瘀血，又解气滞；
祛瘀与养血兼顾，活血而不耗血；
升降并用，使气机调畅，气血和顺。 —— **配伍特点**

血府逐瘀汤 《医林改错》

枳壳

甘草

桃仁

红花

功用

活血祛瘀，行气止痛。

主治

胸中血瘀证。胸痛，头痛，日久不愈，痛如针刺而有定处，或呃逆日久不止，或饮水即呛，干呕，或内热瞀闷，或心悸怔忡，失眠多梦，急躁易怒，入暮潮热，唇暗或两目暗黑，舌黯红或有瘀斑、瘀点，脉涩或弦紧。

应用

药味加减

若气滞较甚者，加青皮、香附、川楝子疏肝理气；若瘀阻经络者，加全蝎、地龙、三棱、莪术破血通络；若有痞块者，加丹参、郁金、䗪虫、水蛭破瘀消癥；若血瘀经闭、痛经者，去桔梗，加香附、益母草、泽兰活血调经。

现代应用

常用于冠心病心绞痛、风湿性心脏病、胸部挫伤与肋软骨炎等属瘀阻气滞者。

思忖

"五逐瘀汤"包括哪些药方，它们的功用异同点是什么？
血府逐瘀汤、通窍活血汤、膈下逐瘀汤、少腹逐瘀汤及身痛逐瘀汤习称"五逐瘀汤"，皆由清代医家王清任创制。
相同点："五逐瘀汤"所包括的五方皆以桃仁、红花、川芎、赤芍、当归等为主药，均有活血祛瘀止痛的作用，主治血瘀诸证。
不同点：血府逐瘀汤中配以枳壳、桔梗、柴胡等行气宽胸药以及引血下行的牛膝，故宣通胸胁气滞、引血下行之力较好，主治胸中血瘀证。
通窍活血汤中配以麝香、老葱、生姜等通阳开窍药，辛香温通作用较佳，重在活血通窍，主治瘀阻头面之证。
膈下逐瘀汤中配以香附、乌药、枳壳等疏肝行气止痛药，行气止痛的作用较强，主治瘀阻膈下、肝郁气滞之两胁及腹部胀痛有痞块者。
少腹逐瘀汤中配以小茴香、官桂、干姜等温里散寒药，温经止痛作用较强，主治寒凝血瘀少腹之积块、月经不调、痛经等。
身痛逐瘀汤中配以秦艽、羌活、地龙等通络宣痹止痛药，长于活血通络，宣痹止痛，多用于瘀阻经络所致的肢体痹痛或周身疼痛等。

善用

本方是治疗胸中血瘀证的常用方。临床应用以头胸刺痛，痛有定处，舌暗红或有瘀斑，脉涩或弦紧为辨证要点。由于方中活血祛瘀药较多，故孕妇忌用。

诵记

血府逐瘀枳桔膝，桃红四物柴草齐，
活血化瘀兼行气，胸中瘀痛最相宜。

赤芍

当归

生地黄

川芎

牛膝

桔梗

柴胡

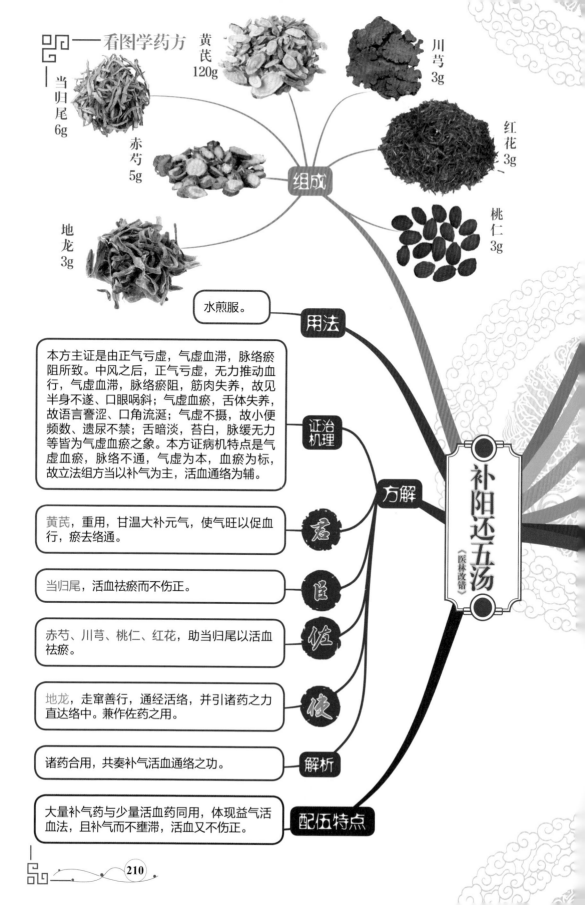

看图学药方

当归尾
6g

黄芪
120g

川芎
3g

赤芍
5g

组成

红花
3g

桃仁
3g

地龙
3g

用法
水煎服。

证治机理
本方主证是由正气亏虚，气虚血滞，脉络瘀阻所致。中风之后，正气亏虚，无力推动血行，气虚血滞，脉络瘀阻，筋肉失养，故见半身不遂、口眼㖞斜；气虚血瘀，舌体失养，故语言謇涩、口角流涎；气虚不摄，故小便频数、遗尿不禁；舌暗淡，苔白，脉缓无力等皆为气虚血瘀之象。本方证病机特点是气虚血瘀，脉络不通，气虚为本，血瘀为标，故立法组方当以补气为主，活血通络为辅。

方解

君
黄芪，重用，甘温大补元气，使气旺以促血行，瘀去络通。

臣
当归尾，活血祛瘀而不伤正。

佐
赤芍、川芎、桃仁、红花，助当归尾以活血祛瘀。

使
地龙，走窜善行，通经活络，并引诸药之力直达络中。兼作佐药之用。

解析
诸药合用，共奏补气活血通络之功。

配伍特点
大量补气药与少量活血药同用，体现益气活血法，且补气而不壅滞，活血又不伤正。

补阳还五汤
《医林改错》

功用
补气，活血，通络。

主治
气虚血瘀之中风。半身不遂，口眼喝斜，语言謇涩，口角流涎，小便频数或遗尿不禁，舌暗淡，苔白，脉缓无力。

应用

药味加减
若偏寒者，加熟附子温阳散寒；痰多者，加制半夏、天竺黄化痰；语言不利者，加石菖蒲、郁金、远志化痰开窍；口眼喝斜者，可合用牵正散化痰通络。

现代应用
常用于脑血管意外后遗症、冠心病、小儿麻痹后遗症，以及其他原因引起的偏瘫、截瘫，或单侧上肢、下肢痿软等属气虚血瘀者。

思忖
补阳还五汤治疗半身不遂的适应证有哪些？
半身不遂，也称为偏瘫，多因脑血管病变所致，如脑血管破裂、栓塞等。经临床观察，补阳还五汤治疗缺血中风（脑梗死）效果显著，对脑出血的恢复期及后遗症期，也有较好的效果。本方能扩张血管，改善微循环，抗血小板聚集，促进出血和渗出物的吸收，抗血栓形成及预防血栓再发；可促进脑内源性神经干细胞的生长、存活和神经元及胶质细胞的分化，并与神经功能恢复呈正相关。

善用
本方是治疗气虚血瘀之中风的常用方。临床应用以半身不遂，口眼喝斜，舌暗淡，苔白，脉缓无力为辨证要点。本方黄芪用量独重，临床宜从小量（30～60g）开始，逐渐加量。本方需久服方可奏效，愈后还应继续服用，以巩固疗效。中风后半身不遂属阴虚阳亢、痰阻血瘀者，不宜使用本方。

诵记
补阳还五赤芍芎，归尾通经佐地龙，
四两黄芪为主药，血中瘀滞用桃红。

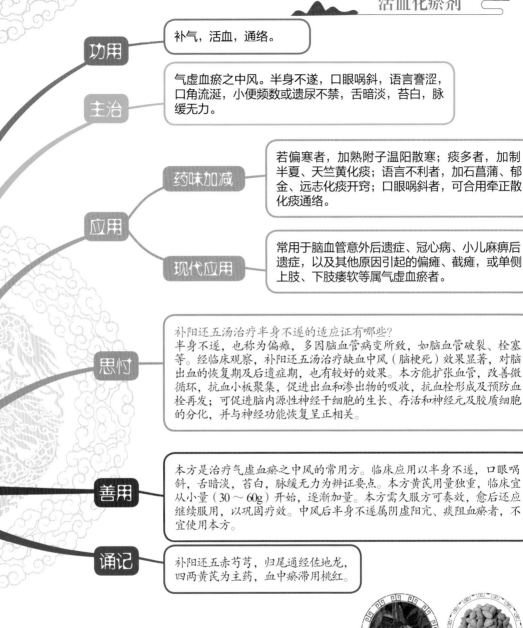

红花　　桃仁

黄芪　　当归尾　　赤芍　　地龙　　川芎

柴胡
15g

栝楼根
9g

当归
9g

穿山甲
6g

大黄（酒浸）
18g

组成

红花
6g

甘草
6g

桃仁（酒浸）
15g

复元活血汤
《医学发明》

用法

共为粗末，每服 30g，加黄酒 30mL，水煎服。

证治机理

本方主证是因跌打损伤，瘀血滞留于胁下，气机阻滞所致。胁肋为肝经循行部位，跌打损伤，瘀血停留于胁下，肝络不通，故胁肋瘀肿疼痛，甚则痛不可忍。本方证病机特点是瘀停胁下，肝络不通。立法组方当活血祛瘀止痛，结合疏肝行气通络。

方解

君

大黄，酒制，重用，荡涤留瘀败血，导瘀下行，推陈致新。
柴胡，疏肝理气以行血，并可引诸药入肝经。

臣

桃仁、红花，活血祛瘀，消肿止痛。
穿山甲，破瘀通络，消肿散结。

佐

当归，补血活血。
瓜蒌根（天花粉），既能入血分消瘀血而"续绝伤"，又能清热散结消肿。

使

甘草，缓急止痛，调和诸药。兼作佐药之用。

解析

大黄、柴胡合用，一升一降，以攻散胁下瘀滞；大黄、桃仁酒制，且加酒煎药，可增强活血通络之力。诸药合用，瘀祛新生，气行络通，胁痛自平。

配伍特点

活血祛瘀与疏肝理气相伍，升降并施，使气血调畅。

柴胡

栝楼根

功用

活血祛瘀，疏肝通络。

主治

跌打损伤，瘀血阻滞证。胁肋瘀肿，痛不可忍。

应用

药味加减

若疼痛较剧者，可加三七、川芎、乳香、没药、延胡索活血祛瘀，消肿止痛；气滞较甚者，加香附、郁金、青皮行气止痛。

现代应用

常用于肋间神经痛、肋软骨炎、胸胁部挫伤等属血瘀气滞者。

附方

七厘散（《同寿录》）
组成：朱砂 3.6g，麝香 0.36g，冰片 0.36g，乳香 4.5g，红花 4.5g，没药 4.5g，血竭 30g，儿茶 7.2g。
用法：共研极细末，密闭储存备用。每服 0.2～1.5g，一日 1～3 次，黄酒或温开水送服；外用适量，以酒调敷患处。
功用：散瘀消肿，定痛止血。
主治：跌打损伤、筋断骨折之瘀血肿痛，或刀伤出血。并治无名肿毒、烧伤烫伤等。伤轻者不必服，只用敷。

思忖

复元活血汤与七厘散的功用异同点是什么？
相同点：复元活血汤和七厘散均可活血行气，消肿止痛，俱治跌打损伤、血瘀气滞之肿痛。
不同点：复元活血汤长于活血祛瘀，疏肝通络，主治瘀血留于胁下、痛不可忍者。
七厘散长于活血散瘀，止血生肌，善治外伤瘀血肿痛，或刀伤出血，既可外敷，又可内服。

善用

本方是治疗跌打损伤，瘀血阻滞证的常用方。临床应用以胁肋瘀肿疼痛，痛不可忍为辨证要点。孕妇忌用。

诵记

复元活血大黄甘，桃红蒌柴当归山，
祛瘀生新通肝络，损伤瘀痛加酒煎。

当归

红花

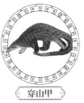
甘草

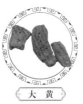
穿山甲

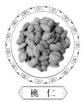
大黄

桃仁

看图学药方

当归
6g

吴茱萸
9g

牡丹皮
6g

生姜
6g

芍药
6g

组成

甘草
6g

川芎
6g

半夏
6g

人参
6g

阿胶
6g

桂枝
6g

麦冬
6g

水煎服，阿胶烊化。 —— 用法

本方主证是因冲任虚寒，瘀血阻滞所致。治宜
温经散寒，祛瘀养血，兼清虚热。 —— 证治机理

吴茱萸，味辛性热，入肝肾而走冲任，散寒行
气止痛。
桂枝，辛甘温，入血分，温经散寒，通利血脉。 —— 君臣

当归、白芍、川芎，活血祛瘀，养血调经，补
血之虚，祛血之瘀。

牡丹皮，辛苦微寒，活血祛瘀，并能清退虚热。
阿胶，味甘性平，滋阴润燥。
麦冬，甘寒清润，合阿胶以滋阴养血，配丹皮
以清虚热，并制吴茱萸、桂枝之温燥。
人参、甘草，益气健脾，可资生血之源，又复
统血之用。
半夏，辛温行散，入胃经通降胃气，以助通冲
任，散瘀结。
生姜，既温胃气以助生化，又助吴茱萸、桂枝
以温经散寒。 —— 佐使

方解

温经汤
《傅青主女科》

诸药配伍，共奏温经散寒、养血祛瘀之功。 —— 解析

温清补消并用，但以温经补养为主；
刚燥与柔润相配，温而不燥，滋而不
腻，实为温养化瘀之良剂。 —— 配伍特点

甘草　　半夏

吴茱萸　　当归

功用 温经散寒，养血祛瘀。

主治 冲任虚寒，瘀血阻滞证。漏下不止，月经超前或延后，或一月再行，或逾期不止，或痛经，小腹冷痛或腹满，经血色暗有块，时有手心烦热，傍晚发热，唇口干燥，舌质暗红，脉细而涩。亦治妇人宫冷，久不受孕。

应用

药味加减 若漏下不止而血色暗淡者，去牡丹皮，加炮姜、艾叶，温经止血；小腹冷痛甚者，去牡丹皮、麦冬、桂枝，加艾叶、小茴香、肉桂，散寒止痛；寒凝而气滞者，加香附、乌药，理气止痛。

现代应用 用于功能失调性子宫出血、慢性盆腔炎、痛经、不孕症等属冲任虚寒夹有瘀滞者。

附方
温经汤（《妇人大全良方》）
组成：当归、川芎、芍药、桂心、牡丹皮、莪术各3g，人参、甘草、牛膝各6g。
用法：水煎，温服。
功用：温经补虚，化瘀止痛。
主治：血海虚寒，气血凝滞之月经不调，脐腹作痛，其脉沉紧。

思忖
温经汤（《金匮要略》）与温经汤（《妇人大全良方》）的功用异同点是什么？
相同点：温经汤（《金匮要略》）与温经汤（《妇人大全良方》）均有温经补虚，化瘀止痛之功，治疗血海虚寒，瘀血阻滞之证。
不同点：温经汤（《金匮要略》）的组成中配伍吴茱萸、生姜、芍药、阿胶、麦冬等，长于温经散寒，养血补虚。
温经汤（《妇人大全良方》）伍用莪术、牛膝，长于活血祛瘀止痛。

善用 本方是妇科调经的常用方，临床应用以月经不调，小腹冷痛，经血色暗有块，时有手心热，舌质暗红，脉细而涩为辨证要点。

诵记 温经汤用桂萸芎，归芍丹皮姜夏冬，
参草阿胶调气血，暖宫祛瘀在温通。

（麦冬）

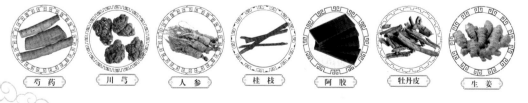

（芍药）　（川芎）　（人参）　（桂枝）　（阿胶）　（牡丹皮）　（生姜）

桃仁
6g

全当归
24g

炮姜
2g

组成

炙甘草
2g

川芎
9g

水煎服，或酌加黄酒同煎。　用法

本方主证是由产后血虚寒凝，瘀血内阻所致。
妇人产后，营血亏虚，寒邪乘虚而入，寒凝
血瘀，留阻胞宫，故恶露不行、小腹冷痛。
本方证病机特点是血虚寒凝，瘀阻胞宫。立
法组方应以养血化瘀为主，兼以温经散寒。

证治
机理

全当归，重用，补血活血，化瘀生新。　君

川芎，辛散温通，活血行气。
桃仁，活血逐瘀。

臣

方解

生化汤

《傅青主女科》

炮姜，入血散寒，温经止痛。
黄酒，温通血脉以助药力。
童便，原方中用黄酒、童便各半煎服，用童
便意在益阴化瘀，引败血下行。

佐

炙甘草，和中缓急，调和诸药。兼作佐药
之用。

使

诸药合用，共奏活血养血、化瘀生新、温经
止痛之效。正如《血证论》曰："血瘀可化之，
则所以生之，产后多用。"故名"生化"。

解析

生新血与化瘀血兼顾，佐以温经散寒，
使瘀血化，新血生，寒凝解。

配伍特点

功用 养血活血，温经止痛。

主治 血虚寒凝，瘀阻胞宫证。产后恶露不行，小腹冷痛。

应用

药味加减 若瘀阻腹痛较剧者，酌加蒲黄、五灵脂、延胡索、益母草化瘀止痛；若寒凝明显而小腹冷痛甚者，加肉桂、吴茱萸温经散寒；血虚较甚者，加白芍养血；气滞明显者，加木香、香附、乌药理气止痛。

现代应用 常用于产后子宫复旧不良、产后宫缩疼痛、胎盘残留等属产后血虚寒凝，瘀血内阻者。

思忖 为什么说生化汤是"产后第一方"？
生化汤方中重用全当归为君，取其补血活血、化瘀生新之功，以温经散寒，行滞止痛，最能契合产后之病机，所以是"产后第一方"。服药时可以适量加黄酒，以温通血脉，增加药性。

善用 本方是治疗女子产后瘀血腹痛的常用方。临床应用以产后恶露不行，小腹冷痛为辨证要点。若产后血热而有瘀滞者，则非本方所宜。

诵记 生化汤宜产后尝，归芎桃草酒炮姜，
恶露不行少腹痛，温养活血最见长。

当归

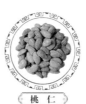
桃仁

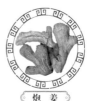
炮姜

甘草

川芎

看图学药方

桂枝
9g

牡丹皮
9g

桃仁
6g

茯苓
9g

芍药
6g

组成

用法

共为末，炼蜜和丸，每日服
3～5g；亦可作汤剂，水煎服。

证治
机理

本方主证是因癥病瘀积日久，停湿蕴热，瘀
湿留结胞宫，血不归经所致。癥积不去，漏
下难止，故立法组方应以化瘀利湿、缓消癥
块为主，兼清蕴热。

方解

君

桂枝，辛甘而温，温通血脉以消瘀，通阳化
气以行津。

臣

桃仁，活血祛瘀。
牡丹皮，活血散瘀，又能凉血以清瘀久所化
之热。

佐

芍药，养血和血，使破瘀而不伤正，并能缓
急止痛。
茯苓，甘淡渗利，渗湿健脾，消痰利水。

使

白蜜，甘缓而润，以缓诸药破泄之力。

解析

诸药配伍，共奏化瘀利湿、缓消癥块之效。

配伍特点

温通活血之中寓凉血养血之
法，消补并用，渐消缓散。

桂枝茯苓丸
《金匮要略》

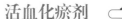

功用 —— 活血祛瘀，缓消癥块。

主治 —— 瘀阻胞宫证。妇人素有癥块，妊娠漏下不止，或胎动不安，血色紫黑晦暗，腹痛拒按，或经闭腹痛，或产后恶露不尽而腹痛拒按，舌质紫暗或有瘀点，脉沉涩。

应用

　药味加减 —— 若腹痛较剧者，加延胡索、没药、乳香，活血止痛；出血较多者，加茜草、蒲黄，活血止血；气滞者，加香附、陈皮，理气行滞。

　现代应用 —— 常用于子宫肌瘤、子宫内膜异位症、卵巢囊肿、附件炎、慢性盆腔炎等属瘀血留滞者。

思忖 —— 桂枝茯苓丸有"渐消缓散"之功，应用时应注意些什么？
妇女妊娠而有瘀血癥块，只能渐消缓散，不可峻攻猛破，若攻之过急，则易伤胎元。故原著十分强调其服法："如兔屎大，每日食前服一丸，不知，加至三丸。"即应从小剂量开始，不知渐加，使消癥而不伤胎；中病即止，不可久服；正常妊娠下血者慎用；若阴道下血较多，腰酸腹痛较甚者，则非本方所宜。

善用 —— 本方是治疗瘀血留滞胞宫，妊娠胎动不安，漏下不止的常用方。临床应用以少腹宿有癥块，腹痛拒按，或下血色紫黑晦暗而夹有瘀块，舌质紫暗，脉沉涩为辨证要点。

诵记 —— 《金匮》桂枝茯苓丸，芍药桃仁和牡丹，等分为末蜜丸服，活血化瘀癥块散。

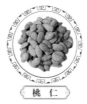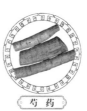

桂　枝　　　茯　苓　　　牡丹皮　　　桃　仁　　　芍　药

大蓟
9g

小蓟
9g

荷叶
9g

山栀
9g

大黄
9g

牡丹皮
9g

侧柏叶
9g

茜根
9g

茅根
9g

棕榈皮
9g

组成

用法

各药烧炭存性，研极细末，用纸包，碗盖于地上一夕，出火毒。用时先将白藕捣汁或萝卜汁磨京墨适量，调服 9～15g；亦可作汤剂，水煎服。

证治机理

本方主证是因火热炽盛，血热妄行所致。火热炽盛，气火上冲，损伤血络，迫血上溢，故见呕血、咯血、衄血等上部出血证。证属血热出血，治宜凉血止血。

君

大蓟、小蓟，味甘性凉，凉血止血，且能化瘀。

臣

荷叶、侧柏叶、白茅根、茜根，皆能凉血止血。棕榈皮，收涩止血。

佐

山栀（栀子），清热泻火。
大黄，导热下行，以折血热上逆之势，使火热从下焦排出，气火降而血止，寓釜底抽薪之意。
牡丹皮，配大黄凉血祛瘀，使止血而不留瘀。
藕汁，清热凉血散瘀。
萝卜汁，降气清热以助止血。
京墨，收涩止血。

使

甘草，调和诸药，护胃安中。兼作佐药之用。

解析

君臣相配，既能增强澄本清源之力，又有塞流止血之功。诸药烧炭存性，可加强收涩止血作用。用法中以藕汁或萝卜汁磨京墨调服，意在增强清热凉血止血之功。本方集凉血止血、清降、祛瘀于一方，而以凉血止血为主，可使血热得清，气火得降，则上部出血自止。方中药物十味，均烧炭存性，研极细末为散备用，故名"十灰"。

配伍特点

寓止血于清热泻火之中，寄祛瘀于凉血止血之内。

方解

十灰散（十药神书）

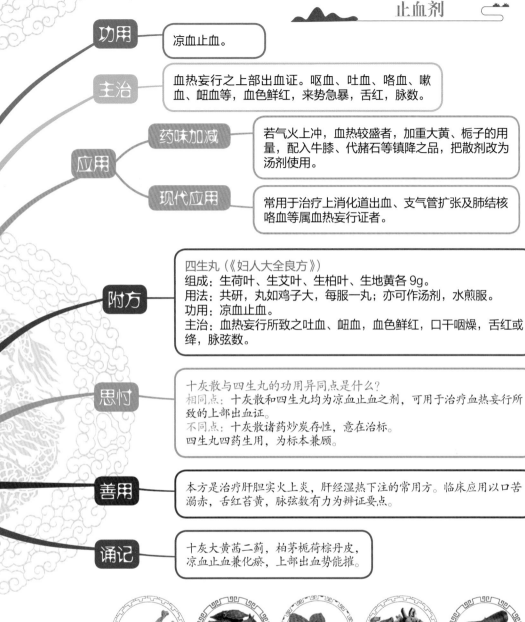

功用 凉血止血。

主治 血热妄行之上部出血证。呕血、吐血、咯血、嗽血、衄血等，血色鲜红，来势急暴，舌红，脉数。

应用

药味加减 若气火上冲，血热较盛者，加重大黄、栀子的用量，配入牛膝、代赭石等镇降之品，把散剂改为汤剂使用。

现代应用 常用于治疗上消化道出血、支气管扩张及肺结核咯血等属血热妄行证者。

附方 四生丸（《妇人大全良方》）
组成：生荷叶、生艾叶、生柏叶、生地黄各 9g。
用法：共研，丸如鸡子大，每服一丸；亦可作汤剂，水煎服。
功用：凉血止血。
主治：血热妄行所致之吐血、衄血，血色鲜红，口干咽燥，舌红或绛，脉弦数。

思忖 十灰散与四生丸的功用异同点是什么？
相同点：十灰散和四生丸均为凉血止血之剂，可用于治疗血热妄行所致的上部出血证。
不同点：十灰散诸药炒炭存性，意在治标。
四生丸四药生用，为标本兼顾。

善用 本方是治疗肝胆实火上炎，肝经湿热下注的常用方。临床应用以口苦溺赤，舌红苔黄，脉弦数有力为辨证要点。

诵记 十灰大黄茜二蓟，柏茅栀荷棕丹皮，
凉血止血兼化瘀，上部出血势能摧。

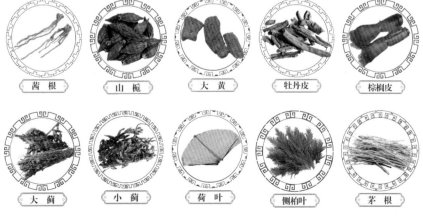

茜根　　山栀　　大黄　　牡丹皮　　棕榈皮

大蓟　　小蓟　　荷叶　　侧柏叶　　茅根

生地黄
9g

小蓟
9g

淡竹叶
9g

当归
9g

滑石
9g

组成

山栀子
9g

木通
9g

蒲黄
9g

藕节
9g

甘草
9g

小蓟饮子

《济生方》 录自《玉机微义》

水煎服。 —— 用法

本方主证是因热结下焦，损伤血络，瘀热互结，膀胱气化不利所致。热结膀胱，损伤血络，血随尿出，故尿中带血，其"痛者为血淋，不痛者为尿血"（《丹溪心法》）；瘀热蕴结下焦，膀胱气化失司，故见小便频数、赤涩热痛；舌红脉数，亦为热结之征。治宜凉血止血，利水通淋。

证治机理

方解

小蓟，甘凉入血分，清热凉血止血，利尿通淋，尤宜尿血、血淋之症。 —— 君

生地黄，凉血止血，养阴清热。
蒲黄、藕节，既能凉血止血，又能消瘀。 —— 臣

滑石、竹叶、木通，清热利水通淋，使热邪从小便排出。
山栀子（栀子），通泄三焦之火，导湿热下行。
当归，养血和血，引血归经。 —— 佐

甘草，缓急止痛，和中调药。兼作佐药之用。 —— 使

诸药合用，凉血止血，利水通淋。凉血止血为主，利水通淋为辅。 —— 解析

止血之中寓以化瘀，使血止而不留瘀；清利之中寓以养阴，使利水而不伤正。 —— 配伍特点

功用 凉血止血，利水通淋。

主治 热结下焦之血淋、尿血。尿中带血，小便频数，赤涩热痛，舌红，脉数。

应用

药味加减 若尿道刺痛者，加琥珀末 1.5g 吞服，可通淋化瘀止痛；若气阴两伤者，减木通、滑石等寒滑渗利之品，加太子参、黄芪、阿胶补气养阴。

现代应用 常用于治疗急性泌尿系感染、泌尿系结石等属下焦瘀热，蓄聚膀胱证者。

思忖 小蓟饮子与十灰散的功用异同点是什么？
相同点：小蓟饮子和十灰散均能凉血止血，治疗血热妄行之出血。
不同点：小蓟饮子以利尿药和止血药为主组成，凉血止血，利尿通淋，善于治疗尿血和血淋。
十灰散由清热药、凉血止血药及引邪下行的药物组成，治疗血热妄行之上部出血，如咳血、咯血、吐血、呕血等。

善用 本方是治疗血淋、尿血属实热证的常用方。临床应用以尿中带血，小便赤涩热痛，舌红，脉数为辨证要点。若血淋、尿血日久兼寒或阴虚火动或气虚不摄者，均不宜使用。

诵记 小蓟饮子藕蒲黄，木通滑石生地裹，
归草黑栀淡竹叶，血淋热结服之良。

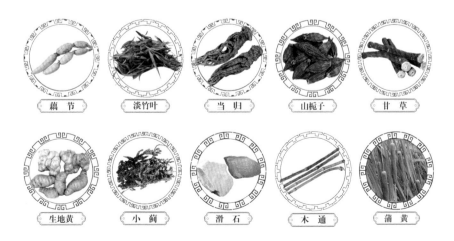

藕节　　淡竹叶　　当归　　山栀子　　甘草

生地黄　　小蓟　　滑石　　木通　　蒲黄

甘草
9g

干地黄
9g

黄芩
9g

白术
9g

组成

灶心土
30g

炮附子
9g

阿胶
9g

用法

先将灶心土水煎过滤取汤，再煎余药，阿胶烊化冲服。

证治机理

本方主治证是由脾阳不足，中焦虚寒，统摄无权所致。脾主统血，脾阳不足，统摄无权，血不循经，溢于上则发为吐血、衄血；渗于下则发为便血、崩漏。至于血色暗淡、四肢不温、面色萎黄、舌淡苔白、脉沉细无力等，皆为脾阳不足，中焦虚寒之征象。治宜温阳健脾，养血止血，标本兼顾。

方解

君

灶心土（伏龙肝），辛温而涩，温中收涩止血。

臣

白术、附子温阳健脾，以复脾土统血之权。

佐

干地黄、阿胶，滋阴养血以止血。
黄芩，味苦性寒，能"治诸失血"（《本草纲目》）。

使

甘草，调和诸药。

解析

黄芩合地黄、阿胶以制约白术、附子辛热温燥之性，以防动血伤阴；地黄、阿胶得白术、附子又无滋腻之弊。诸药配伍，共奏温阳健脾、养血止血之效。

配伍特点

寒热并用，标本兼顾，刚柔相济，温阳而不伤阴动血，滋阴而不滋腻碍阳。

黄土汤

《金匮要略》

功用　温阳健脾，养血止血。

主治　脾阳不足，脾不统血证。大便下血，先便后血，或吐血、衄血、妇人崩漏，血色暗淡，四肢不温，面色萎黄，舌淡苔白，脉沉细无力。

应用

药味加减　若气虚甚者，加人参、黄芪，益气摄血；纳差者，阿胶可改为阿胶珠，以减其滋腻之性；脾胃虚寒较甚者，加炮姜炭，温中止血；出血量多者，加三七、白及止血。

现代应用　常用于消化道出血及功能失调性子宫出血等属脾阳不足者。

思忖　黄土汤与归脾汤的功用异同点是什么？
相同点：黄土汤和归脾汤均能健脾养血，治疗脾不统血之便血、崩漏。
不同点：黄土汤以灶心黄土配伍炮附子、白术、生地黄、阿胶、黄芩，温阳、止血之功较强，主治脾阳不足，统摄无权之出血证。
归脾汤用黄芪、龙眼肉配伍人参、白术、当归、茯神、酸枣仁、远志，长于补气健脾、养心安神，主治脾气不足，气不摄血之出血。

善用　本方是治疗脾阳不足所致的便血或崩漏的常用方。临床应用以血色暗淡，四肢不温，舌淡苔白，脉沉细无力为辨证要点。

诵记　黄土汤将远血医，胶芩地术附甘随，温阳健脾能摄血，便血崩漏服之宜。

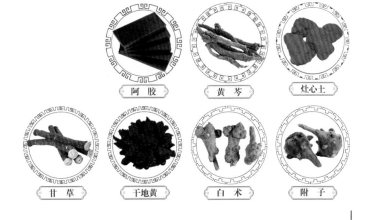

阿　胶　　　黄　芩　　　灶心土

甘　草　　　干地黄　　　白　术　　　附　子

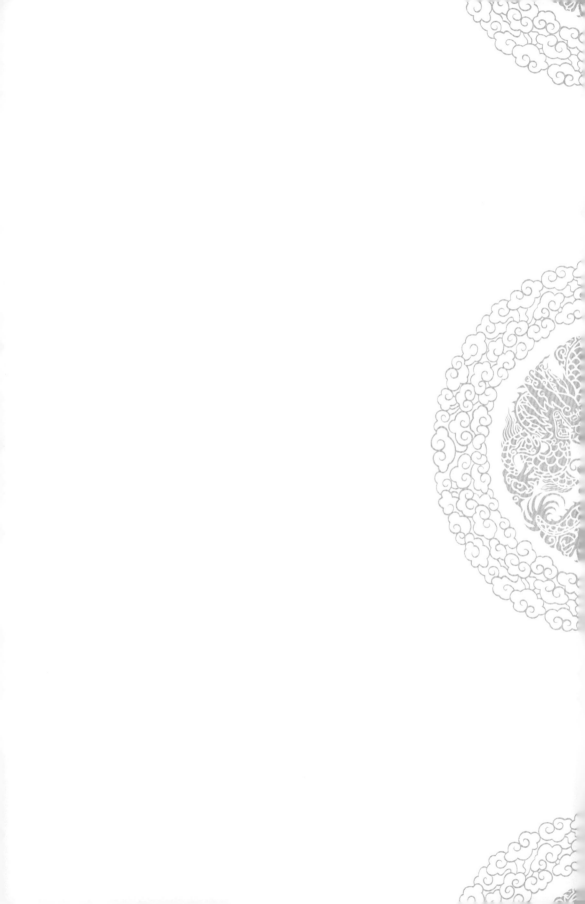

治风剂

治风剂是以疏散外风或平息内风等作用为主，用于治疗风病的方剂。

风病分为外风与内风。外风是指外来风邪，侵袭人体肌表、经络、筋骨、关节等。由于外感六淫常相兼为病，故其证又有风寒、风湿、风热等区别。其他如风邪毒气从皮肤破伤之处侵袭人体而致破伤风等，亦属外风。内风是指由于脏腑功能失调所致的风病，其发病多与肝有关，有肝风上扰、热盛风动、阴虚风动及血虚生风等。外风宜疏散，内风宜平息。因此，治风剂分为疏散外风剂和平息内风剂。

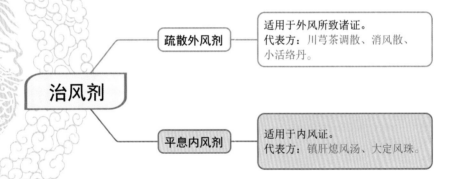

治风剂的运用，首先需要辨明风病的内、外属性，以确立疏散或平息之法。其次，应鉴别病邪的兼夹以及病情的虚实，有针对性的配伍用药。

组成

川芎 12g

荆芥 12g

细辛 3g

防风 4.5g

白芷 6g

羌活 6g

炙甘草 6g

薄荷 12g

川芎茶调散
《太平惠民和剂局方》

用法

共为细末，每服6g，每日2次，饭后清茶调服；亦可作汤剂，水煎服。

证治机理

本方主证是由风邪外袭，循经上犯所致。风邪外袭，循经上扰头目，阻遏清阳之气，故见头痛、目眩；肺开窍于鼻，风邪上受，首先犯肺，肺气不利而见鼻塞；风邪束表，故见恶风发热、舌苔薄白、脉浮等表证。若风邪稽留不去，头痛日久不愈，其痛或偏或正，休作无时，即为头风。外风宜散，治宜疏散风邪而止头痛。

方解

君

川芎，辛香走窜，上达头目，善于活血行气，祛风止痛，尤擅治少阳、厥阴二经痛（头顶或两侧头痛）。

臣

薄荷、荆芥，辛散上行，以助君药疏风透邪，其中薄荷重用不仅能清利头目而止头痛，并以其辛凉制诸风药之温燥。

佐

羌活、白芷，均可疏风止痛，其中羌活擅治太阳经头痛（后脑牵连颠顶痛）；白芷擅治阳明经头痛（前额及眉心痛）。
细辛，散寒止痛，长于治少阴经头痛。
防风，辛散上部风邪。

佐使

炙甘草，益气和中，调和诸药为使。

解析

服时以清茶调下，取其苦寒清上降下之性，既能上清头目，又能制约诸风药过于温燥与升散，寓降于升，利于散邪。诸药合用，集众多辛散疏风药于一方，止痛力强，且诸经兼顾；川芎与祛风药结合使用，体现"治风先治血，血行风自灭"，共奏疏风止痛之效。

配伍特点

辛散疏风于上，升散之中寓有清降，温燥有制。

川芎　　荆芥

功用 疏风止痛。

主治 外感风邪头痛。偏正头痛，或颠顶作痛，恶寒发热，目眩鼻塞，舌苔薄白，脉浮。

应用

药味加减 若头痛风寒偏甚者，减薄荷用量，加苏叶、生姜，祛风散寒；若外感风热头痛者，加菊花、僵蚕、蔓荆子，疏散风热；若外感风湿头痛者，加苍术、藁本，散风祛湿；若头风头痛者，重用川芎，并加桃仁、红花、全蝎、地龙，活血化瘀，搜风通络。

现代应用 常用于治疗感冒头痛、偏头痛、血管神经性头痛、慢性鼻炎头痛等属外风所致者。

附方

菊花茶调散（《丹溪心法附余》）
组成：菊花、川芎、荆芥穗、羌活、甘草、白芷各60g，细辛30g，防风45g，蝉蜕、僵蚕、薄荷各15g。
用法：共为细末，每服6g，食后茶清调下。
功用：疏风止痛，清利头目。
主治：风热上犯头目之偏正头痛，或颠顶痛，头晕目眩。

苍耳子散（《重订严氏济生方》）
组成：辛夷仁6g，苍耳子5g，白芷9g，薄荷3g。
用法：共为细末，每服6g，用葱茶清，食后调服。
功用：疏风止痛，通利鼻窍。
主治：风邪上攻之鼻渊。症见鼻塞、流浊涕、不辨香臭、前额头痛等。

思忖

川芎茶调散、菊花茶调散、苍耳子散的功用异同点是什么？
相同点：川芎茶调散、菊花茶调散、苍耳子散均可治疗外感风邪头痛。
不同点：川芎茶调散总体药性偏温，对于外风头痛偏于风寒者较为适宜。菊花茶调散在川芎茶调散基础上加菊花、僵蚕、蝉蜕以疏散风热，清头明目，所以对头痛及眩晕而偏于风热者较为适宜。
苍耳子散用辛夷、苍耳子宣通鼻窍，配白芷、薄荷辛散祛风、清利头目，所以适用于鼻渊头痛伴有鼻塞、流浊涕者。

善用 本方是治疗外感风邪头痛的常用方。临床应用以头痛，鼻塞，舌苔薄白，脉浮为辨证要点。肝肾阴虚，肝阳上亢，肝风内动等引起的头痛，均不宜使用。

诵记 川芎茶调散荆防，辛芷薄荷甘草羌，目昏鼻塞风攻上，偏正头痛此擅长。

细辛

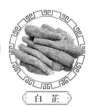
防风

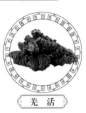
白芷

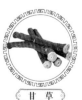
羌活

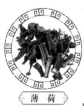
甘草

薄荷

看图学药方

组成

当归
6g

苍术
6g

牛蒡子
6g

生地黄
6g

防风
6g

石膏
6g

甘草
3g

蝉蜕
6g

知母
6g

苦参
6g

荆芥
6g

胡麻
6g

木通
3g

用法

水煎服。

证治机理

本方主证是由风湿或风热之邪侵袭人体，浸淫血脉，内不得疏泄，外不得透达，郁于肌肤腠理之间所致，故见皮肤瘙痒、疹出色红，或抓破后渗溢津水。风胜则痒，痒自风来，故治宜疏风止痒为主，配以除湿、清热、养血。

方解

君
荆芥、防风、蝉蜕、牛蒡子，辛散以达邪，疏风以止痒。

臣
苍术，祛风除湿。
苦参，清热燥湿。
木通，渗利湿热。

佐
石膏、知母，清热泻火。
当归、生地黄、胡麻仁，养血活血，滋阴润燥，既补已伤之阴血，且达"治风先治血，血行风自灭"之意，又制约诸药之温燥。

使
甘草，清热解毒，调和诸药。兼作佐药之用。

解析
诸药合用，共奏疏风养血、清热除湿之效。

配伍特点
外疏内清下渗，分消风热湿邪；
寓治血于治风之中，邪正兼顾。

消风散
《外科正宗》

石

甘草

木通

当归

生地黄

防风

功用 疏风养血，清热除湿。

主治 风疹、湿疹。皮肤疹出色红，或遍身云片斑点，瘙痒，抓破后渗出津水，苔白或黄，脉浮数。

应用

药味加减 若风热偏盛者，加银花、连翘，疏风清热解毒；湿热偏盛者，加地肤子、车前子，清热利湿；血分热甚者，加赤芍、紫草清热凉血。

现代应用 常用于荨麻疹、湿疹、过敏性皮炎、稻田性皮炎、药物性皮炎、神经性皮炎等属风热或风湿所致者。

附方

当归饮子（《济生方》）
组成：当归、白芍、川芎、生地黄、白蒺藜、防风、荆芥穗各 9g，何首乌、黄芪各 6g，炙甘草 3g。
用法：共为细末，每服 12g；亦可作汤剂，加生姜五片，水煎服。
功用：养血活血，祛风止痒。
主治：血虚有热，风邪外袭。皮肤疮疥，或肿或痒，或发赤疹瘙痒。

思忖

消风散与当归饮子的功用异同点是什么？
相同点：消风散和当归饮子均有祛风走表之荆芥、防风及养血扶正之当归、生地黄、甘草，皆有祛风止痒之功，用治风疹、湿疹、皮肤瘙痒等。
不同点：消风散中又伍石膏、知母及苦参、苍术、木通等，清热祛湿之功著，宜于湿热较重者。
当归饮子配以白芍、首乌及黄芪，重在养血益气而祛风，宜于风疹瘙痒日久，气血不足者。

善用 本方是治疗风疹、湿疹的常用方。临床应用以皮肤瘙痒，疹出色红，或遍身云片斑点为辨证要点。

诵记 消风散内用荆防，蝉蜕胡麻苦参苍，石知蒡通归地草，风疹湿疹服之康。

 蝉蜕　 知母　 苦参　 胡麻　 荆芥　 苍术　 牛蒡子

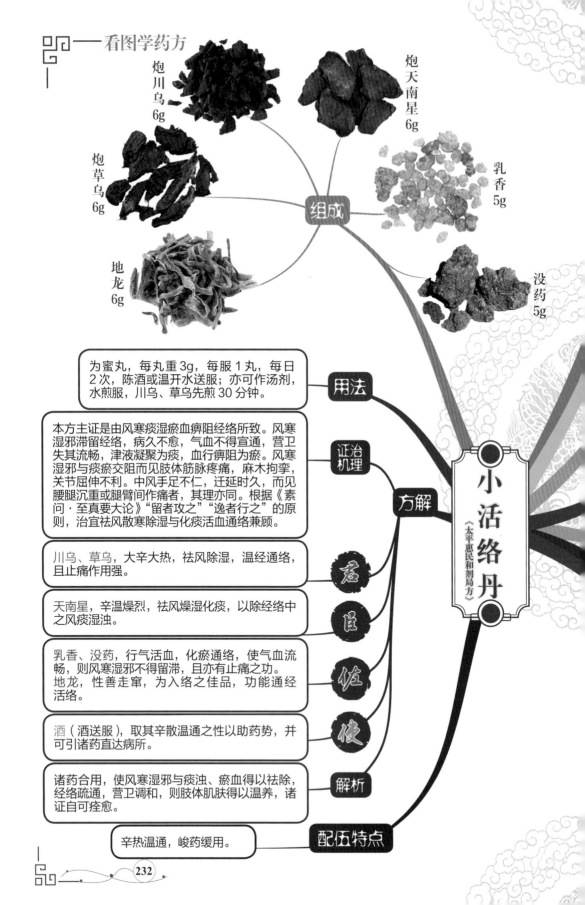

炮川乌
6g

炮天南星
6g

炮草乌
6g

乳香
5g

地龙
6g

没药
5g

组成

用法

为蜜丸，每丸重 3g，每服 1 丸，每日 2 次，陈酒或温开水送服；亦可作汤剂，水煎服，川乌、草乌先煎 30 分钟。

证治机理

本方主证是由风寒痰湿瘀血痹阻经络所致。风寒湿邪滞留经络，病久不愈，气血不得宣通，营卫失其流畅，津液凝聚为痰，血行痹阻为瘀。风寒湿邪与痰瘀交阻而见肢体筋脉疼痛，麻木拘挛，关节屈伸不利。中风手足不仁，迁延时久，而见腰腿沉重或腿臂间作痛者，其理亦同。根据《素问·至真要大论》"留者攻之""逸者行之"的原则，治宜祛风散寒除湿与化痰活血通络兼顾。

方解

君 川乌、草乌，大辛大热，祛风除湿，温经通络，且止痛作用强。

臣 天南星，辛温燥烈，祛风燥湿化痰，以除经络中之风痰湿浊。

佐 乳香、没药，行气活血，化瘀通络，使气血流畅，则风寒湿邪不得留滞，且亦有止痛之功。
地龙，性善走窜，为入络之佳品，功能通经活络。

使 酒（酒送服），取其辛散温通之性以助药势，并可引诸药直达病所。

解析 诸药合用，使风寒湿邪与痰浊、瘀血得以祛除，经络疏通，营卫调和，则肢体肌肤得以温养，诸证自可痊愈。

配伍特点 辛热温通，峻药缓用。

小活络丹 《太平惠民和剂局方》

功用 祛风除湿，化痰通络，活血止痛。

主治 风寒湿痹。肢体筋脉疼痛，麻木拘挛，关节屈伸不利，疼痛游走不定。亦治中风，手足不仁，日久不愈，经络湿痰瘀血，而见腰腿沉重，或腿臂间作痛。

应用

药味加减 风湿诸痹，肩背腰膝筋脉骨节疼痛，偏正头痛，或口眼㖞斜，半身不遂，行步艰难，筋脉拘挛，肌肉顽麻沉重酸木，以小活络丹作汤剂，加胆南星、橘红、桑寄生、豨莶草、白术、当归、炒白芍、川芎、生地黄。

现代应用 常用于慢性风湿性关节炎、类风湿关节炎、骨质增生症、坐骨神经痛、肩周炎，以及中风后遗症等属风寒湿痰瘀滞经络者。

附方

大活络丹（《兰台轨范》）
组成：白花蛇、乌梢蛇、威灵仙、两头尖、草乌、天麻、全蝎、首乌、龟甲、麻黄、贯众、炙甘草、羌活、官桂、藿香、乌药、黄连、熟地黄、大黄、木香、沉香各60g，细辛、赤芍、没药、丁香、乳香、僵蚕、天南星、青皮、骨碎补、白蔻、安息香、附子、黄芩、茯苓、香附、玄参、白术各30g，防风75g，葛根、虎胫（狗骨代）、当归各45g，血竭21g，地龙、犀角（水牛角代用）、麝香、松脂各15g，牛黄、冰片各4.5g，人参90g。
用法：上药为末，蜜丸，金箔为衣。每服5g，陈酒送下，一日2次。
功用：祛风扶正，活络止痛。
主治：中风瘫痪、痿痹、阴疽、流注，或治跌打损伤等。

思忖

小活络丹与大活络丹的功用异同点是什么？
相同点：小活络丹和大活络丹功用、主治相近，皆可祛风通络，活血止痛。
不同点：小活络丹以祛风、散寒、除湿药配伍化痰、活血之品组方，纯为祛邪而设，故适用于邪实而正气不衰者。
大活络丹药味众多，以祛风、温里、除湿、活血药配伍补气、养血、滋阴、助阳等扶正之品组方，属标本兼顾之治，故适用于邪实正虚之证。

善用 本方是治疗风寒痰湿瘀血痹阻经络的常用方。临床应用以肢体筋脉挛痛，关节屈伸不利，舌淡紫、苔白为辨证要点。本方药性温燥，药力峻猛，以体实气壮者为宜。阴虚有热者及孕妇忌服。且川乌、草乌为有毒之品，不宜过量。

诵记 小活络丹天南星，二乌乳没加地龙，
寒湿瘀血成痹痛，搜风活血经络通。

川乌

草乌

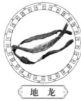
地龙

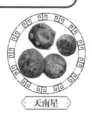
天南星

乳香

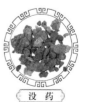
没药

组成

生赭石 30g

怀牛膝 30g

天冬 15g

川楝子 6g

生龙骨 15g

生麦芽 6g

生牡蛎 15g

茵陈 6g

生龟甲 15g

玄参 15g

甘草 4.5g

生杭芍 15g

镇肝熄风汤
《医学衷中参西录》

用法

水煎服。

方解

证治机理

本方主证是由肝肾阴虚，肝阳偏亢，阳亢化风，气血逆乱所致。肝肾阴虚，肝阳上亢，风阳上扰，故见头目眩晕、目胀耳鸣、脑部热痛、面红如醉；肾水不能上济心火，心肝火盛，则心中烦热；肝气犯胃，胃气上逆，则时常噫气；肝阳过亢，气血逆乱而致卒中，轻则风中经络，肢体渐觉不利、口眼渐形喎斜，重则风中脏腑，眩晕颠仆、不知人事等；脉弦长有力为肝阳亢盛之象。本方证虽以肝肾阴虚为本，但肝阳上亢、气血逆乱标实为重、为急。立法应以镇肝息风、引气血下行为主，辅以滋养肝肾，兼顾肝木条达之性。

君

怀牛膝，味酸性平，归肝肾经，重用可引血下行，折其阳亢，补益肝肾。

臣

代赭石，质重沉降，镇肝降逆，合牛膝引气血下行以治其标。
龙骨、牡蛎、龟甲、白芍，益阴潜阳，镇息肝风。

佐

玄参、天冬，滋养阴液，壮水涵木，使阴能制阳而肝风自息。
茵陈、川楝子、生麦芽，清泄肝热，疏理肝气，以顺肝性，利于肝阳之平降。

使

甘草，调和诸药，且与麦芽相配，和胃调中，防止金石类药物碍胃之弊。兼作佐药之用。

解析

诸药相伍，镇肝息风、滋阴潜阳，共成标本兼治，而以治标为主。

配伍特点

镇肝、平肝、柔肝、疏肝四法相合，治风从肝，息风治标，滋肝治本，标本兼顾，治标为主。

麦芽　茵陈

牛膝　赭石

功用 —— 镇肝息风，滋阴潜阳。

主治 —— 类中风。头目眩晕，目胀耳鸣，脑部热痛，面色如醉，心中烦热，或时常噫气，或肢体渐觉不利，口眼渐形㖞斜；甚或眩晕颠仆，昏不知人，移时始醒，或醒后不能复元，脉弦长有力。

应用

- **药味加减** —— 若心中烦热甚者，加石膏、栀子，清热除烦；痰多者，加胆南星、竹沥水，清热化痰；尺脉重按虚者，加熟地黄、山茱萸，补肝肾；中风后遗症，加桃仁、红花、丹参、地龙，活血通络。

- **现代应用** —— 常用于高血压病、脑血栓形成、脑出血、血管神经性头痛等属肝肾阴虚，肝风内动证者。

附方

建瓴汤（《医学衷中参西录》）
组成：怀山药 30g，怀牛膝 30g，生赭石 24g，生龙骨 18g，生牡蛎 18g，生地黄 18g，生杭芍 12g，柏子仁 12g。
用法：磨取铁锈浓水，煎药。
功用：镇肝息风，滋阴安神。
主治：肝肾阴虚，肝阳上亢证。头目眩晕，耳鸣目胀，心悸健忘，烦躁不安，失眠多梦，脉弦长而硬。

思忖

镇肝熄风汤与建瓴汤的功用异同点是什么？
相同点：镇肝熄风汤和建瓴汤均用怀牛膝、代赭石、龙骨、牡蛎、白芍，皆能镇肝息风，滋阴潜阳，治肝肾阴虚，肝阳上亢之证。
不同点：镇肝熄风汤配以玄参、天冬、龟甲、茵陈、川楝子等，镇潜清降之力较强，适用于肝阳上亢、气血逆乱而见脑部热痛，或面色如醉，甚或中风昏仆者。
建瓴汤伍有生地黄、怀山药、柏子仁等，宁心安神之力略优，适用于肝阳上亢而见失眠多梦、心神不宁者。

善用 —— 本方是治疗内中风之常用方。无论是中风之前，还是中风之时，抑或中风之后，皆可运用。临床应用以头目眩晕，脑部热痛，面色如醉，心中烦热，脉弦长有力为辨证要点。气虚血瘀之中风，则不宜用本方。

诵记 —— 张氏镇肝熄风汤，龙牡龟牛治亢阳，代赭天冬元芍草，茵陈川楝麦芽襄。

（甘草）

（龙骨）（牡蛎）（龟甲）（白芍药）（玄参）（天冬）（川楝子）

组成

阿胶 9g

白芍 18g

麦冬 18g

炙甘草 12g

鸡子黄 2个

生龟甲 12g

干地黄 18g

鳖甲 12g

麻仁 6g

五味子 6g

生牡蛎 12g

大定风珠（温病条辨）

用法

水煎去渣，入阿胶烊化，再入鸡子黄搅匀，分3次温服。

证治机理

本证主证是由温病迁延日久，邪热灼伤真阴，或因误汗、妄攻，重伤阴液所致。肝为风木之脏，阴液大亏，水不涵木，虚风内动，而见手足瘛疭；真阴欲竭，故见神倦乏力、舌绛少苔、脉弱有时时欲脱之势。治宜味厚滋补之品，滋阴养液，填补欲竭之真阴，平息内动之虚风。

方解

君

鸡子黄、阿胶，滋阴养液以平息内风。

臣

麦冬、白芍、干地黄，三药重用，滋水涵木，养阴柔肝。

佐使

龟甲、鳖甲、牡蛎，滋阴潜阳，重镇息风。
麻仁，养阴润燥。
五味子，味酸善收，与滋阴药相伍而收敛真阴，与生白芍、甘草相配，又具酸甘化阴、柔肝缓急之功。

炙甘草，调和诸药。

解析

诸药配伍，使真阴得复，浮阳得潜，则虚风自息。

配伍特点

血肉有情之品与滋养潜镇之药合方，寓息风于滋养之中，共成"酸甘咸法"。

甘草

鸡子黄

白芍药

阿胶

功用 滋阴息风。

主治 阴虚风动证。温病后期，神倦瘛疭，舌绛苔少，脉弱有时时欲脱之势。

应用

药味加减 若气虚喘急，加人参补气定喘；自汗者，加人参、龙骨、小麦补气敛汗；气虚心悸者，加人参、小麦、茯神补气宁神；低热不退者，加地骨皮、白薇退虚热。

现代应用 常用于乙脑后遗症、眩晕、放疗后舌萎缩、甲亢、甲亢术后手足抽搐症、神经性震颤等属阴虚风动者。

附方 阿胶鸡子黄汤（《通俗伤寒论》）
组成：阿胶 6g，白芍 9g，石决明 15g，钩藤 6g，生地黄 12g，炙甘草 2g，生牡蛎 12g，络石藤 9g，茯神 12g，鸡子黄 2 个。
用法：水煎服。
功用：滋阴养血，柔肝息风。
主治：热伤阴血，虚风内动证。手足瘛疭，心烦不寐，或头目眩晕，舌绛少苔，脉细数。

思忖 大定风珠与阿胶鸡子黄汤的功用异同点是什么？
相同点：大定风珠和阿胶鸡子黄汤均含阿胶、鸡子黄、生白芍、地黄、生牡蛎、炙甘草，同属滋阴息风剂，用治阴虚风动之手足瘛疭、舌绛少苔者。
不同点：大定风珠配伍生龟板、生鳖甲、麦冬、麻子仁、五味子，滋阴潜阳之力稍强，兼有收敛之功，适用于真阴欲竭，虚风内动证，伴见神倦脉虚、时时欲脱者。
阿胶鸡子黄汤配伍石决明、钩藤、络石藤、茯神，平肝息风之力稍胜，兼能通络、安神，适用于邪热久羁，阴血不足，虚风内动证，伴见筋脉拘急、心烦不寐，或头目眩晕、脉细数者。

善用 本方是治疗温病后期，真阴大亏，虚风内动证的常用方。临床应用以神倦瘛疭，舌绛苔少，脉虚弱为辨证要点。

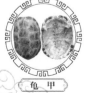
鳖甲

诵记 大定鸡黄与阿胶，麦地白芍麻仁草，五味龟鳖加牡蛎，滋阴息风疗效好。

龟 甲

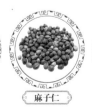
干地黄

麻子仁

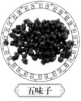
五味子

牡 蛎

麦 冬

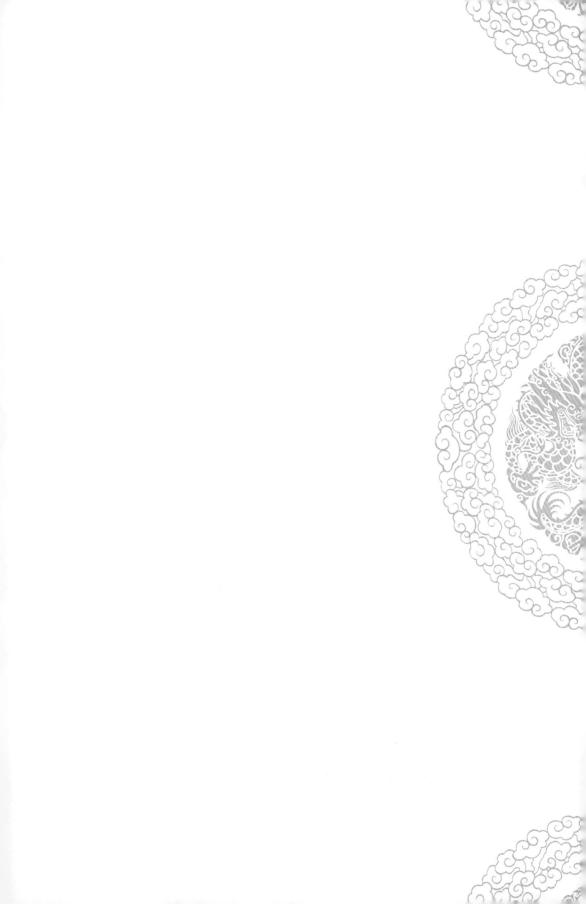

治燥剂

治燥剂是以轻宣外燥或滋阴润燥等作用为主，用于治疗燥证的方剂。

燥证分外燥和内燥两类。凡感受秋令燥邪所致的凉燥或温燥，均属外燥证。内燥是由于津液亏耗、脏腑失润所致，常累及肺、胃、肾、大肠等脏腑，上燥多病在肺，中燥多涉及胃，下燥多病在肾与大肠。根据"燥者濡之"的原则，治疗燥证当以濡润为法。外燥宜轻宣祛邪外达，凉燥治以辛苦温润，温燥治以辛凉甘润；内燥宜滋养濡润复津，治以甘凉濡润。所以，治燥剂分为轻宣外燥剂和滋润内燥剂。

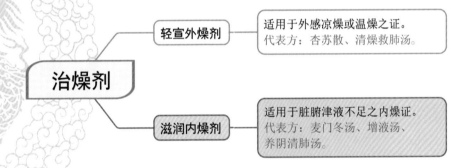

治燥剂多由甘凉滋润药物为主组成，易于助湿碍气而影响脾胃运化，故素体多湿、脾虚便溏、气滞痰盛者均当慎用。燥邪最易化热，伤津耗气，故运用治燥剂有时尚需配伍清热泻火或益气生津之品，不宜配伍辛香耗津或苦寒化燥之品，以免重伤津液。

——看图学药方

杏仁
9g

苏叶
9g

桔梗
6g

甘草
6g

半夏
9g

组成

茯苓
9g

生姜
3片

前胡
9g

陈皮
6g

大枣
3枚

枳壳
6g

水煎温服。 —— 用法

本方主证是因外感凉燥之邪，肺失宣肃，痰湿内阻所致。凉燥伤表，则恶寒无汗、头微痛；凉燥伤肺，津液内结，则咳嗽痰稀；肺气为燥邪郁遏，则鼻塞咽干。治宜轻宣凉燥，止咳化痰。 —— 证治机理

苏叶，味辛微温，解肌发表，开宣肺气，凉燥从表而解。
杏仁，苦辛温润，宣降肺气，润肺止咳化痰。 —— 君

前胡，疏风祛痰下气，内外兼顾，加强君药解表化痰之力。
桔梗，升宣肺气，祛痰止咳。
枳壳，理气宽胸，药性下行，助杏仁宣利肺气。 —— 臣

半夏，燥湿化痰。
陈皮，理气化痰。
茯苓，健脾渗湿。
生姜、大枣，调和营卫以利解表，通行津液以助润燥，调和脾胃，以祛湿。 —— 佐

甘草，调和药性，且合桔梗宣肺利咽。兼作佐药之用。 —— 使

苏叶、杏仁配伍，既解卫表之邪，又开肺气之郁；桔梗、枳壳一升一降，有助于行气而布散津液。诸药合用，乃"温、宣、化"三法并用，轻宣凉燥解表与宣肺止咳、温化寒痰并用，表里兼顾而以治表为主，使凉燥得解，肺气和降，诸证自愈。 —— 解析

苦辛微温，肺脾同治，重在治肺轻宣。 —— 配伍特点

方解

杏苏散
《温病条辨》

生姜

大枣

苏叶

杏仁

240

功用 轻宣凉燥，理肺化痰。

主治 外感凉燥证。恶寒无汗，头微痛，咳嗽痰稀，鼻塞咽干，苔白，脉弦。

应用

药味加减 若恶寒无汗、身痛甚，加羌活、防风，加强解表之力；汗后咳不止者，去苏叶加苏梗理气止咳；兼泄泻、腹满者，加苍术、厚朴燥湿行气。

现代应用 常用于上呼吸道感染、流行性感冒、慢性支气管炎、肺气肿等属外感凉燥或风寒袭肺，痰湿内阻者。

附方 桑杏汤《温病条辨》
组成：桑叶 3g，杏仁 4.5g，沙参 6g，象贝 3g，香豉 3g，栀皮 3g，梨皮 3g。
用法：水煎顿服。
功用：清宣温燥，凉润止咳。
主治：外感温燥证。头痛，身热不甚，微恶风寒，口渴，咽干鼻燥，干咳无痰，或痰少而黏，舌红，苔薄白而干，脉浮数而右脉大。

思忖 杏苏散与桑杏汤的功用异同点是什么？
相同点：杏苏散和桑杏汤均可轻宣外燥，用治外燥咳嗽。
不同点：杏苏散所治为外感凉燥证，系燥邪束肺，肺失宣肃，痰湿内阻所致，治宜轻宣凉燥，理肺化痰。
桑杏汤所治为外感温燥证，系燥袭肺卫，肺失清肃，津液受损所致，治宜轻宣温燥，凉润肺金。

善用 本方是治疗凉燥证的常用方，临床应用以恶寒无汗、咳嗽痰稀、鼻塞咽干、苔白、脉弦为辨证要点。若凉燥化热则不宜使用。

诵记 杏苏散内夏陈前，枳桔苓草姜枣研，
轻宣温润治凉燥，咳止痰化病自痊。

半夏

茯苓

前胡

枳壳

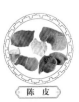
陈皮

桔梗

甘草

看图学药方

组成

桑叶 9g

石膏 7.5g

麦冬 3.5g

人参 2g

胡麻仁 3g

阿胶 2.5g

杏仁 2g

枇杷叶 3g

甘草 3g

清燥救肺汤 《医门法律》

用法

水煎服。

方解

证治机理

本方主证多由秋令久晴无雨，温燥伤肺所致。肺合皮毛而主表，燥热伤肺，故身热头痛；温燥伤肺，肺失肃降，故干咳无痰、气逆而喘、胸满胁痛、咽喉干燥、鼻燥；燥热偏重，灼伤气阴，则心烦口渴、舌干少苔、脉虚大而数。治宜清肺燥，补气阴。

君

霜桑叶，重用，取其质轻寒润入肺，清透宣泄燥热，清肺止咳。

臣

石膏，辛甘大寒，善清肺热而兼能生津止渴。麦冬，甘寒养阴生津，助桑叶清除温燥，并兼顾损伤之津液。

佐

杏仁、枇杷叶，苦降肺气，止咳平喘。
阿胶、胡麻仁，助麦冬养阴润燥。
人参、甘草，益气补中，培土生金。

使

甘草，调和药性。

解析

诸药合用，使燥热得清，气阴得复，肺金濡润，肺逆得降，诸症自除。

配伍特点

宣、润、降、清、补五法并用，宣中有降，清中有润，气阴双补，培土生金。

功用 清燥润肺，益气养阴。

主治 温燥伤肺证。身热头痛，干咳无痰，气逆而喘，咽喉干燥，鼻燥，胸满胁痛，心烦口渴，舌干少苔，脉虚大而数。

应用

药味加减 若痰多，加川贝、瓜蒌润燥化痰；热甚者，加羚羊角、水牛角清热凉血。

现代应用 常用于肺炎、支气管哮喘、急慢性支气管炎、支气管扩张、肺癌等属燥热犯肺，气阴两伤者。

思忖 清燥救肺汤与桑杏汤的功用异同点是什么？
相同点：清燥救肺汤和桑杏汤均用桑叶、杏仁轻宣温燥、苦降肺气，同治温燥伤肺之证。
不同点：清燥救肺汤由辛寒清热及益气养阴药物组成，清燥益肺作用较强，适用于燥热偏重、气阴两伤之温燥重证，症见身热咳喘、心烦口渴、脉虚大而数。
桑杏汤由辛凉解表药合甘凉濡润药物组成，清燥润肺作用较弱，适用于燥伤肺卫、津液受灼之温燥轻证，症见头痛微热、咳嗽不甚、鼻燥咽干。

善用 本方是治疗温燥伤肺重证的常用方。临床应用以身热、干咳无痰、气逆而喘、舌干少苔、脉虚大而数为辨证要点。

诵记 清燥救肺参草杷，石膏胶杏麦胡麻，经霜收下干桑叶，解郁滋干效堪夸。

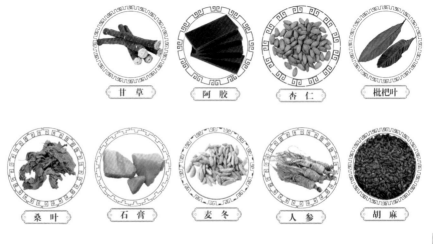

甘草　阿胶　杏仁　枇杷叶

桑叶　石膏　麦冬　人参　胡麻

麦门冬
42g

甘草
6g

半夏
6g

粳米
6g

组成

人参
9g

大枣
4枚

用法

水煎服。

证治机理

本方主症是因肺胃阴津耗损，虚火上炎所致。肺胃阴伤，肺失胃养，肺叶枯萎，肃降失职，故咳逆上气；肺不布津，聚液为痰，故咳唾涎沫；胃阴不足，气不降而升，故气逆呕吐；胃阴不足，津不上承，故口渴咽干；舌红少苔，脉虚数乃阴津亏虚之象。治宜润肺益胃、降逆下气。

方解

君

麦冬，重用，甘寒清润，入肺胃两经，养阴生津，滋液润燥，兼清虚热。

臣

半夏，降逆下气、化痰和胃。一则降逆以止咳呕，二则开胃行津以润肺，三则防大剂量麦冬之滋腻壅滞。
人参，健脾补气，俾脾胃气旺，自能于水谷之中生化津液，上润于肺，即"阳生阴长"。

佐

甘草、粳米、大枣，甘润性平，合人参和中滋液，培土生金。

使

甘草，调和药性。

解析

诸药相合，可使肺胃阴复，逆气得降，中土健运，诸症自愈。

配伍特点

麦冬与半夏用量比为 7：1，润燥相济，以润为主，滋而不腻；健脾养胃而补肺，体现培土生金，虚则补母之法。

麦门冬汤
《金匮要略》

功用　滋养肺胃，降逆下气。

主治　肺胃阴伤之虚热肺痿。咳唾涎沫，短气喘促，咽干口燥，舌红少苔，脉虚数。
胃阴不足证。气逆呕吐，口渴咽干，舌红少苔，脉虚数。

应用

药味加减　阴伤甚者，加沙参、玉竹，养阴增液；咳逆甚者，加百部、款冬花，润肺下气止咳；呕吐甚者，加竹茹、生姜，清热止呕。

现代应用　常用于慢性支气管炎、支气管扩张、肺结核、硅肺、慢性咽喉炎等属肺胃阴伤者，亦常用治胃及十二指肠溃疡、慢性胃炎、糖尿病、妊娠呕吐等属胃阴不足者。

思忖　麦门冬汤中大量麦冬配伍少量半夏的目的是什么？
肺痿的成因是上焦肺热咳嗽，经治不当，耗伤肺脏之津液而致；亦有继发于其他疾病，因津液一再受损而致者。肺痿证口吐大量浊唾涎沫属于肺热叶焦，清肃失职，水精不布，留贮胸中，得热煎熬，变为涎沫侵肺所致。
麦门冬汤配伍之妙在于以大量麦冬配伍少量半夏（量比为7∶1）。半夏能下逆气、止浊唾，但毕竟为治标之品，非治本也。其本是由于肺热叶焦，故必得大队麦冬、人参、甘草、粳米、大枣益养肺胃气阴，方是治本之法。且麦冬得半夏则不腻，半夏得麦冬则不燥，其功相得益彰。

善用　本方是治疗肺胃阴伤，气机上逆所致肺痿咳嗽或呕吐的常用方。临床应用以咳唾涎沫，短气喘促，或呕吐，口渴咽干，舌红少苔，脉虚数为辨证要点。虚寒肺痿，不宜使用本方。

诵记　麦门冬汤用人参，枣草粳米半夏存，
肺痿咳逆因虚火，清养肺胃此方珍。

麦　冬

半　夏

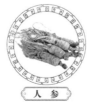
人　参

甘　草

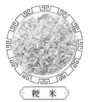
粳　米

大　枣

玄参
30g

生地黄
24g

组成

麦冬
24g

用法

水煎服。

证治机理

本方主症是由热邪伤津，津亏肠燥，无水舟停所致。热病伤津，阴亏液涸，肠燥失润，糟粕困滞，则大便秘结；口渴，舌干红，脉细数亦为津液亏乏、阴虚内热之象。此时勿用承气下之，下之必更伤其阴，治宜增液润燥以通便，即"增水行舟"之法。

方解

君

玄参，重用，苦咸而寒，清热养阴增液，启肾水以滋肠燥。

臣

生地黄，甘苦而寒，滋阴壮水，清热凉血，生津润肠。

佐

麦冬，甘寒滋润，润肺增液，生津濡肠。

解析

三药合用，重剂而投，大补阴液，润滑肠道，促使糟粕下行，且可借滋润之寒凉以清热，从而使诸症得解。

配伍特点

重剂咸寒甘润，增水行舟，寓泻于补。

增液汤
《温病条辨》

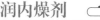

功用

增液润燥。

主治

阳明温病，津亏肠燥便秘证。大便秘结，口渴，舌干红，脉细数或沉而无力。

应用

药味加减

热结甚者，加大黄、芒硝清热泻下，方名增液承气汤；阴虚牙痛者，加牛膝、牡丹皮凉血、泻火、解毒；胃阴不足、舌质光绛、口干唇燥者，加沙参、玉竹、石斛，以养阴生津。

现代应用

常用于习惯性便秘、慢性咽喉炎、复发性口腔溃疡、慢性牙周炎、糖尿病及放疗后的口腔反应等属阴津不足者。

思忖

增液汤与增液承气汤的功用异同点是什么？
相同点：增液汤和增液承气汤均是治疗阳明阴亏，"无水行舟"所致便秘的方剂。
不同点：增液汤是以滋润为主，为肠津大伤，燥结不甚者而设。增液承气汤是润下合施，为肠津大伤，燥结太甚者而设，是在增液汤的基础上又加入大黄和芒硝，以增泻热通便之力，其泻下之力尤强，用于肠燥阴亏，热结较重者。

善用

本方是治疗津亏肠燥所致便秘的常用方，是增水行舟的代表方剂。临床应用以大便秘结，口渴，舌干红，脉细数或沉而无力为辨证要点。

诵记

增液汤用玄地冬，无水舟停便不通，或合硝黄作泻剂，补泄兼施妙不同。

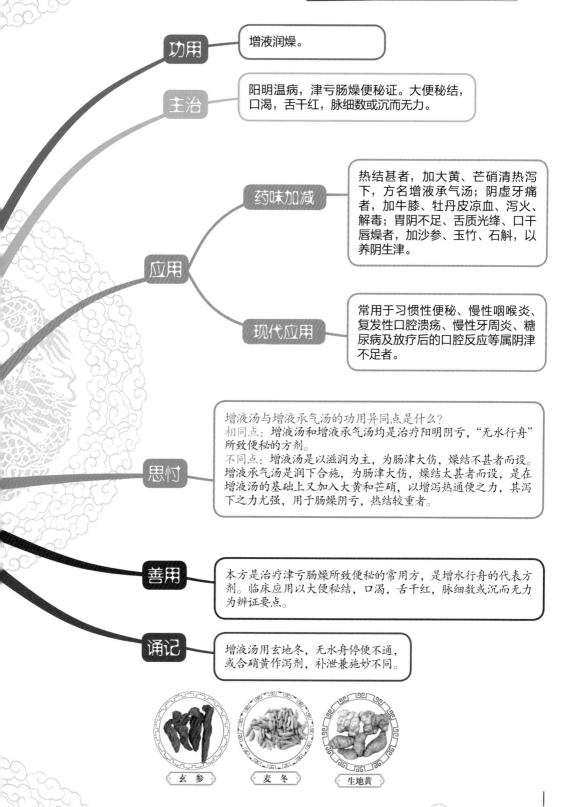

玄参　　　麦冬　　　生地黄

生地黄
6g

贝母
3g

牡丹皮
3g

麦冬
4g

组成

薄荷
2g

甘草
2g

元参
5g

炒白芍
3g

用法

水煎服。

证治机理

本方主症为素体阴虚，上焦蕴热，复感疫毒所致。喉属肺系，肾脉循喉咙，夹舌本，与喉相通，由于肺肾阴虚，虚火上炎，加之疫毒上犯，故见发热，咽喉肿，起白如腐；肺失清润，故见咳嗽声嘶；舌红、脉数，均为阴虚热盛之象。治宜养阴清肺，解毒利咽。

方解

君

生地黄，重用，甘苦而寒，滋肾水而救肺燥，清热凉血而解疫毒。

臣

麦冬，养阴润肺清热，益胃生津润喉。
玄参，清热解毒散结，启肾水上达于咽喉。

佐

牡丹皮，凉血活血消肿。
白芍，敛阴和营泄热。
薄荷，辛凉宣散，清利咽喉。
贝母，清热化痰，润肺止咳。

使

甘草，清热解毒，调和诸药。兼作佐药之用。

解析

诸药合用，可使阴液滋养，疫毒清解，咽喉清利，白喉可愈。

配伍特点

养阴扶正与清肺解毒合用，甘寒辛凉，滋肾润肺，金水相生，清解寓散。

养阴清肺汤
《重楼玉钥》

功用　养阴清肺，解毒利咽。

主治　阴虚肺燥之白喉证。喉间起白如腐，不易拭去，并逐渐扩展，病变甚速，咽喉肿痛，初起或发热或不发热，鼻干唇燥，或咳或不咳，呼吸有声，似喘非喘，脉数无力或细数。

应用

药味加减　若阴虚甚者，加熟地黄，滋阴补肾；热毒甚者，加金银花、连翘，清热解毒；燥热甚者，加天冬、鲜石斛，养阴润燥。

现代应用　常用于治疗阴虚白喉、慢性咽炎、喉炎、咽峡炎等。

思忖　养阴清肺汤在临床上的实际应用是什么？
养阴清肺汤原是治疗白喉的专方，但由于预防接种的全面推广，目前白喉的发病率已降至很低，故其适应证已有改变。因方中有大量的滋阴润燥，清热凉血之品，故现主要用于治疗阴虚燥热所致的干咳、口燥咽干等肺燥阴虚证。

善用　本方是治疗阴虚白喉的常用方。临床应用以喉间起白如腐，不易拭去，咽喉肿痛，鼻干唇燥，脉数无力为辨证要点。白喉忌解表，尤忌辛温发汗。

诵记　养阴清肺是妙方，玄参草芍麦地黄，薄荷贝母丹皮入，时疫白喉急煎尝。

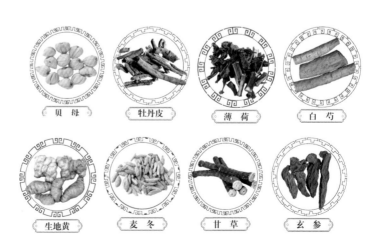

贝母　　牡丹皮　　薄荷　　白芍

生地黄　　麦冬　　甘草　　玄参

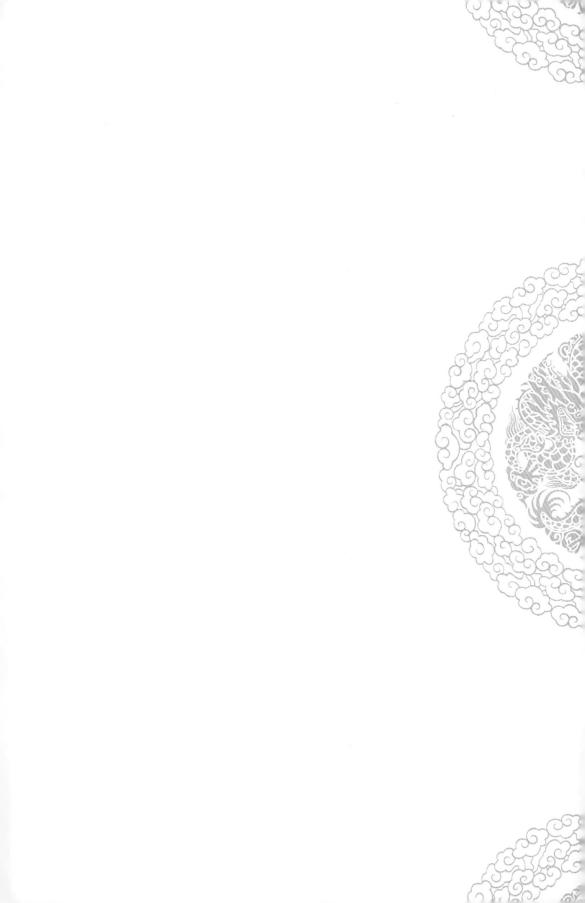

祛湿剂

祛湿剂是以化湿利水，通淋泄浊等作用为主，用于治疗水湿病证的方剂。根据《素问·至真要大论》"湿淫所胜……以苦燥之，以淡泄之"，以及《素问·汤液醪醴论》"洁净府"的原则立法，属于"八法"中的"消法"。

湿邪为患，有外湿与内湿之分。外湿与内湿又常相兼为病。一般湿邪在外在上者，可微汗疏解以散之；在内在下者，可芳香苦燥而化之，或甘淡渗利以除之；水湿壅盛，形气俱实者，又可攻下以逐之；湿从寒化者，宜温阳化湿；湿从热化者，宜清热祛湿；湿浊下注，淋浊带下者，则宜分清化浊以治之。所以，祛湿剂分为化湿和胃剂、清热祛湿剂、利水渗湿剂、温化寒湿剂、祛湿化浊剂、祛风胜湿。其中，外湿之证，治以汗法为主者，已列于解表剂中；水湿壅盛，治以攻逐水饮者，已列于泻下剂中。

祛湿剂多由芳香温燥或甘淡渗利之品组成，易于耗伤阴津，且辛香之品亦易耗气，渗利之剂有碍胎元，故素体阴血不足，或病后体弱者及孕妇等应慎用。

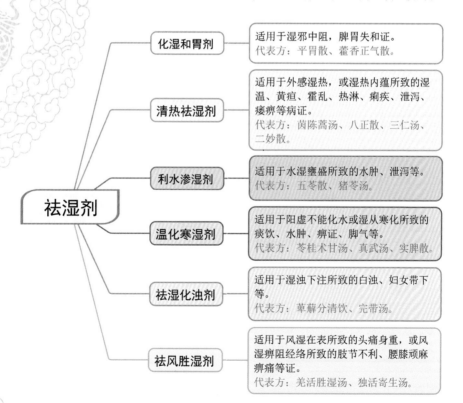

祛湿剂

化湿和胃剂 —— 适用于湿邪中阻，脾胃失和证。
代表方：平胃散、藿香正气散。

清热祛湿剂 —— 适用于外感湿热，或湿热内蕴所致的湿温、黄疸、霍乱、热淋、痢疾、泄泻、痿痹等病证。
代表方：茵陈蒿汤、八正散、三仁汤、二妙散。

利水渗湿剂 —— 适用于水湿壅盛所致的水肿、泄泻等。
代表方：五苓散、猪苓汤。

温化寒湿剂 —— 适用于阳虚不能化水或湿从寒化所致的痰饮、水肿、痹证、脚气等。
代表方：苓桂术甘汤、真武汤、实脾散。

祛湿化浊剂 —— 适用于湿浊下注所致的白浊、妇女带下等。
代表方：萆薢分清饮、完带汤。

祛风胜湿剂 —— 适用于风湿在表所致的头痛身重，或风湿痹阻经络所致的肢节不利、腰膝顽麻痹痛等证。
代表方：羌活胜湿汤、独活寄生汤。

苍术
12g

橘皮
6g

组成

厚朴
9g

炙甘草
3g

用法

共研细末，每服 4 ~ 6g，姜枣煎汤送下；亦可作汤剂，加生姜 2 片，大枣 2 枚，水煎服。

证治机理

本方主症是由湿邪困阻，气机不利，脾胃失和所致。脾主运化，喜燥恶湿，脾为湿困，运化失常，则食少乏味、大便溏泄；湿阻气滞，则脘腹胀满；胃失和降，则呕吐恶心、嗳气吞酸；脾主四肢、肌肉，湿郁于脾，故多肢体沉重；湿邪困阻，清阳不升，故怠惰嗜卧；舌苔白腻而厚、脉缓均为湿邪困阻之象。治宜燥湿运脾，行气和胃。

平胃散
《简要济众方》

方解

君

苍术，辛香苦温，最善燥湿，兼以运脾，使湿去则脾运有权，脾健则湿邪得化。

臣

厚朴，辛苦性温，芳香苦燥，行气除满，兼可化湿。

佐

陈皮，辛行温通，理气和胃，燥湿醒脾，以助苍术、厚朴燥湿行气之力。

使

甘草，调和药性，且能益气健脾和中。
生姜、大枣，煎加姜、枣，以增补脾和胃之效。兼作佐药之用。

解析

全方从辛、从燥、从苦，而能消、能散，使湿浊得化，气机调畅，脾气健运，胃得和降。

配伍特点

以苦辛温燥为主，苦温可燥湿，辛散能行气，湿化气行则脾胃自和。

功用

燥湿运脾，行气和胃。

主治

湿滞脾胃证。脘腹胀满，不思饮食，口淡无味，恶心呕吐，嗳气吞酸，肢体沉重，怠惰嗜卧，常多自利，舌苔白腻而厚，脉缓。

应用

药味加减

湿从寒化者，加干姜、草豆蔻，温化寒湿；湿从热化者，加黄连、黄芩，清热燥湿；气滞甚者，加砂仁、木香，行气宽中；兼食滞者，加山楂、神曲，消化食积。

现代应用

常用于慢性胃炎、消化道功能紊乱、胃溃疡等属湿滞脾胃证者。

附方

不换金正气散（原名不换金散，《易简方》）
组成：藿香、厚朴、苍术、陈皮、半夏、甘草各10g。
用法：共研细末，每服12g；亦可作汤剂，加生姜3片，水煎服。
功用：解表化湿，和胃止呕。
主治：湿浊内停，兼有表寒证。呕吐腹胀，恶寒发热，或霍乱吐泻，或水土不服，舌苔白腻。

柴平汤（《景岳全书》）
组成：柴胡6g，黄芩4.5g，人参3g，半夏3g，甘草1.5g，陈皮3.5g，苍术4.5g，厚朴3g。
用法：加生姜3片，大枣2枚，水煎服。
功用：和解少阳，祛湿和胃。
主治：湿疟。一身尽痛，手足沉重。寒多热少，脉濡。

思忖

不换金正气散和柴平汤的功用异同点是什么？
相同点：不换金正气散和柴平汤均能清热除湿，治疗湿热内阻。
不同点：不换金正气散较平胃散多藿香、半夏两味药，燥湿和胃、降逆止呕之力益佳，且具解表之功，适用于湿浊中阻兼有表寒，或湿滞脾胃之霍乱吐泻。
柴平汤即小柴胡汤与平胃散合方，功可和解少阳，燥湿化痰和胃，宜于素多痰湿，复感外邪，痰湿阻于少阳，寒多热少之湿疟。

善用

本方是治疗湿滞脾胃证的基础方。临床应用以脘腹胀满，舌苔白腻而厚为辨证要点。因方中药物苦温辛燥，易耗气伤津，所以阴津不足或脾胃虚弱者及孕妇不宜使用。

诵记

平胃散用朴陈皮，苍术甘草姜枣齐，
燥湿运脾除胀满，调胃和中此方宜。

苍术

厚朴

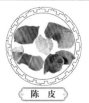
陈皮

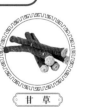
甘草

白芷 3g

大腹皮 3g

陈皮 6g

桔梗 6g

紫苏 3g

茯苓 3g

组成

藿香 9g

半夏曲 6g

炙甘草 6g

白术 6g

厚朴姜汁炙 6g

用法

共研细末，每服6g，生姜3片，大枣1枚，煎汤送服；亦可作汤剂，加生姜3片，大枣1枚，水煎服。

证治机理

本方主症是由风寒在表，湿滞脾胃所致。风寒外束，卫阳郁遏，故见恶寒发热等表证；内伤湿滞，湿浊中阻，脾胃不和，升降失常，则恶心呕吐，肠鸣泄泻；湿阻气滞，则胸膈满闷、脘腹疼痛。治宜外散风寒，内化湿浊，兼以理气和中。

方解

君

藿香，其辛温之性解在表之风寒，其芳香之味化在里之湿浊，以达辟秽和中、升清降浊之效。

臣

半夏曲、陈皮，燥湿和胃，降逆止呕。
白术、茯苓，健脾助运，除湿和中止泻。

佐

厚朴、大腹皮，行气化湿，畅中行滞。
紫苏、白芷，辛温发散，助藿香外散风寒，紫苏尚可醒脾宽中、行气止呕，白芷兼能燥湿化浊。
桔梗，开宣肺气以助解表，畅利胸膈又助化湿。

使

甘草，调和药性。
生姜、大枣，内调脾胃，外和营卫。

解析

外散风寒与内化湿滞相伍，健脾利湿与理气和胃共施，使风寒外散，湿浊内化，气机通畅，脾胃调和，清升浊降，则寒热、吐泻、腹痛诸症可除。

配伍特点

表里同治而以除湿治里为主，脾胃同调而以升清降浊为要。

藿香正气散

《太平惠民和剂局方》

梗

藿香

大腹皮

白芷

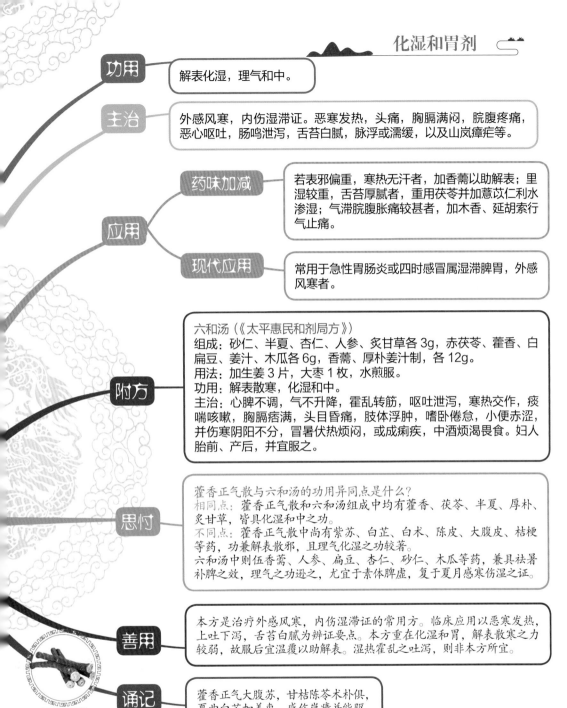

功用
解表化湿，理气和中。

主治
外感风寒，内伤湿滞证。恶寒发热，头痛，胸膈满闷，脘腹疼痛，恶心呕吐，肠鸣泄泻，舌苔白腻，脉浮或濡缓，以及山岚瘴疟等。

应用

药味加减
若表邪偏重，寒热无汗者，加香薷以助解表；里湿较重，舌苔厚腻者，重用茯苓并加薏苡仁利水渗湿；气滞脘腹胀痛较甚者，加木香、延胡索行气止痛。

现代应用
常用于急性胃肠炎或四时感冒属湿滞脾胃，外感风寒者。

附方
六和汤（《太平惠民和剂局方》）
组成：砂仁、半夏、杏仁、人参、炙甘草各 3g，赤茯苓、藿香、白扁豆、姜汁、木瓜各 6g，香薷、厚朴姜汁制，各 12g。
用法：加生姜 3 片，大枣 1 枚，水煎服。
功用：解表散寒，化湿和中。
主治：心脾不调，气不升降，霍乱转筋，呕吐泄泻，寒热交作，痰喘咳嗽，胸膈痞满，头目昏痛，肢体浮肿，嗜卧倦怠，小便赤涩，并伤寒阴阳不分，冒暑伏热烦闷，或成痢疾，中酒烦渴畏食。妇人胎前、产后，并宜服之。

思忖
藿香正气散与六和汤的功用异同点是什么？
相同点：藿香正气散和六和汤组成中均有藿香、茯苓、半夏、厚朴、炙甘草，皆具化湿和中之功。
不同点：藿香正气散中尚有紫苏、白芷、白术、陈皮、大腹皮、桔梗等药，功兼解表散邪，且理气化湿之功较著。
六和汤中则伍香薷、人参、扁豆、杏仁、砂仁、木瓜等药，兼具祛暑补脾之效，理气之功逊之，尤宜于素体脾虚，复于夏月感寒伤湿之证。

善用
本方是治疗外感风寒，内伤湿滞证的常用方。临床应用以恶寒发热，上吐下泻，舌苔白腻为辨证要点。本方重在化湿和胃，解表散寒之力较弱，故服后宜温覆以助解表。湿热霍乱之吐泻，则非本方所宜。

诵记
藿香正气大腹苏，甘桔陈苓术朴俱，
夏曲白芷加姜枣，感伤岚瘴并能驱。

甘草

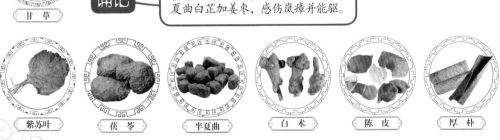

紫苏叶　　茯苓　　半夏曲　　白术　　陈皮　　厚朴

茵陈
18g

栀子
12g

大黄
6g

组成

用法

水煎服。

证治机理

本方主证是因邪热入里，与脾湿相合，湿热壅滞中焦熏蒸肝胆所致。湿热瘀滞，熏蒸肝胆，发为阳黄。胆汁外溢，浸渍肌肤，则一身面目俱黄，黄色鲜明；湿热壅滞，气机失畅，则腹微满、恶心呕吐、大便不爽甚或秘结；热不得外越，湿不得下泄，则无汗或但头汗出、小便不利；湿热内郁，津液不化，则口中作渴。发热，舌红苔黄腻，脉沉数或滑数等皆为湿热内蕴之征。治宜清热利湿，化瘀通滞，导邪外出以退黄。

方解

君

茵陈，苦寒降泄，长于清利脾胃肝胆湿热，为治黄疸要药。

臣

茵陈，苦寒降泄，长于清利脾胃肝胆湿热，为治黄疸要药。

佐

大黄，泻热逐瘀，通利肠道，导瘀热从大便而去。

解析

三药合用，利湿与泄热相伍，使二便通利，湿热分消，瘀热得下，黄疸自退。

茵陈蒿汤
《伤寒论》

配伍特点

苦寒清利通腑，分消退黄。

功用 清热，利湿，退黄。

主治 湿热黄疸。一身面目俱黄，黄色鲜明，发热，无汗或但头汗出，口渴欲饮，恶心呕吐，腹微满，小便短赤，大便不爽或秘结，舌红苔黄腻，脉沉数或滑数有力。

应用

药味加减 若湿重于热者，加茯苓、泽泻、猪苓以渗湿；热重于湿者，加黄柏、龙胆草、蒲公英以清热；胁痛明显者，加柴胡、川楝子以疏肝理气；恶心呕吐、食少纳呆者，加半夏、竹茹、神曲以消食和胃。

现代应用 常用于急性黄疸型传染性肝炎、胆囊炎、胆石症、钩端螺旋体病等所引起的黄疸等属湿热内蕴证者。

附方

栀子柏皮汤（《伤寒论》）
组成：栀子 10g，炙甘草 3g，黄柏 6g。
用法：水煎服。
功用：清热利湿。
主治：黄疸，热重于湿证。身热，发黄，心烦懊恼，口渴，苔黄。

茵陈四逆汤（《伤寒微旨论》）
组成：甘草、茵陈各 6g，干姜 4.5g，附子 6g。
用法：水煎服。
功用：温里助阳，利湿退黄。
主治：阴黄。黄色晦暗，皮肤冷，背恶寒，手足不温，身体沉重，神倦食少，口不渴或渴喜热饮，大便稀溏，舌淡苔白，脉紧细或沉细无力。

思忖 茵陈蒿汤、栀子柏皮汤、茵陈四逆汤的功用异同点是什么？
相同点：茵陈蒿汤、栀子柏皮汤、茵陈四逆汤皆能治疗黄疸。
不同点：茵陈蒿汤、栀子柏皮汤均主治湿热内蕴所致之阳黄。
茵陈蒿汤以茵陈配栀子、大黄，清热利湿并重，宜于湿热俱盛之黄疸。
栀子柏皮汤以栀子配伍黄柏，以清热为主，宜于湿热黄疸属热重于湿者。
茵陈四逆汤以茵陈与干姜、附子配伍，故有温阳利湿退黄之功，宜于寒湿内阻之阴黄。

善用 本方是治疗黄疸阳黄的常用方。临床应用以一身面目俱黄，黄色鲜明，舌苔黄腻，脉沉数或滑数有力为辨证要点。

诵记 茵陈蒿汤治阳黄，栀子大黄组成方，
栀子柏皮加甘草，茵陈四逆治阴黄。

大 黄

茵 陈

栀 子

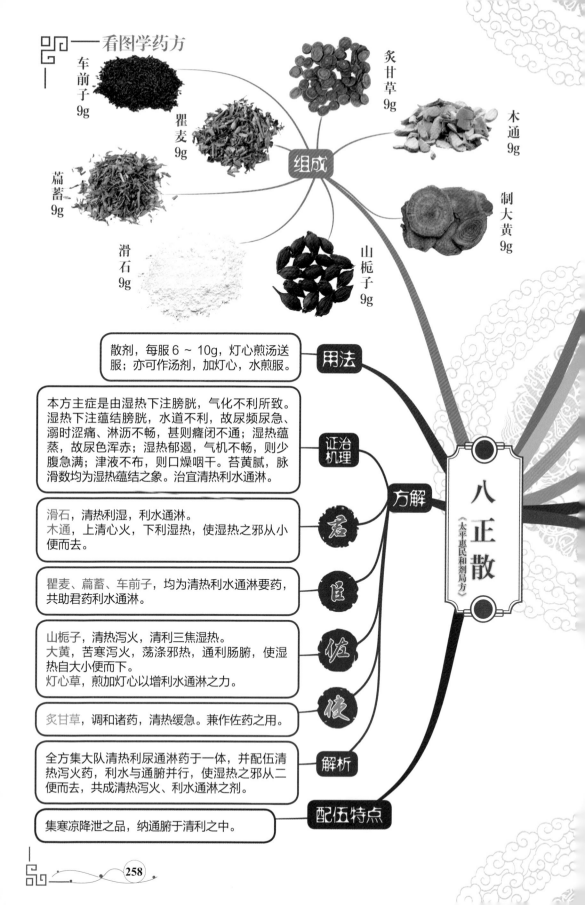

看图学药方

车前子 9g

炙甘草 9g

瞿麦 9g

组成

木通 9g

萹蓄 9g

制大黄 9g

滑石 9g

山栀子 9g

用法
散剂，每服 6～10g，灯心煎汤送服；亦可作汤剂，加灯心，水煎服。

证治机理
本方主症是由湿热下注膀胱，气化不利所致。湿热下注蕴结膀胱，水道不利，故尿频尿急、溺时涩痛、淋沥不畅，甚则癃闭不通；湿热蕴蒸，故尿色浑赤；湿热郁遏，气机不畅，则少腹急满；津液不布，则口燥咽干。苔黄腻，脉滑数均为湿热蕴结之象。治宜清热利水通淋。

方解

君
滑石，清热利湿，利水通淋。
木通，上清心火，下利湿热，使湿热之邪从小便而去。

臣
瞿麦、萹蓄、车前子，均为清热利水通淋要药，共助君药利水通淋。

佐
山栀子，清热泻火，清利三焦湿热。
大黄，苦寒泻火，荡涤邪热，通利肠腑，使湿热自大小便而下。
灯心草，煎加灯心以增利水通淋之力。

使
炙甘草，调和诸药，清热缓急。兼作佐药之用。

解析
全方集大队清热利尿通淋药于一体，并配伍清热泻火药，利水与通腑并行，使湿热之邪从二便而去，共成清热泻火、利水通淋之剂。

配伍特点
集寒凉降泄之品，纳通腑于清利之中。

八正散
《太平惠民和剂局方》

功用 清热泻火，利水通淋。

主治 湿热淋证。尿频尿急，溺时涩痛，淋沥不畅，尿色浑赤，甚则癃闭不通，小腹急满，口燥咽干，舌苔黄腻，脉滑数。

应用

药味加减 若治血淋，加生地黄、小蓟、白茅根凉血止血；治石淋涩痛，加金钱草、海金沙、石韦化石通淋；治膏淋浑浊，加萆薢、菖蒲分清化浊。热毒重者，加蒲公英、金银花、连翘清热解毒。

现代应用 常用于膀胱炎、尿道炎、急性前列腺炎、泌尿系结石、肾盂肾炎、术后或产后尿潴留等属湿热下注者。

思忖

八正散与小蓟饮子的功用异同点是什么？
相同点：八正散和小蓟饮子同具清热通淋之效，均可治淋证。
不同点：八正散配伍车前子、瞿麦、萹蓄、灯心草偏重清热利尿通淋，并佐以大黄泻热通便，引湿热从大便而解，主治湿热蕴结膀胱的湿热淋证，病变部位主要在气分。
小蓟饮子用生地黄、小蓟、藕节、蒲黄等凉血止血药与利水通淋之品相伍，主治下焦瘀热，热伤血络的血淋、尿血症，病变部位主要在血分。

善用 本方是治疗湿热淋证的常用方。临床应用以尿频尿急，溺时涩痛，舌苔黄腻，脉滑数为辨证要点。

诵记 八正木通与车前，萹蓄大黄滑石研，草梢瞿麦兼栀子，煎加灯草痛淋蠲。

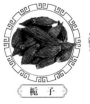
栀 子

甘 草

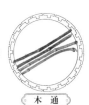
木 通

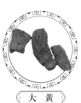
大 黄

车前子

瞿 麦

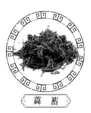
萹 蓄

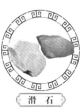
滑 石

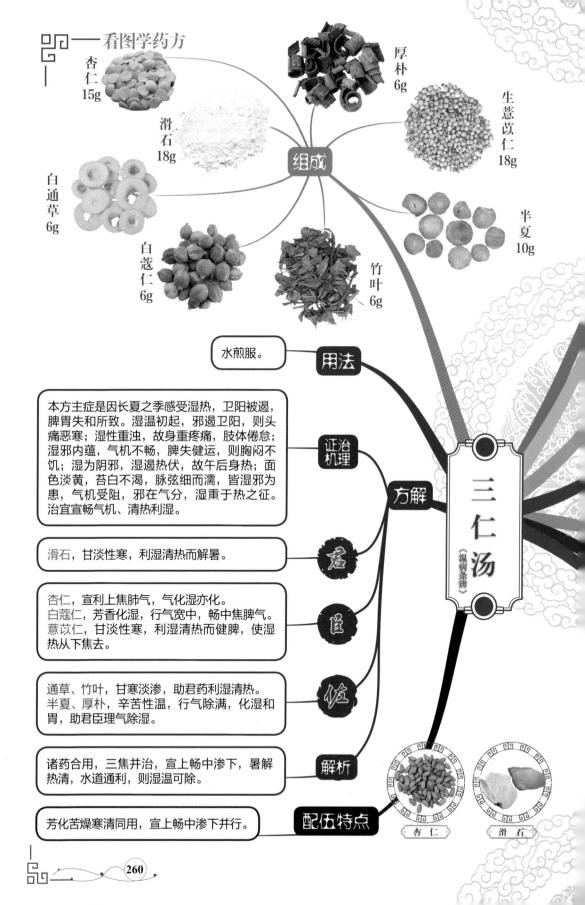

看图学药方

组成

杏仁 15g

厚朴 6g

滑石 18g

生薏苡仁 18g

白通草 6g

半夏 10g

白蔻仁 6g

竹叶 6g

用法

水煎服。

证治机理

本方主症是因长夏之季感受湿热，卫阳被遏，脾胃失和所致。湿温初起，邪遏卫阳，则头痛恶寒；湿性重浊，故身重疼痛，肢体倦怠；湿邪内蕴，气机不畅，脾失健运，则胸闷不饥；湿为阴邪，湿遏热伏，故午后身热；面色淡黄，苔白不渴，脉弦细而濡，皆湿邪为患，气机受阻，邪在气分，湿重于热之征。治宜宣畅气机、清热利湿。

方解

三仁汤 《温病条辨》

君

滑石，甘淡性寒，利湿清热而解暑。

臣

杏仁，宣利上焦肺气，气化湿亦化。
白蔻仁，芳香化湿，行气宽中，畅中焦脾气。
薏苡仁，甘淡性寒，利湿清热而健脾，使湿热从下焦去。

佐

通草、竹叶，甘寒淡渗，助君药利湿清热。
半夏、厚朴，辛苦性温，行气除满，化湿和胃，助君臣理气除湿。

解析

诸药合用，三焦并治，宣上畅中渗下，暑解热清，水道通利，则湿温可除。

配伍特点

芳化苦燥寒清同用，宣上畅中渗下并行。

杏仁

滑石

功用 宣畅气机，清利湿热。

主治 湿温初起或暑温夹湿。头痛恶寒，身重疼痛，肢体倦怠，面色淡黄，胸闷不饥，午后身热，苔白不渴，脉弦细而濡。

应用

药味加减 湿温初起，卫分症状明显者，加藿香、香薷解表化湿；寒热往来者，加青蒿、草果和解化湿；热象明显者，加黄连、山栀子清热燥湿。

现代应用 常用于肠伤寒、胃肠炎、肾盂肾炎、布氏杆菌病、肾小球肾炎及关节炎等属湿重于热证者。

附方 藿朴夏苓汤（《感证辑要》引《医原》）
组成：杏仁6～9g，蔻仁2.5g，半夏6～9g，厚朴2.5～3g，藿梗4.5～6g，薏苡仁12～18g，通草9～15g，茯苓9～12g，猪苓4.5～6g，泽泻4.5～6g。
用法：先用通草煎汤代水，煎上药服。
功用：化湿解表。
主治：湿温初起。症见身热恶寒，肢体倦怠，胸闷口腻，舌苔薄白，脉濡缓。

思忖 三仁汤与藿朴夏苓汤的功用异同点是什么?
相同点：三仁汤和藿朴夏苓汤的组成中均有三仁（杏仁、蔻仁、薏苡仁）、半夏、厚朴、通草，皆可宣上、畅中、渗下以除湿热，宜于湿温初起，邪遏卫气，表里合邪，湿重热轻之证。
不同点：三仁汤伍以滑石、竹叶，清热之力胜之。
藿朴夏苓汤配入藿香、二苓（茯苓、猪苓）、泽泻，故芳香宣散与渗利湿邪之功较著。

善用 本方是治疗湿温初起，湿重于热的常用方。临床应用以头痛恶寒，身重疼痛，午后身热，苔白不渴为辨证要点。舌苔黄腻，热重于湿者，则不宜使用。

诵记 三仁杏蔻薏苡仁，朴夏白通滑竹伦，
水用甘澜扬百遍，湿温初起法堪遵。

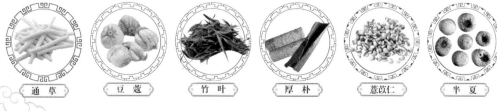

通草　豆蔻　竹叶　厚朴　薏苡仁　半夏

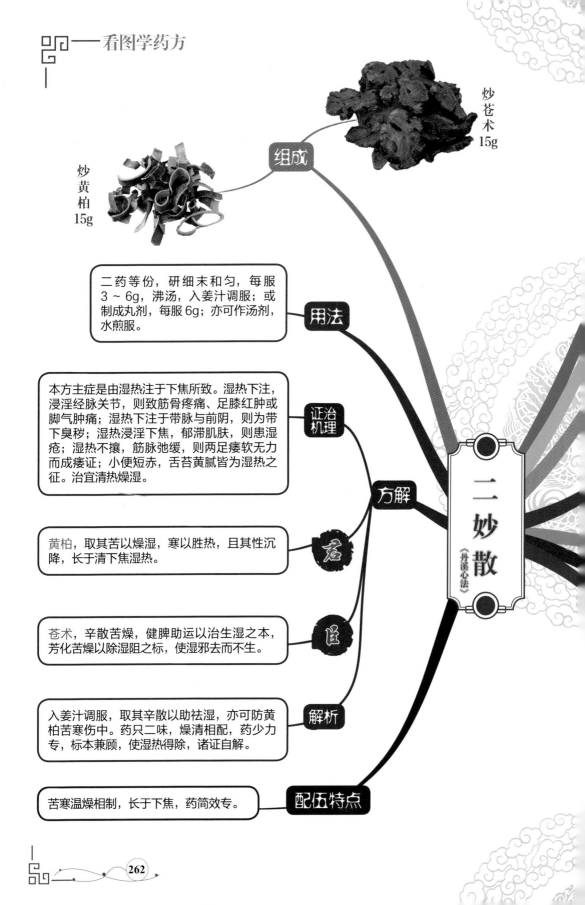

炒苍术
15g

组成

炒黄柏
15g

用法

二药等份，研细末和匀，每服
3～6g，沸汤，入姜汁调服；或
制成丸剂，每服6g；亦可作汤剂，
水煎服。

证治机理

本方主症是由湿热注于下焦所致。湿热下注，
浸淫经脉关节，则致筋骨疼痛、足膝红肿或
脚气肿痛；湿热下注于带脉与前阴，则为带
下臭秽；湿热浸淫下焦，郁滞肌肤，则患湿
疮；湿热不攘，筋脉弛缓，则两足痿软无力
而成痿证；小便短赤，舌苔黄腻皆为湿热之
征。治宜清热燥湿。

方解

君

黄柏，取其苦以燥湿，寒以胜热，且其性沉
降，长于清下焦湿热。

臣

苍术，辛散苦燥，健脾助运以治生湿之本，
芳化苦燥以除湿阻之标，使湿邪去而不生。

解析

入姜汁调服，取其辛散以助祛湿，亦可防黄
柏苦寒伤中。药只二味，燥清相配，药少力
专，标本兼顾，使湿热得除，诸证自解。

配伍特点

苦寒温燥相制，长于下焦，药简效专。

二妙散
《丹溪心法》

功用 ——— 清热燥湿。

主治 ——— 湿热下注证。筋骨疼痛，或两足痿软，或足膝红肿疼痛，或湿热带下，或下部湿疮、湿疹，小便短赤，舌苔黄腻。

应用

　药味加减 ——— 湿热痿证，加豨莶草、木瓜、牛膝、鹿衔草祛湿热、强筋骨；湿热脚气，加薏苡仁、木瓜、槟榔渗湿降浊；下部湿疮，加赤小豆、苦参、土茯苓清湿热、解疮毒。

　现代应用 ——— 常用于风湿性关节炎、阴囊湿疹、阴道炎等属湿热下注证者。

附方

三妙丸（《医学正传》）
组成：黄柏 12g，苍术 18g，川牛膝 6g。
用法：共为细末，面糊为丸，每服 10～15g，空腹，姜、盐汤下。
功用：清热燥湿。
主治：湿热下注之痿痹。两脚麻木或肿痛，或如火烙之热，痿软无力。

四妙丸（《成方便读》）
组成：黄柏、苍术、牛膝、薏苡仁各 240g。
用法：水泛为丸，每服 6～9g，温开水送下。
功用：清热利湿，舒筋壮骨。
主治：湿热痿证。两足麻木，痿软，肿痛。

思忖

二妙散、三妙丸、四妙丸的功用异同点是什么？
相同点：二妙散、三妙丸、四妙丸均能治疗湿热下注证。
不同点：三妙丸即二妙散加牛膝以补肝肾，强筋骨，引药下行，故专治下焦湿热之两脚麻木、痿软无力；四妙丸乃三妙丸再加薏苡仁以渗湿健脾，舒筋缓急，故适用于湿热下注之痿证。

善用 ——— 本方是治疗湿热下注之痿痹、脚气、带下、湿疮等病证的基础方，临床应用以足膝肿痛，小便短赤，舌苔黄腻为辨证要点。若属湿多热少者，则非本方所宜。

诵记 ——— 二妙散中苍柏煎，若云三妙牛膝添，四妙再加薏苡仁，湿热下注痿痹痊。

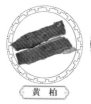
黄柏

苍术

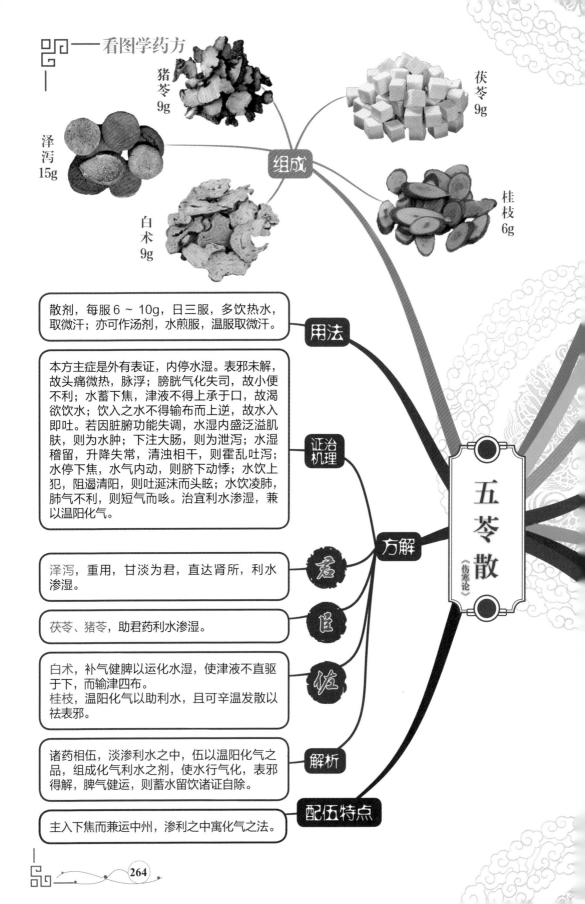

猪苓 9g

茯苓 9g

泽泻 15g

桂枝 6g

白术 9g

组成

五苓散
《伤寒论》

用法

散剂，每服 6～10g，日三服，多饮热水，取微汗；亦可作汤剂，水煎服，温服取微汗。

证治机理

本方主症是外有表证，内停水湿。表邪未解，故头痛微热，脉浮；膀胱气化失司，故小便不利；水蓄下焦，津液不得上承于口，故渴欲饮水；饮入之水不得输布而上逆，故水入即吐。若因脏腑功能失调，水湿内盛泛溢肌肤，则为水肿；下注大肠，则为泄泻；水湿稽留，升降失常，清浊相干，则霍乱吐泻；水停下焦，水气内动，则脐下动悸；水饮上犯，阻遏清阳，则吐涎沫而头眩；水饮凌肺，肺气不利，则短气而咳。治宜利水渗湿，兼以温阳化气。

方解

君

泽泻，重用，甘淡为君，直达肾所，利水渗湿。

臣

茯苓、猪苓，助君药利水渗湿。

佐

白术，补气健脾以运化水湿，使津液不直驱于下，而输津四布。
桂枝，温阳化气以助利水，且可辛温发散以祛表邪。

解析

诸药相伍，淡渗利水之中，伍以温阳化气之品，组成化气利水之剂，使水行气化，表邪得解，脾气健运，则蓄水留饮诸证自除。

配伍特点

主入下焦而兼运中州，渗利之中寓化气之法。

功用 利水渗湿，温阳化气。

主治 蓄水证。小便不利，头痛微热，烦渴欲饮，甚则水入即吐，舌苔白，脉浮。
水湿内停证。水肿，泄泻，小便不利，以及霍乱吐泻等。
痰饮。脐下动悸，吐涎沫而头目眩晕；或短气而咳。

应用

药味加减 若泄泻偏热者，去桂枝，加车前子、木通以利水清热。

现代应用 常用于急慢性肾炎水肿、肝硬化腹水、心源性水肿、急性肠炎、尿潴留、脑积水等属水湿内停证者。

附方

胃苓汤（《世医得效方》）
组成：五苓散、平胃散（各 3~6g）。
用法：水煎服。
功用：祛湿和胃，行气利水。
主治：夏秋之间，脾胃伤冷，水谷不分，泄泻不止。

茵陈五苓散（《金匮要略》）
组成：茵陈蒿末 4g，五苓散 2g。
用法：水煎服。
功用：利湿退黄。
主治：湿热黄疸，湿多热少，小便不利。

思忖

胃苓汤与茵陈五苓散的功用异同点是什么？
相同点：胃苓汤和茵陈五苓散皆由五苓散加减而成，均可健脾利水渗湿，用于治疗脾失健运，水湿内停，小便不利之证。
不同点：胃苓汤是五苓散与平胃散合方，故有燥湿和中、行气利水之效，适用于水湿内盛、气机阻滞之水肿、泄泻、腹胀、舌苔厚腻者。
茵陈五苓散为五苓散加倍量茵陈而成，故有利湿清热退黄之功，适宜于湿重热轻之黄疸。

善用 本方是利水化气的常用方。临床应用以小便不利，舌苔白，脉浮或缓为辨证要点。

诵记 五苓散治太阳腑，泽泻白术与二苓，温阳化气添桂枝，利便解表治水停。

   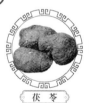 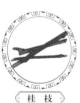

猪苓　泽泻　白术　茯苓　桂枝

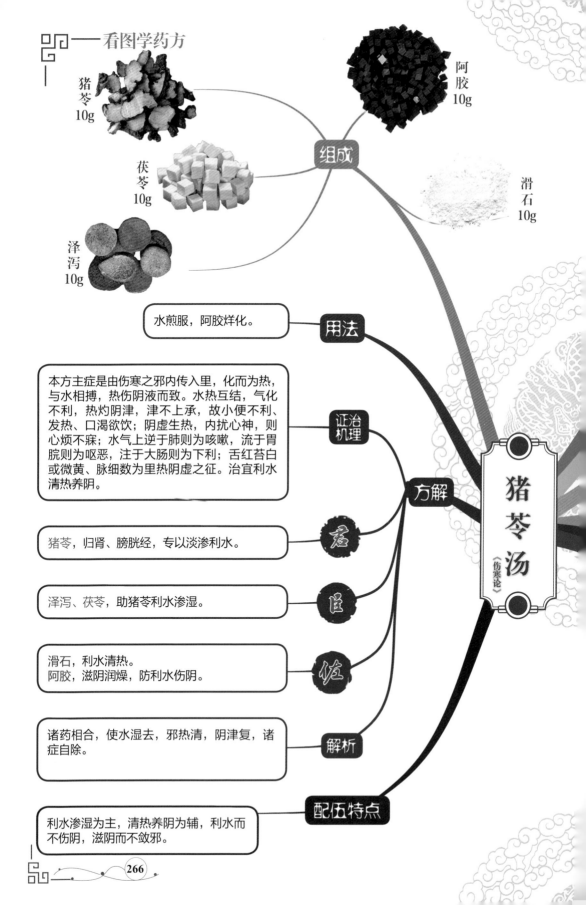

猪苓
10g

阿胶
10g

茯苓
10g

滑石
10g

泽泻
10g

组成

用法

水煎服，阿胶烊化。

证治机理

本方主症是由伤寒之邪内传入里，化而为热，与水相搏，热伤阴液而致。水热互结，气化不利，热灼阴津，津不上承，故小便不利、发热、口渴欲饮；阴虚生热，内扰心神，则心烦不寐；水气上逆于肺则为咳嗽，流于胃脘则为呕恶，注于大肠则为下利；舌红苔白或微黄、脉细数为里热阴虚之征。治宜利水清热养阴。

方解

君

猪苓，归肾、膀胱经，专以淡渗利水。

臣

泽泻、茯苓，助猪苓利水渗湿。

佐

滑石，利水清热。
阿胶，滋阴润燥，防利水伤阴。

解析

诸药相合，使水湿去，邪热清，阴津复，诸症自除。

配伍特点

利水渗湿为主，清热养阴为辅，利水而不伤阴，滋阴而不敛邪。

猪苓汤
《伤寒论》

功用

利水渗湿，养阴清热。

主治

水热互结伤阴证。小便不利，发热，口渴欲饮，或心烦不寐，或兼有咳嗽、呕恶、下利，舌红苔白或微黄，脉细数。又治血淋，小便涩痛，点滴难出，小腹满痛者。

应用

药味加减

热较重者，加木通、车前子，清热利水；阴伤明显者，加生地黄、玄参，养阴清热。

现代应用

常用于泌尿系统感染、肾炎、膀胱炎、产后尿潴留等属水热互结而兼阴虚者。

思忖

猪苓汤与五苓散的功用异同点是什么？
相同点：猪苓汤和五苓散在组成上同用猪苓、茯苓、泽泻，均可利水渗湿，治疗水湿内停，小便不利，身热口渴。
不同点：猪苓汤配以滑石清热、阿胶养阴，具有利水清热养阴之效，主治水热互结，灼伤阴津之证。
五苓散用白术扶土制水，配桂枝解表散邪、温阳化气，功能温阳化气利水，主治表邪未尽，内传太阳之腑，膀胱气化不利之蓄水证。

善用

本方是治疗水热互结，阴液耗伤的常用方。临床应用以小便不利，身热，口渴，舌红，脉细数为辨证要点。

诵记

猪苓汤用猪茯苓，泽泻滑石阿胶并，小便不利兼烦渴，利水养阴热亦平。

（猪苓）

（茯苓）

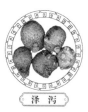
（泽泻）

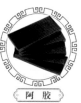
（阿胶）

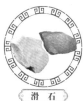
（滑石）

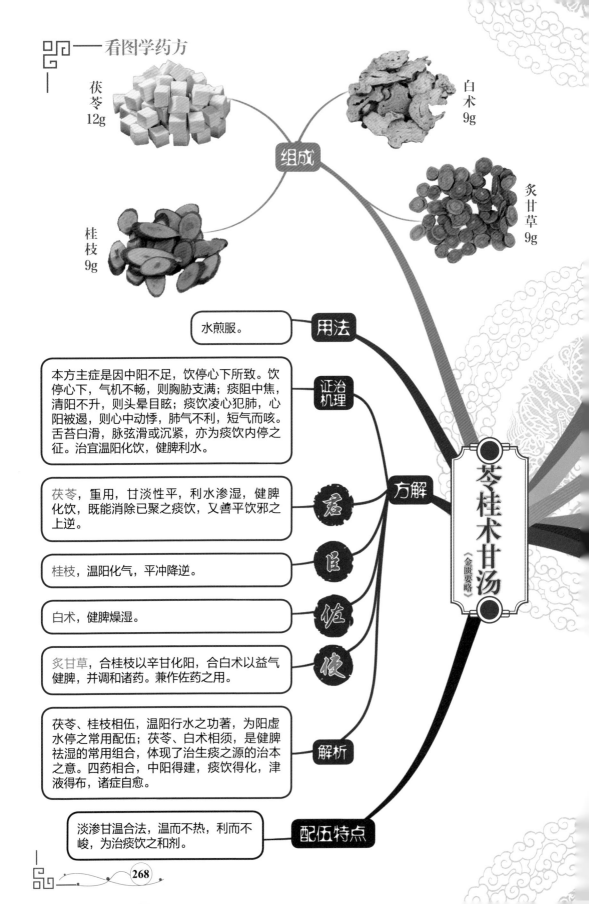

茯苓
12g

白术
9g

组成

炙甘草
9g

桂枝
9g

用法 — 水煎服。

证治
机理 — 本方主症是因中阳不足，饮停心下所致。饮停心下，气机不畅，则胸胁支满；痰阻中焦，清阳不升，则头晕目眩；痰饮凌心犯肺，心阳被遏，则心中动悸，肺气不利，短气而咳。舌苔白滑，脉弦滑或沉紧，亦为痰饮内停之征。治宜温阳化饮，健脾利水。

方解

君 — 茯苓，重用，甘淡性平，利水渗湿，健脾化饮，既能消除已聚之痰饮，又善平饮邪之上逆。

臣 — 桂枝，温阳化气，平冲降逆。

佐 — 白术，健脾燥湿。

使 — 炙甘草，合桂枝以辛甘化阳，合白术以益气健脾，并调和诸药。兼作佐药之用。

解析 — 茯苓、桂枝相伍，温阳行水之功著，为阳虚水停之常用配伍；茯苓、白术相须，是健脾祛湿的常用组合，体现了治生痰之源的治本之意。四药相合，中阳得建，痰饮得化，津液得布，诸症自愈。

配伍特点 — 淡渗甘温合法，温而不热，利而不峻，为治痰饮之和剂。

苓桂术甘汤
《金匮要略》

功用

温阳化饮，健脾利湿。

主治

中阳不足之痰饮。胸胁支满，目眩心悸，或短气而咳，舌苔白滑，脉弦滑或沉紧。

应用

药味加减

咳嗽痰多者，加半夏、陈皮，燥湿化痰；心下痞或腹中有水声者，可加枳实、生姜，消痞散水。

现代应用

常用于慢性支气管炎、支气管哮喘、心源性水肿、慢性肾小球肾炎水肿、梅尼埃病、神经官能症等属水饮停于中焦者。

思忖

苓桂术甘汤与五苓散的功用异同点是什么？
相同点：苓桂术甘汤和五苓散中皆有茯苓、桂枝、白术三药，均有温阳化饮之功，用于治疗痰饮病。
不同点：苓桂术甘汤以茯苓为君，配伍桂枝温阳化饮，四药皆入中焦脾胃，主治饮停中焦之胸胁支满、头眩、心下悸等。
五苓散以泽泻为君，配伍茯苓、猪苓直达下焦，以利水渗湿为主，主治饮停下焦之脐下悸、头眩、吐涎沫等。

善用

本方是治疗中阳不足痰饮病的常用方。临床应用以胸胁支满，目眩心悸，舌苔白滑为辨证要点。若饮邪化热，咳痰黏稠者，非本方所宜。

诵记

苓桂术甘化饮剂，健脾利湿又化气，
胸胁支满苔白滑，痰饮目眩加心悸。

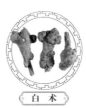
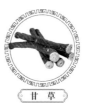

茯苓　桂枝　白术　甘草

茯苓
9g

生姜
9g

芍药
9g

组成

炮附子
9g

白术
6g

用法

水煎服。

证治机理

本方主症是因脾肾阳虚，水气内停、水湿内停或太阳病发汗太过，阳虚水泛所致。肾阳虚衰，气化失常，水气内停则小便不利；水湿内停，溢于肌肤，则四肢沉重疼痛，甚则浮肿；湿浊内生，流走肠间，则腹痛下利；上逆肺胃，则或咳或呕。若太阳病发汗太过，既过伤其阳，阴不敛阳而浮越，则见仍发热；又伤津耗液，津枯液少，阳气大虚，筋脉失养，则身体筋肉眴动、振振欲擗地；阳虚水泛，上凌于心，则心悸不宁；阻遏清阳，清阳不升，则头目眩晕；舌淡胖，苔白滑，脉沉细为阳虚水泛之象。治宜温肾助阳，健脾利水。

方解

君

附子，大辛大热，温肾助阳，以化气行水，兼暖脾土，以温运水湿。

臣

茯苓、白术，补气健脾，利水渗湿，使湿邪从小便去。

佐

生姜，温散，助附子温阳散寒，合茯苓、白术宣散水气，和胃而止呕。
白芍，一则利小便以行水气。二则柔肝缓急以止腹痛。三则敛阴舒筋以解筋肉眴动。四则可制约附子燥热伤阴。

解析

诸药合用，温脾肾以助阳气，利小便以祛水邪，共奏温阳利水之效。

真武汤
《伤寒论》

配伍特点

辛热渗利合法，纳酸柔于温利之中，脾肾兼顾，重在温肾。

功用　温阳利水。

主治　脾肾阳虚，水气内停证。小便不利，四肢沉重疼痛，浮肿，腰以下为甚，畏寒肢冷，腹痛，下利，或咳，或呕，舌淡胖，苔白滑，脉沉细。
太阳病发汗太过，阳虚水泛证。汗出不解，其人仍发热，心下悸，头眩，身瞤动，振振欲擗地。

应用

药味加减　若水寒射肺而咳嗽者，加干姜、细辛，温肺化饮，加五味子，敛肺止咳；阴盛阳衰而下利甚者，去芍药之阴柔，加干姜以助温里散寒。

药量加减　若水寒犯胃而呕吐者，加重生姜用量以和胃降逆。

现代应用　常用于慢性肾小球肾炎、心源性水肿、甲状腺功能低下、慢性支气管炎、慢性肠炎、肠结核等属脾肾阳虚，水湿内停证者。

附方　附子汤（《伤寒论》）
组成：炮附子 15g，茯苓 9g，人参 6g，白术 12g，芍药 9g。
用法：水煎服。
功用：温经助阳，祛寒化湿。
主治：寒湿内侵，身体骨节疼痛，恶寒肢冷，苔白滑，脉沉微。

思忖　附子汤与真武汤的功用异同点是什么？
相同点：附子汤和真武汤的药物组成仅一味之差，均可治疗阳虚水湿泛溢之证。
不同点：附子汤重用附子、白术，并配伍人参，重在温补脾阳而祛寒湿，主治阳虚寒湿内盛所致之痹证。
真武汤中附子、白术量减半，并佐以生姜，重在温补肾阳而散水气，主治阳虚水湿泛溢之证。

善用　本方为温阳利水之基础方。临床应用以小便不利，肢体沉重或浮肿，舌质淡胖，苔白，脉沉为辨证要点。

诵记　真武汤壮肾中阳，茯苓术芍附生姜，少阴腹痛有水气，悸眩瞤惕保安康。

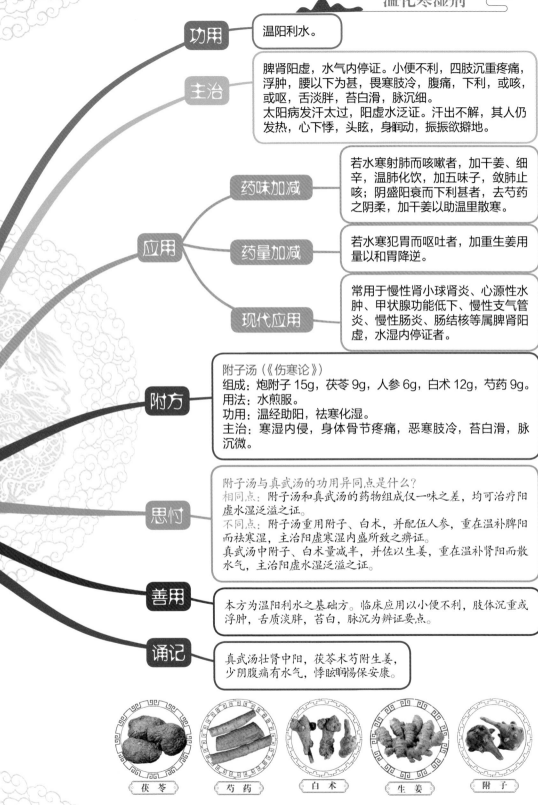

〈茯苓〉　〈芍药〉　〈白术〉　〈生姜〉　〈附子〉

看图学药方

白术 30g

厚朴 30g

炮附子 30g

茯苓 30g

木瓜 30g

组成

木香 30g

干姜 30g

草果仁 30g

大腹子 30g

炙甘草 15g

用法

加生姜 5 片，大枣 1 枚，水煎服。

证治机理

本方主症是因脾肾阳虚，阳不化水，水气内停所致。水湿内停，泛溢肌肤，故肢体浮肿；水邪下趋，故身半以下肿甚；脾肾阳虚，失于温煦，则手足不温；水湿内阻，气机不畅，则胸腹胀满；脾阳不足，运化失司，则大便溏薄；口中不渴，舌苔白腻，脉沉弦而迟等亦为阳虚水停之征。治宜温阳健脾，行气利水。

方解

君

附子，善于温肾阳而助气化以行水。
干姜，偏于温脾阳而助运化以制水。

臣

茯苓、白术，渗湿健脾，利水消肿。

佐

厚朴、木香、大腹子（槟榔），行气导滞，令气行则湿化，气顺则胀消。
木瓜，除湿醒脾。
草果，温中燥湿。

使

炙甘草、生姜、大枣，益脾和中，生姜兼能温散水气，炙甘草亦可调和药性。兼作佐药之用。

解析

附子、干姜相合，温肾暖脾，扶阳抑阴；君臣相协，补火助阳，崇土实脾，利水渗湿。诸药相伍，温阳健脾治本、行气利水治标。

配伍特点

辛热与淡渗合法，纳行气于温利之中，脾肾兼顾，主以实脾。

实脾散

（严氏济生方）

功用 温阳健脾，行气利水。

主治 阳虚水肿。身半以下肿甚，手足不温，口中不渴，胸腹胀满，大便溏薄，舌苔白腻，脉沉弦而迟。

应用

　药味加减 若气短乏力，倦怠懒言者，加黄芪补气以助行水；小便不利，水肿甚者，加猪苓、泽泻以增利水消肿之效；大便秘结者，加牵牛子以通利二便。

　现代应用 常用于慢性肾小球肾炎、心源性水肿等属脾肾阳虚气滞者。

思忖

实脾散与真武汤的功用异同点是什么？

相同点：实脾散和真武汤均治阳虚水肿，皆具温补脾肾，利水渗湿之功。

不同点：实脾散以附子、干姜为君，温脾助阳之力更胜，且佐入木香、厚朴、草果等行气导滞之品，主治脾肾阳虚水肿兼有胸腹胀满等气滞见症者。

真武汤以附子为君，配伍芍药、生姜，偏于温肾，温阳利水之中兼以敛阴柔筋，缓急止痛，主治肾阳不足，水湿内停之小便不利、浮肿者。

善用 本方是治疗脾肾阳虚水肿的常用方。临床应用以身半以下肿甚，胸腹胀满，舌淡苔腻，脉沉迟为辨证要点。

诵记 实脾厚朴与木香，草果槟榔术附姜，木瓜甘草白茯苓，健脾制水又温阳。

大腹子

附子

茯苓

干姜

甘草

厚朴

白术

木瓜

木香

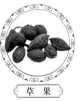
草果

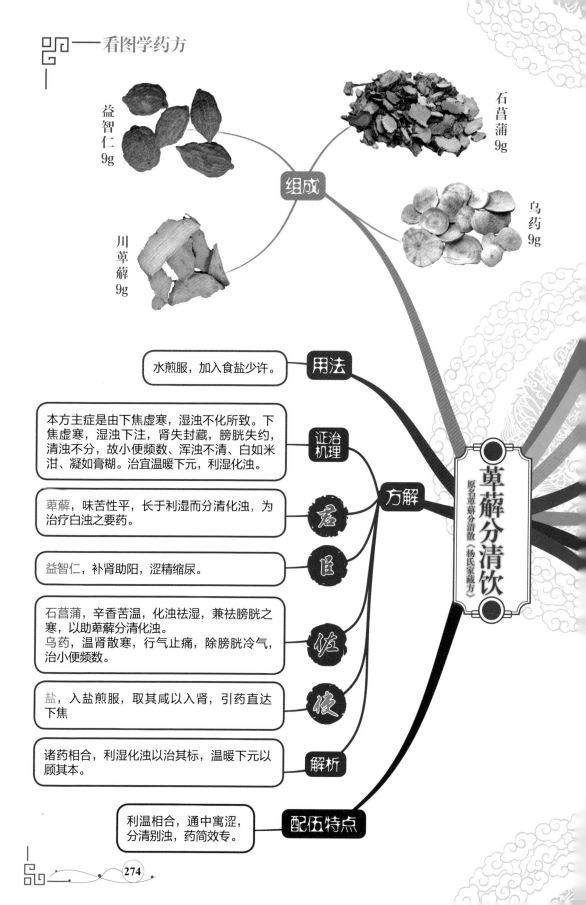

益智仁
9g

石菖蒲
9g

组成

乌药
9g

川萆薢
9g

用法

水煎服，加入食盐少许。

证治
机理

本方主症是由下焦虚寒，湿浊不化所致。下焦虚寒，湿浊下注，肾失封藏，膀胱失约，清浊不分，故小便频数、浑浊不清、白如米泔、凝如膏糊。治宜温暖下元，利湿化浊。

方解

君

萆薢，味苦性平，长于利湿而分清化浊，为治疗白浊之要药。

臣

益智仁，补肾助阳，涩精缩尿。

佐

石菖蒲，辛香苦温，化浊祛湿，兼祛膀胱之寒，以助萆薢分清化浊。
乌药，温肾散寒，行气止痛，除膀胱冷气，治小便频数。

使

盐，入盐煎服，取其咸以入肾，引药直达下焦

萆薢分清饮
原名萆薢分清散《杨氏家藏方》

解析

诸药相合，利湿化浊以治其标，温暖下元以顾其本。

配伍特点

利温相合，通中寓涩，分清别浊，药简效专。

功用 温肾利湿，分清化浊。

主治 下焦虚寒白浊。小便频数，浑浊不清，白如米泔，凝如膏糊，舌淡苔白，脉沉。

应用

药味加减 若兼虚寒腹痛者，加肉桂、盐小茴香以温中去寒；久病气虚者，加黄芪、白术以益气祛湿。

现代应用 常用于乳糜尿、慢性前列腺炎、慢性肾盂肾炎、慢性肾炎、慢性盆腔炎等属下焦虚寒，湿浊不化者。

附方
萆薢分清饮（《医学心悟》）
组成：川萆薢 6g，黄柏、石菖蒲各 2g，茯苓、白术各 3g，莲子心 2g，丹参、车前子各 5g。
用法：水煎服。
功用：清热利湿，分清化浊。
主治：湿热白浊。小便浑浊，尿有余沥，舌苔黄腻。

思忖
萆薢分清饮（《杨氏家藏方》）与萆薢分清饮（《医学心悟》）的功用异同点是什么？
相同点：萆薢分清饮（《杨氏家藏方》）和萆薢分清饮（《医学心悟》）皆用萆薢、石菖蒲利湿分清，均能治疗白浊。
不同点：萆薢分清饮（《杨氏家藏方》）配以益智仁、乌药，功可温暖下元，主治下焦虚寒之白浊。
萆薢分清饮（《医学心悟》）则伍用黄柏、车前子，功可清热利湿，主治下焦湿热之白浊。

善用 本方是治疗下焦虚寒之白浊的常用方。临床应用以小便浑浊频数，舌淡苔白，脉沉为辨证要点。

诵记 萆薢分清石菖蒲，萆薢乌药益智俱，或益茯苓盐煎服，通心固肾浊精驱。

益智仁　　　萆薢　　　石菖蒲　　　乌药

炒白术
30g

甘草
3g

陈皮
2g

炒山药
30g

人参
6g

黑芥穗
2g

酒白芍
15g

柴胡
2g

炒车前子
9g

苍术
6g

组成

用法 ── 水煎服。

证治机理 ── 本方主症是由脾虚肝郁，带脉失于约束，湿浊下注所致。脾虚则水湿内停，肝郁则疏泄无权，带脉不固，湿浊下趋，故见带下绵绵、色白、清稀无臭；脾虚生化之源不足，气血不能上荣，致面色黄白；脾失健运，水湿内停，清气不升，致倦怠便溏；舌淡苔白、脉缓濡弱为脾虚湿盛之象。治宜益气健脾，疏肝解郁，化湿止带。

方解

君 ── 白术，健脾而化湿浊。
山药，补肾以固带脉。

臣 ── 人参，补中益气，以助君药补脾之力。
苍术，燥湿运脾。
车前子，利湿泄浊，以增君药祛湿之能。
白芍，柔肝理脾，使肝木条达而脾土自强。

佐 ── 陈皮，理气和中，既可使补药补而不滞，又可行气以化湿。
柴胡、黑芥穗，取其升散之功，配白术可升发脾胃清阳，伍白芍可疏达肝气以适肝性。

使 ── 甘草，和中调药。兼作佐药之用。

解析 ── 诸药相配，使脾气健运，肝气条达，清阳得升，湿浊得化，则带下自止。

配伍特点 ── 诸药相配，使脾气健运，肝气条达，清阳得升，湿浊得化，则带下自止。

完带汤
《傅青主女科》

功用

补脾疏肝，化湿止带。

主治

脾虚肝郁，湿浊带下。带下色白，清稀无臭，面色黄白，倦怠便溏，舌淡苔白，脉缓或濡弱。

应用

药味加减

若兼湿热，带下兼黄色者，加黄柏、龙胆草，清热燥湿；兼有寒湿，小腹疼痛者，加炮姜、盐茴香，温中散寒；腰膝酸软者，加杜仲、续断，补益肝肾。此外，还可酌加煅龙骨、煅牡蛎、海螵蛸、芡实，加强固涩止带之力。

现代应用

常用于阴道炎、宫颈糜烂、盆腔炎而属脾虚肝郁，湿浊下注者。

思忖

完带汤与易黄汤的功用异同点是什么？
相同点：完带汤和易黄汤同出于《傅青主女科》，均用山药、车前子健脾利湿止带，治疗带下证。
不同点：完带汤用治脾虚肝郁、湿浊下注所致的白带证。
易黄汤用治肾虚有热、湿热下注所致的黄带证。

善用

本方是治脾虚肝郁，湿浊下注带下证的常用方。临床应用以带下色白，清稀无臭，舌淡苔白，脉濡缓为辨证要点。

诵记

完带汤中用白术，山药人参白芍辅，
苍术车前黑芥穗，陈皮甘草与柴胡。

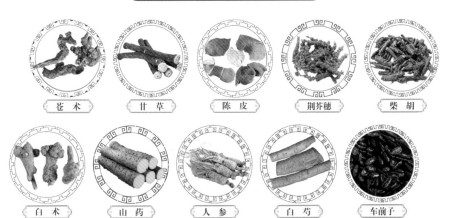

苍术　　　甘草　　　陈皮　　　荆芥穗　　　柴胡

白术　　　山药　　　人参　　　白芍　　　车前子

羌活
6g

独活
6g

藁本
3g

防风
3g

炙甘草
3g

蔓荆子
2g

川芎
1.5g

组成

用法

水煎服。

证治机理

本方主症是由汗出当风，或久居湿地，风湿之邪侵袭肌表所致。风湿相搏，郁于肌腠，阻滞经络，气血运行不畅，故头痛身重、肩背或腰脊疼痛、难以转侧。风湿在表，宜从汗解。治宜祛风胜湿，宣痹止痛。

方解

君 羌活、独活，辛苦温燥，皆可祛风除湿、通利关节。

臣 防风，散风胜湿而治一身之痛。
川芎，上行头目，旁通络脉，既可疏散周身风邪，又能活血行气而止头身之痛。

佐 藁本，疏散太阳经之风寒湿邪，且善达颠顶而止头痛。
蔓荆子，轻浮上行，主散头面之邪，并可清利头目。

使 炙甘草，缓辛散之性，且调和药性。兼作佐药之用。

解析 羌活善祛上部风湿，独活善祛下部风湿，二者合用，可散周身风湿而止痹痛，共为君药；防风、川芎共助君药散邪通痹止痛之力。诸药相伍，可发汗除湿、祛风止痛。

配伍特点 以辛温宣散之品组方，既可发汗解表、祛风胜湿，又可活血通络、宣痹止痛。

羌活胜湿汤
《脾胃论》

羌活　　独活

功用 祛风，胜湿，止痛。

主治 风湿在表之痹证。头痛身重，肩背疼痛不可回顾，或腰脊疼痛难以转侧，苔白，脉浮。

应用

药味加减 若寒湿较甚，身重腰沉而冷者，酌加防己、附子、川乌以助祛湿散寒通络；郁久化热者，加黄芩、黄柏、忍冬藤以清热。

现代应用 常用于感冒头痛、风湿性关节炎、类风湿关节炎、骨质增生症、强直性脊柱炎等属风湿在表者。

思忖 羌活胜湿汤与九味羌活汤的功用异同点是什么？
相同点：羌活胜湿汤和九味羌活汤均用羌活、防风、川芎和甘草，皆可祛风除湿止痛，治疗风湿在表之头身疼痛。
不同点：羌活胜湿汤则配伍独活、藁本、蔓荆子，以祛周身风湿见长，主治风湿客于肌表经络之证，其症以头身、腰脊重痛为主。
九味羌活汤伍有细辛、白芷、苍术、生地黄和黄芩，发汗解表力强，兼能清泄里热，主治风寒湿邪在表而里有蕴热之证，其症以恶寒发热为主，兼见口苦微渴。

善用 本方是治疗风湿在表的常用方。临床应用以头身重痛，或腰脊疼痛，苔白脉浮为辨证要点。

诵记 羌活胜湿羌独芎，甘蔓藁本与防风，湿气在表头腰重，发汗升阳有奇功。

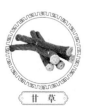

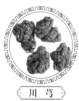

藁本　　防风　　甘草　　蔓荆子　　川芎

独活
9g

防风
6g

川芎
6g

人参
6g

桑寄生
6g

杜仲
6g

甘草
6g

当归
6g

牛膝
6g

组成

芍药
6g

细辛
6g

肉桂
6g

秦艽
6g

茯苓
6g

干地黄
6g

用法 — 水煎服。

证治机理 — 本方主症是因风寒湿痹日久不愈，损伤肝肾，耗伤气血所致。风寒湿邪客于经络关节，气血运行不畅，又兼肝肾不足，气血亏虚，筋骨失养，故腰膝疼痛、肢节屈伸不利，或麻木不仁；寒湿伤阳，则畏寒喜温；气血不足，则心悸气短，舌淡苔白，脉细弱。其证属邪实正虚。治宜祛邪与扶正兼顾，既应祛风除湿散寒，又当补益肝肾气血。

方解

君 — 独活，辛苦微温，善除久痹，且性善下行，以祛下焦与筋骨间的风寒湿邪。

臣 — 细辛，入少阴肾经，长于搜剔阴经之风寒湿邪。
秦艽，祛风湿，舒筋络而利关节。
肉桂，温经散寒，通利血脉。
防风，祛一身之风而胜湿。

佐 — 桑寄生、杜仲、牛膝，补益肝肾，祛风湿，强壮筋骨。
当归、川芎、地黄、芍药，养血活血。
人参、茯苓、甘草，健脾益气。

使 — 甘草，调和诸药。

解析 — 芍药与甘草相合，尚能柔肝缓急，以助舒筋；当归、川芎、牛膝、肉桂活血，寓"治风先治血，血行风自灭"之意。诸药合用，使风寒湿邪俱除，气血充足，肝肾强健，气血充盛，痹痛得以缓解。

配伍特点 — 辛温行散与甘温滋柔合法，纳益肝肾、补气血于祛邪蠲痹之中，邪正兼顾。

独活寄生汤
《备急千金要方》

杜 仲

独 活

桑寄生

功用 祛风湿，止痹痛，益肝肾，补气血。

主治 风寒湿痹日久，肝肾两虚，气血不足证。腰膝疼痛、痿软，肢节屈伸不利，或麻木不仁，畏寒喜温，心悸气短，舌淡苔白，脉细弱。

应用

药味加减 疼痛较剧者，酌加制川乌、地龙、白花蛇，助搜风通络，活血止痛；寒邪偏盛者，加附子、干姜，温阳散寒；湿邪偏盛者，加防己、薏苡仁、苍术，祛湿消肿；正虚不甚者，减地黄、人参。

现代应用 常用于慢性关节炎、类风湿性关节炎、风湿性坐骨神经痛、腰肌劳损、骨质增生症、小儿麻痹等属风寒湿痹日久，正气不足者。

思忖 独活寄生丸与羌活胜湿汤的功用异同点是什么？
相同点：独活寄生丸和羌活胜湿汤都是治疗痹证关节疼痛的常用方。
不同点：独活寄生汤以祛风湿药、补气血药、强筋骨补肝肾药组合，主治痹证日久，肝肾两虚，气血不足之证，以腰膝疼痛、肢节屈伸不利，或麻木不仁，畏寒喜温，心悸气短等为运用要点。
羌活胜湿汤主要以祛风湿要药为主，主治风湿在表之证，以肩背不可回顾，头痛身重，或腰脊疼痛，难以转侧等为运用要点。

善用 本方是治疗风寒湿痹日久，肝肾两虚，气血不足证的常用方，临床应用以腰膝冷痛，肢节屈伸不利，心悸气短，舌淡苔白，脉细弱为辨证要点。若痹证属湿热实证者忌用。

诵记 独活寄生芄防辛，芎归地芍桂苓均，杜仲牛膝人参草，冷风顽痹具能伸。

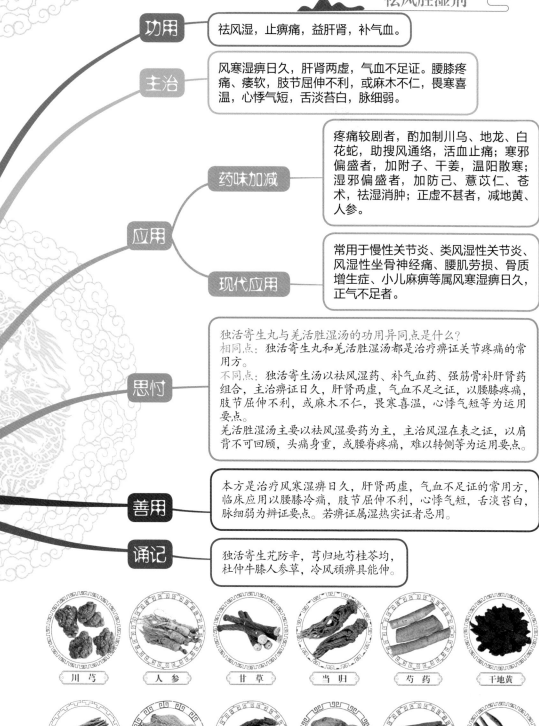

川芎　　人参　　甘草　　当归　　芍药　　干地黄

牛膝　　细辛　　秦艽　　茯苓　　肉桂　　防风

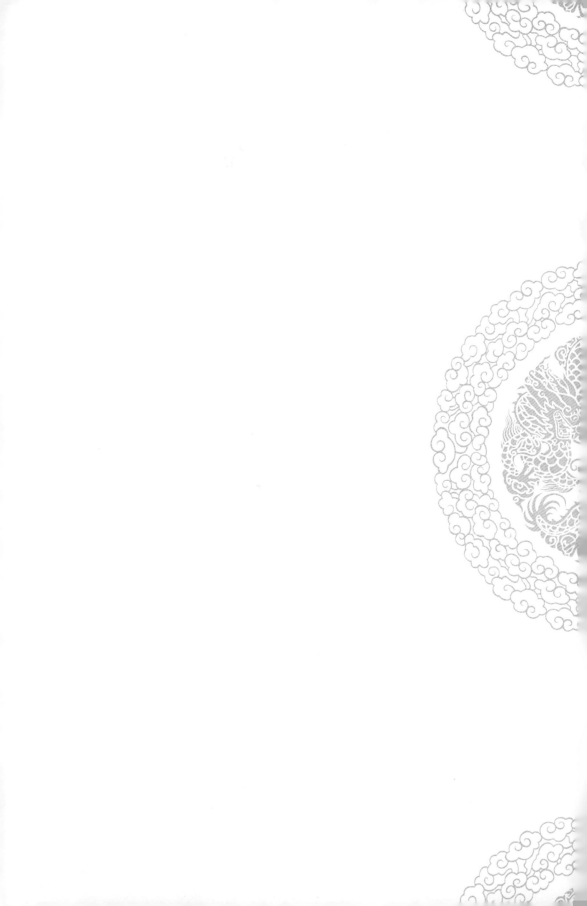

祛痰剂

祛痰剂是以消除痰涎作用为主，用于治疗各种痰病的方剂，属于"八法"中的"消法"。

痰的形成多由外感六淫、饮食失节、七情内伤等致使肺、脾、肾及三焦功能失调，导致水液代谢障碍，津液停聚而酿湿成痰，正所谓"脾为生痰之源""肾为生痰之本""肺为贮痰之器"。根据痰病的临床表现，可分为寒痰、热痰、湿痰、燥痰、风痰等。所以，祛痰剂分为燥湿化痰剂、清热化痰剂、润燥化痰剂、温化寒痰剂、治风化痰剂。

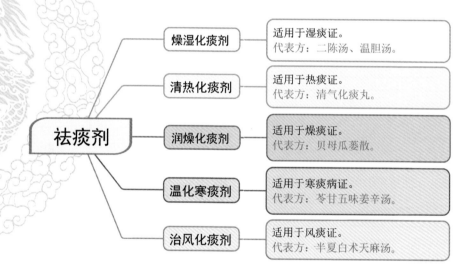

祛痰剂	燥湿化痰剂	适用于湿痰证。 代表方：二陈汤、温胆汤。
	清热化痰剂	适用于热痰证。 代表方：清气化痰丸。
	润燥化痰剂	适用于燥痰证。 代表方：贝母瓜蒌散。
	温化寒痰剂	适用于寒痰病证。 代表方：苓甘五味姜辛汤。
	治风化痰剂	适用于风痰证。 代表方：半夏白术天麻汤。

应用祛痰剂时，应辨别痰证之性质，分清寒热燥湿之不同而选用相应的方剂；对于咳嗽痰黏难咳或有咯血倾向者，则不宜应用辛温燥烈之剂，以免引起咳血；表邪未解或痰多者，慎用滋润之品，以防壅滞留邪。

半夏
15g

白茯苓
9g

组成

炙甘草
4.5g

橘红
15g

用法
加生姜 7 片，乌梅 1 枚，水煎服。

证治机理
本方主症多由脾肺功能失调所致。脾为生痰之源，肺为贮痰之器，脾失健运则停湿生痰，湿痰犯肺则咳嗽痰多。湿浊内盛，最易阻碍清阳，影响胃气失和，每见头眩心悸、恶心呕吐。治宜燥湿化痰，理气和中。

方解

君
半夏，辛温性燥，最善燥湿化痰，且能降逆和胃。

臣
橘红，辛苦温燥，理气燥湿，使脾健湿除，气行痰消，正所谓"治痰先治气，气顺痰自消"。

佐
茯苓，健脾渗湿，杜绝生痰之源。
生姜，降逆化痰。
乌梅，收敛肺气，与半夏相伍，散中有收，使祛痰不伤正，收敛不留邪。

使
炙甘草，调和药性。

解析
诸药合用，祛痰和理气相合，共奏燥湿化痰、理气和中之效。因方中君臣药半夏、橘红皆以陈久者良，故以"二陈"命名。

配伍特点
燥化之中寓行运之法，重在治脾以消痰。

二陈汤
《太平惠民和剂局方》

半夏

橘红

茯苓

甘草

功用

燥湿化痰，理气和胃。

主治

湿痰咳嗽。咳嗽痰多，色白易咯，胸膈满闷，恶心欲吐，肢体倦怠，或头眩心悸，舌苔白润，脉滑。

应用

药味加减

若治湿痰，加苍术、厚朴以增燥湿化痰之力；治热痰，加胆南星、瓜蒌以清热化痰；治寒痰，加干姜、细辛以温化寒痰；治风痰眩晕，加天麻、僵蚕以化痰息风；治食痰，加莱菔子、麦芽以消食化痰；治郁痰，加香附、青皮、郁金以解郁化痰；治痰流经络之瘰疬，加海藻、昆布、牡蛎以软坚化痰。

现代应用

常用于慢性支气管炎、肺气肿、慢性胃炎、妊娠呕吐、神经性呕吐、耳源性眩晕、胃及十二指肠溃疡、脑血管意外等属湿痰壅盛证者。

附方

导痰汤（《传信适用方》引皇甫坦方）
组成：半夏 12g，天南星 3g，橘红 3g，枳实 3g，赤茯苓 3g。
用法：加生姜 4 片，水煎服。
功用：燥湿祛痰，行气开郁。
主治：痰厥证。头目眩晕，或痰饮壅盛，胸膈痞塞，胁肋胀满，头痛吐逆，喘急痰嗽，涕唾稠黏，舌苔厚腻，脉滑。

涤痰汤（《奇效良方》）
组成：胆南星、半夏各 7.5g，麸炒枳实 6g，茯苓 6g，橘红 4.5g，石菖蒲、人参各 3g，竹茹 2g，甘草 1.5g。
用法：加生姜 3 片，水煎服。
功用：涤痰开窍。
主治：中风痰迷心窍证。舌强不能言，喉中痰鸣，辘辘有声，舌苔白腻，脉沉滑或沉缓。

思忖

导痰汤与涤痰汤的功用异同点是什么？
相同点：导痰汤和涤痰汤皆由二陈汤化裁而成，均有燥湿化痰之功。
不同点：导痰汤是由二陈汤去乌梅、甘草，加燥湿化痰的天南星、理气化痰的枳实而成，半夏与天南星相伍则燥湿化痰之力强，橘红与枳实相合则行气之力增，故祛痰、行气之力较二陈汤为著，主治痰浊内阻、气机不畅之痰厥。
涤痰汤是在导痰汤基础上再加石菖蒲、竹茹、人参而成，较导痰汤又增涤痰开窍、益气扶正之力，常用治中风痰迷心窍证。

善用

本方是治疗湿痰证的基础方。临床应用以咳嗽，呕恶，痰多色白易咯，舌苔白腻，脉滑为辨证要点。

诵记

二陈汤中半夏陈，益以茯苓甘草成。
利气和中燥湿痰，煎加生姜与乌梅。

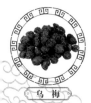
乌梅

生姜

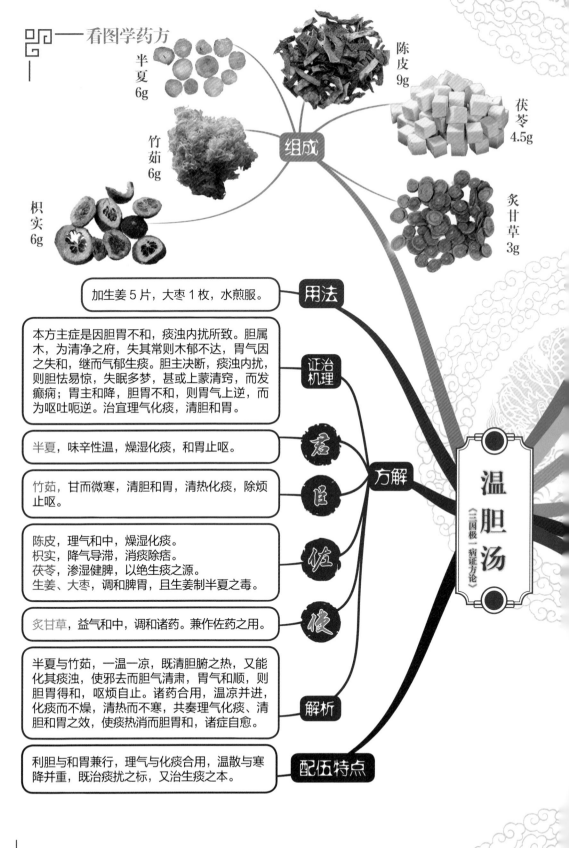

看图学药方

半夏 6g

陈皮 9g

竹茹 6g

组成

茯苓 4.5g

炙甘草 3g

枳实 6g

用法 加生姜5片，大枣1枚，水煎服。

证治机理 本方主症是因胆胃不和，痰浊内扰所致。胆属木，为清净之府，失其常则木郁不达，胃气因之失和，继而气郁生痰。胆主决断，痰浊内扰，则胆怯易惊，失眠多梦，甚或上蒙清窍，而发癫痫；胃主和降，胆胃不和，则胃气上逆，而为呕吐呃逆。治宜理气化痰，清胆和胃。

君 半夏，味辛性温，燥湿化痰，和胃止呕。

臣 竹茹，甘而微寒，清胆和胃，清热化痰，除烦止呕。

佐 陈皮，理气和中，燥湿化痰。
枳实，降气导滞，消痰除痞。
茯苓，渗湿健脾，以绝生痰之源。
生姜、大枣，调和脾胃，且生姜制半夏之毒。

使 炙甘草，益气和中，调和诸药。兼作佐药之用。

解析 半夏与竹茹，一温一凉，既清胆腑之热，又能化其痰浊，使邪去而胆气清肃，胃气和顺，则胆胃得和，呕烦自止。诸药合用，温凉并进，化痰而不燥，清热而不寒，共奏理气化痰、清胆和胃之效，使痰热消而胆胃和，诸症自愈。

方解

配伍特点 利胆与和胃兼行，理气与化痰合用，温散与寒降并重，既治痰扰之标，又治生痰之本。

温胆汤
《三因极一病证方论》

功用　理气化痰，清胆和胃。

主治　胆胃不和，痰热内扰证。胆怯易惊，心烦不眠，夜多异梦，或呕恶呃逆，或癫痫，苔腻微黄，脉弦滑。

应用

药味加减　若心内烦热者，加黄连、山栀、豆豉，清热除烦；口燥舌干者，去半夏，加麦冬、天花粉，润燥生津；癫痫抽搐者，加胆南星、钩藤、全蝎，息风止痉；呕吐者，加黄连、苏叶，清热和胃止呕。

现代应用　常用于神经官能症、更年期综合征、精神分裂症、癫痫、耳源性眩晕、支气管炎、冠心病、消化性溃疡、慢性胃炎、脑血管意外等属胆胃不和，痰热内扰证者。

思忖　温胆汤与二陈汤的功用异同点是什么？
相同点：温胆汤和二陈汤均可理气化痰，治疗痰多、胸闷、心悸、呕吐等。
不同点：温胆汤以半夏配伍竹茹，善除痰热，清胆除烦，为治痰热内扰，胆胃不和、虚烦不眠之专方，凡胆怯易惊、虚烦不宁、失眠多梦、呕吐恶心，或因痰热而致的癫痫皆可用之。
二陈汤以半夏与橘红配伍，善于燥湿化痰，理气和中，为治痰总方，用治湿痰证而见胸膈痞闷、咳吐白痰、恶心呕吐等。

善用　本方是治疗胆胃不和，痰热内扰证的常用方。临床应用以心烦不寐，眩悸呕恶，苔白腻微黄，脉弦滑为辨证要点。

诵记　温胆汤中苓半草，枳竹陈皮加姜枣。
虚烦不眠证多端，此系胆虚痰热扰。

半夏

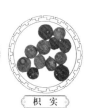
竹茹

枳实

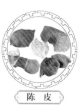
陈皮

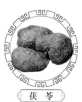
茯苓

甘草

看图学药方

陈皮 6g

杏仁 6g

茯苓 6g

胆南星 9g

制半夏 9g

炒枳实 6g

酒黄芩 6g

瓜蒌仁 6g

组成

用法
生姜汁为丸，每服 6～9g，日2次，温开水送下；亦可作汤剂，加生姜3片，水煎服。

证治机理
本方主症是因热淫于内，灼津成痰，痰热互结所致。火邪灼津，痰气内结，故咳嗽痰黄、黏稠难咯；痰阻气机，肺失宣降，故胸膈痞满，甚则气逆于上，发为气急呕恶。治宜清热化痰，理气止咳。

君
胆南星，味苦性凉，清热豁痰，治实痰实火之壅闭。

臣
瓜蒌仁，甘寒质润而性滑，长于降肺火、化热痰。
黄芩，苦寒，清泻肺火。
半夏，化痰散结，降逆止呕。

佐
杏仁，宣利肺气。
陈皮，下气开痞，消痰散结。
枳实，破气化痰。
茯苓，健脾渗湿。

使
姜汁（姜汁为丸），既可制半夏之毒，又增强祛痰降逆之力。

方解

解析
治痰者当须降其火，治火者必须顺其气，所以诸药相合，热清降火，气顺痰消，则诸证自解。

配伍特点
寒凉清热与苦燥化痰之品相配，有清热祛痰之功；健脾促运与肃肺理气之品同用，有肺脾兼治之妙。

清气化痰丸
《医方考》

陈皮

杏仁

功用 清热化痰，理气止咳。

主治 痰热蕴肺证。咳嗽，痰黄、黏稠难咳，胸膈痞满，甚则气急呕恶，舌质红，苔黄腻，脉滑数。

应用

药味加减 若肺热较甚，身热口渴者，加石膏、知母清泻肺热；痰多气急者，加鱼腥草、桑白皮清热泻肺化痰；热结便秘者，加大黄通腑泻火。

现代应用 常用于肺炎、急性支气管炎、慢性支气管炎急性发作、急性咽喉炎、副鼻窦炎等属痰热内结者。

附方 清金化痰汤（《医学统旨》）
组成：黄芩、山栀子各 12g，知母、桑白皮、瓜蒌仁各 15g，贝母、麦冬、橘红、茯苓、桔梗各 9g，甘草 3g。
用法：水煎服。
功用：清肺化痰。
主治：热痰壅肺。咳嗽，咯痰黄稠，舌质红，苔黄腻，脉濡数。

思忖 清气化痰丸与清金化痰汤的功用异同点是什么？
相同点：清气化痰丸和清金化痰汤均能清热化痰，治疗热痰证。
不同点：清气化痰丸在清肺热药中配以杏仁、枳实等理气止咳之品，用治肺热咳嗽、痰多黄稠、胸脘满闷。
清金化痰汤在清肺热药中配以麦冬、贝母、知母等养阴之品，用治咳嗽、咯痰黄稠腥臭，或带血丝、面赤、鼻出热气、咽喉干痛、舌苔黄腻、脉象濡数。

善用 本方是治疗痰热咳嗽的常用方剂。临床应用以咳嗽痰黄，黏稠难咯，胸膈痞满，舌质红，苔黄腻，脉滑数为辨证要点。

诵记 清气化痰星夏橘，杏仁枳实瓜蒌仁，苓苓姜汁为糊丸，气顺火消痰自失。

枳 实

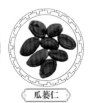
黄 芩

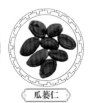
瓜蒌仁

茯 苓

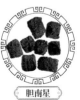
胆南星

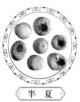
半 夏

贝母
9g

茯苓
5g

瓜蒌
6g

橘红
5g

组成

天花
粉
3g

桔梗
5g

用法 —— 水煎服。

证治
机理 —— 本方主症是由燥热伤肺，灼津成痰，燥痰阻肺，肺失清肃所致。肺为娇脏，喜清肃而不耐寒热，一旦肺受火刑，不但灼津为痰，而且津伤液少，气道干涩，故痰稠难咯、涩而难出。治宜润肺清热，理气化痰。

方解

君 —— 贝母，甘而性微寒，清热化痰，润肺止咳。

臣 —— 瓜蒌仁，清热涤痰，利气润燥。

佐 —— 天花粉，润燥生津，清热化痰。
橘红，理气化痰，使气顺痰消。
茯苓，健脾渗湿，以杜生痰之源。
桔梗，宣利肺气，化痰止咳，令肺金宣降有权。

解析 —— 诸药相伍，润燥与理气合用，则肺得清润而燥痰自化，宣降有常则咳逆自止。

配伍特点 —— 清润宣化并用，肺脾同调，而以润肺化痰为主，且润肺不留痰，化痰不伤津。

贝母瓜蒌散
《医学心悟》

功用　润肺清热，理气化痰。

主治　燥痰咳嗽证。咳嗽痰少，咯痰不爽，涩而难出，咽喉干燥，苔白而干，脉数。

应用

药味加减　若咽喉痛甚者，加玄参、麦冬，清热润燥；若兼感风邪，喉中作痒者，加桑叶、杏仁、前胡、牛蒡子，疏风宣肺利咽；声音嘶哑，痰中带血者，去陈皮，加沙参、阿胶，养阴止血；喘甚者，加杏仁、枇杷叶，止咳平喘。

现代应用　常用于支气管炎、肺结核、肺炎、肺气肿、支气管扩张、慢性咽炎、硅肺等属燥痰证者。

思忖　贝母瓜蒌散、桑杏汤、清燥救肺汤的功用异同点是什么？
相同点：贝母瓜蒌散、桑杏汤、清燥救肺汤皆能清润肺燥而止咳，用治肺有燥热之咳嗽证。
不同点：贝母瓜蒌散重在润肺祛痰，润燥与化痰两相兼顾，主治燥痰咳嗽证，症见咳嗽痰少而黏，涩而难出，咽口干燥，舌苔干。
桑杏汤用药轻清宣透，偏于轻宣肺经温燥之邪而化痰止咳，其宣散之力大于清润化痰之力，适用于温燥外袭，肺津伤之轻证，症见身热不甚，干咳或痰少而黏，脉浮数。
清燥救肺汤则重在清燥润肺，止咳平喘，兼以养阴益气，适用于温燥伤肺之重证，症见身热，心烦口渴，干咳无痰，气逆而喘，舌红少苔，脉虚数。

善用　本方是治疗燥痰证的常用方。临床应用以咳嗽痰少，咯痰难出，咽喉干燥，苔白而干为辨证要点。对虚火上炎及温燥伤肺之咳嗽，不宜使用本方。

诵记　贝母瓜蒌天花粉，橘红茯苓加桔梗，肺燥有痰咳难出，润肺化痰此方珍。

贝母

瓜蒌

天花粉

茯苓

橘红

桔梗

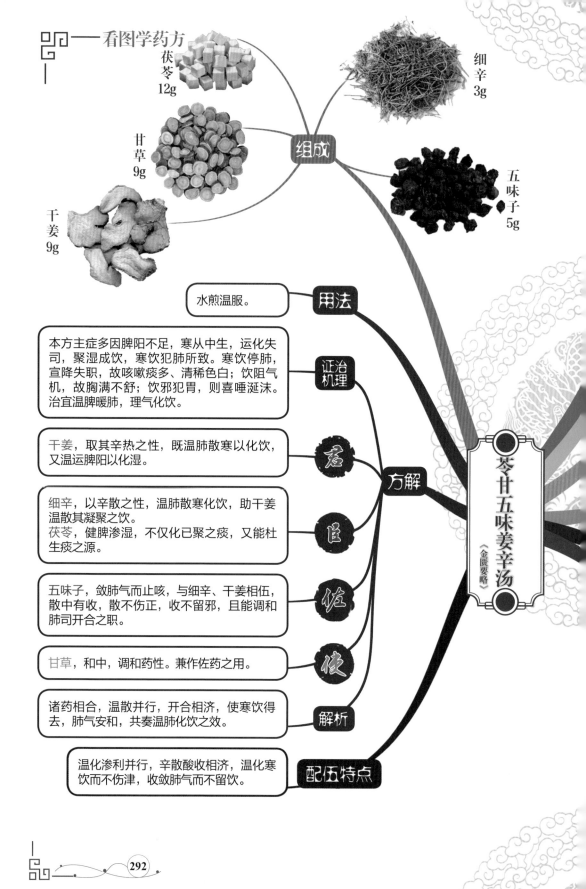

看图学药方

茯苓 12g

细辛 3g

甘草 9g

组成

五味子 5g

干姜 9g

用法 —— 水煎温服。

证治机理 —— 本方主症多因脾阳不足，寒从中生，运化失司，聚湿成饮，寒饮犯肺所致。寒饮停肺，宣降失职，故咳嗽痰多、清稀色白；饮阻气机，故胸满不舒；饮邪犯胃，则喜唾涎沫。治宜温脾暖肺，理气化饮。

君 —— 干姜，取其辛热之性，既温肺散寒以化饮，又温运脾阳以化湿。

臣 —— 细辛，以辛散之性，温肺散寒化饮，助干姜温散其凝聚之饮。
茯苓，健脾渗湿，不仅化已聚之痰，又能杜生痰之源。

佐 —— 五味子，敛肺气而止咳，与细辛、干姜相伍，散中有收，散不伤正，收不留邪，且能调和肺司开合之职。

使 —— 甘草，和中，调和药性。兼作佐药之用。

解析 —— 诸药相合，温散并行，开合相济，使寒饮得去，肺气安和，共奏温肺化饮之效。

配伍特点 —— 温化渗利并行，辛散酸收相济，温化寒饮而不伤津，收敛肺气而不留饮。

方解

苓甘五味姜辛汤

《金匮要略》

功用　温肺化饮。

主治　寒饮咳嗽证。咳嗽痰多，清稀色白，或喜唾涎沫，胸膈不舒，舌苔白滑，脉弦滑。

应用

药味加减　若痰多欲呕者，加半夏化痰降逆止呕；冲气上逆者，加桂枝温中降冲；咳甚颜面虚浮者，加杏仁宣肺利气止咳。

现代应用　常用于慢性支气管炎、肺气肿属寒饮内停而咳痰清稀者。

思忖　苓甘五味姜辛汤与小青龙汤的功用异同点是什么？
相同点：苓甘五味姜辛汤和小青龙汤均用干姜、细辛、五味子，皆有温肺化饮、平喘止咳之效，用治寒饮停肺之咳嗽、气喘、痰多清稀、胸膈痞闷等。
不同点：苓甘五味姜辛汤以温肺化饮为主，温化并行，而无解表之功，专治寒饮犯肺之里证，凡咳嗽、痰稀、口淡者多用之。
小青龙汤以麻黄、桂枝相须为君，发汗散寒以解表邪，配以干姜、细辛、五味子温肺化饮，外能散表邪，内能温肺寒，属内外并治之剂，用治外有风寒、内停水饮之恶寒发热、无汗胸痞、咳喘、痰多清稀、肢体沉重等。

善用　本方是治疗寒饮咳嗽的常用方剂。临床应用以咳嗽痰稀色白，舌苔白滑，脉弦滑为辨证要点。凡肺燥有热，阴虚咳嗽，痰中带血者，忌用本方。

诵记　苓甘五味姜辛汤，温肺化饮常用方，半夏杏仁均可加，寒痰水饮咳嗽康。

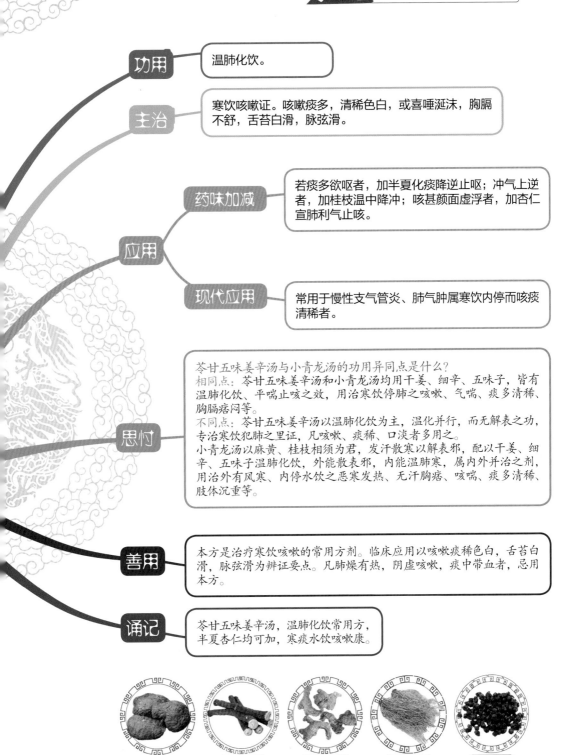

茯苓　　甘草　　干姜　　细辛　　五味子

半夏
9g

橘红
6g

天麻
6g

白术
18g

组成

甘草
3g

茯苓
6g

用法

加生姜1片，大枣2枚，水煎服。

证治
机理

本方主症是因脾虚生湿，湿聚成痰，湿痰壅
遏，引动肝风，肝风夹湿痰上扰清窍所致。
风痰上扰，蒙蔽清阳，故眩晕、头痛；痰阻
气滞，升降失司，故胸闷呕恶；内有痰浊，
则舌苔白腻；脉来弦滑，主风主痰。治宜化
痰息风，健脾祛湿。

方解

君

半夏，辛温而燥，燥湿化痰，降逆止呕。
天麻，味甘而润，平肝息风而止眩晕，与半
夏合用，为治风痰眩晕头痛之要药。

臣

白术，健脾燥湿。
茯苓，健脾渗湿，以治生痰之源。

佐

橘红，理气化痰，气顺则痰消。

使

甘草，调药和中。
生姜、大枣（煎加姜、枣），调和脾胃，生姜
兼制半夏之毒。兼作佐药之用。

解析

诸药合用，共奏化痰息风之效，使风随痰消，
眩晕自愈。

半夏白术天麻汤
《医学心悟》

配伍特点

以化痰息风治标为主，健脾祛
湿治本为辅。

功用

化痰息风，健脾祛湿。

主治

风痰上扰证。眩晕头痛，胸膈痞闷，恶心呕吐，舌苔白腻，脉弦滑。

应用

药味加减

若眩晕较甚者，加僵蚕、胆南星，加强化痰息风之力；头痛较甚者，加蔓荆子、白蒺藜，祛风止痛；呕吐甚者，加代赭石、旋覆花，镇逆止呕；兼气虚者，加党参、生黄芪，益气健脾；湿痰偏盛，舌苔白滑者，加泽泻、桂枝，渗湿化饮；若肝阳偏亢者，加钩藤、代赭石，潜阳息风。

现代应用

常用于耳源性眩晕、高血压病、神经性眩晕、癫痫、面神经炎等属风痰上扰者。

附方

半夏白术天麻汤（《脾胃论》）
组成：黄柏 1g，干姜 1g，天麻、苍术、茯苓、黄芪、泽泻、人参各 2.5g，白术、神曲各 5g，半夏、大麦、橘皮各 7.5g。
用法：水煎服。
功用：燥湿化痰，益气和胃。
主治：吐逆食不能停，痰唾稠黏，涌吐不止，眼黑头眩，恶心烦闷，气短促上喘，无力，不欲言，心神颠倒，兀兀不止，目不敢开，如在风云中，头痛如裂，身重如山，四肢厥冷，不得安卧。

思忖

半夏白术天麻汤（《医学心悟》）与半夏白术天麻汤（《脾胃论》）的功用异同点是什么？
相同点：半夏白术天麻汤（《医学心悟》）和半夏白术天麻汤（《脾胃论》）均可健脾祛痰。
不同点：半夏白术天麻汤（《医学心悟》）以化痰息风为重，兼健脾祛湿，用治风痰上扰之眩晕、头痛。
半夏白术天麻汤（《脾胃论》）以补气健脾燥湿为主，兼化痰息风，用治气虚痰厥头痛。

善用

本方是治疗风痰上扰所致眩晕、头痛的常用方。临床应用以眩晕头痛，舌苔白腻，脉弦滑为辨证要点。对于肝肾阴虚、气血不足或肝阳上亢所致之眩晕，不宜使用本方。

诵记

半夏白术天麻汤，苓草橘红枣生姜，
眩晕头痛风痰盛，痰化风息复正常。

 半夏 天麻 茯苓 橘红 白术 甘草

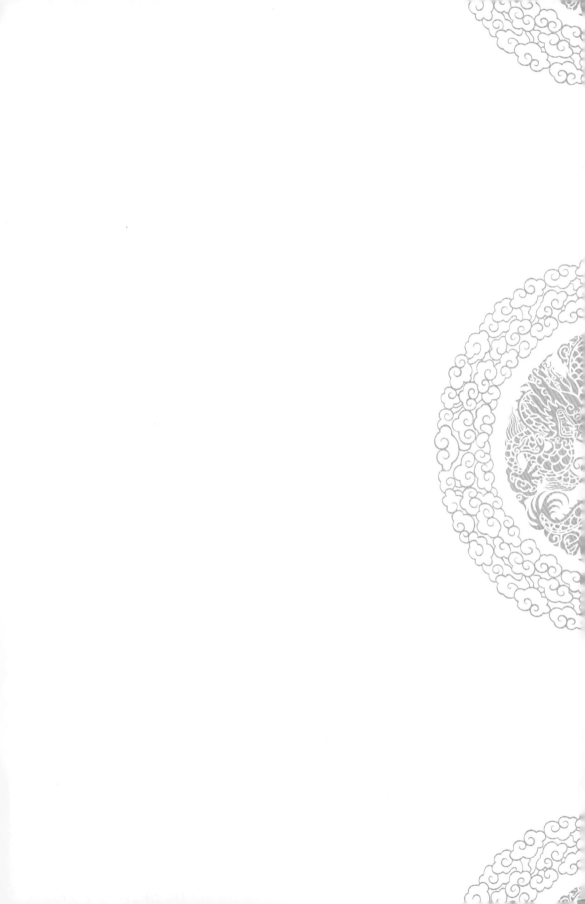

消食剂

　　消食剂是以消食运脾、化积导滞等作用为主，用于治疗各种食积证的方剂，属于"八法"中的"消法"。

　　食积之病多因饮食不节，暴饮暴食或脾虚饮食难消所致。因此，消食剂分为消食化滞剂和健脾消食剂。

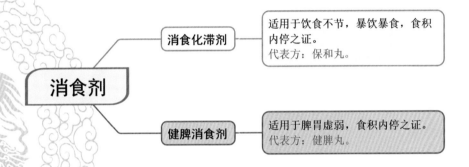

消食剂

消食化滞剂 —— 适用于饮食不节，暴饮暴食，食积内停之证。
代表方：保和丸。

健脾消食剂 —— 适用于脾胃虚弱，食积内停之证。
代表方：健脾丸。

　　消食剂与泻下剂均为消除体内有形实邪的方剂，消食剂作用较泻下剂缓和，但仍属克削或攻伐之剂，应中病即止，不宜长期服用，且多用丸剂，取其渐消缓散之功。若过用攻伐之剂，则正气更易受损，而病反不除。

山楂
18g

神曲
6g

半夏
9g

茯苓
9g

陈皮
3g

连翘
3g

莱菔子
3g

组成

用法
共为末，水泛为丸，每服6~9g，温开水送下；亦可作汤剂，水煎服。

证治机理
本方主症是因饮食不节，暴饮暴食，食积内停，气机不畅所致。食积内停，中焦气机受阻，故见脘腹胀满，甚则疼痛；食积中阻，脾胃升降失职，则嗳腐吞酸，浊阴不降则呕吐，清阳不升则泄泻。治宜消食化滞，理气和胃。

君
山楂，炒焦重用，酸甘性温，消一切饮食积滞，长于消肉食油腻之积。

臣
神曲，消食健脾，长于化酒食陈腐之积。
莱菔子，下气消食除胀，长于消谷面痰气之积。

佐
半夏、陈皮，行气化滞，和胃止呕。
茯苓，健脾利湿，和中止泻。
连翘，既能散结以助消积，又可清解食积所生之热。

解析
诸药合用，消食和胃，清热祛湿，使食积得消，胃气得和，热清湿去，诸症自愈。

配伍特点
以消食药为主，着重于祛除食积内停之本，配合行气、化湿、清热之品，以兼顾气滞、湿阻、化热之标。从而使胃气和顺，全身安适，得以保和，故方名"保和丸"。

方解

保和丸
《丹溪心法》

功用　消食化滞，理气和胃。

主治　食积证。脘腹痞满胀痛，嗳腐吞酸，恶食呕逆，或大便泄泻，舌苔厚腻，脉滑。

应用

药味加减　若食滞较重者，酌加枳实、槟榔，增强其消食导滞之力；食积化热较甚，而见苔黄、脉数者，酌加黄芩、黄连清热；大便秘结者，加大黄泻下通便；兼脾虚者，加白术健脾。

现代应用　常用于急慢性胃炎、急慢性肠炎、消化不良、婴幼儿腹泻等属食积内停证者。

附方
大安丸（《丹溪心法》）
组成：炒山楂 12g，炒神曲、半夏、茯苓各 6g，陈皮、萝卜子、连翘各 3g，白术 12g。
用法：共为末，粥糊丸服。
功用：消食健脾。
主治：食积兼脾虚证。饮食不消，脘腹胀满，纳少肢倦，大便稀溏，以及小儿食积。

思忖
保和丸与大安丸的功用异同点是什么？
相同点：保和丸和大安丸的药物组成、功用相似，均能消食和胃。
不同点：大安丸较保和丸多健脾燥湿的白术一味，余药用量也较之为轻。全方配伍，消中兼补，即消食之中兼有健脾之功，故适用于食积兼脾虚者，对于小儿食积证尤宜。

善用　本方是治疗"一切食积"轻证的常用方，临床应用以脘腹胀满，嗳腐厌食，苔厚腻，脉滑为辨证要点。

诵记
保和神曲与山楂，苓夏陈翘菔子加，
炊饼为丸麦汤下，消食和胃效堪夸。

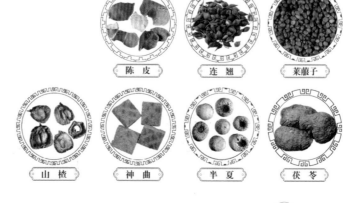

陈皮　　连翘　　莱菔子

山楂　　神曲　　半夏　　茯苓

—— 看图学药方

组成

炒白术 15g

陈皮 6g

砂仁 6g

木香 6g

黄连 6g

炒麦芽 6g

甘草 6g

山楂 6g

山药 6g

茯苓 10g

神曲 6g

肉豆蔻 6g

人参 9g

用法　为细末，糊丸或水泛小丸，每服 6 ～ 9g，温开水送下，日 2 次；亦可作汤剂，水煎服。

证治机理　本方主症是因脾虚胃弱，运化失常，食积停滞，郁而生热所致。脾胃纳运无力，故见食少难消、大便溏薄；气血生化不足，则倦怠乏力、脉象虚弱；食积阻滞气机，生湿化热，故脘腹痞闷、苔腻微黄。脾虚宜补，食积宜消，治宜健脾和胃，消食止泻。

君　人参、白术、茯苓，重用，补气健脾运湿以止泻。

臣　山楂、神曲、麦芽，消食和胃，除已停之积。

佐　肉豆蔻、山药，健脾止泻。
木香、砂仁、陈皮，皆芳香之品，功能理气开胃，醒脾化湿，既可解除脘腹痞闷，又使全方补而不滞。
黄连，酒炒，清热燥湿，以除食积所化之热。

使　甘草，补中和药。兼作佐药之用。

解析　诸药合用，脾健则泻止，食消则胃和，诸症自愈。

配伍特点　补气健脾药与消食行气药同用，为消补兼施之剂，具有补而不滞、消不伤正的特点。因方中含四君子汤及山药等益气健脾之品居多，补重于消，故名"健脾"。

方解

健脾丸
《伤寒论》

山楂　　山药

白术　　木香

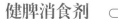
功用　健脾和胃，消食止泻。

主治　脾虚食积证。食少难消，脘腹痞闷，大便溏薄，倦怠乏力，苔腻微黄，脉虚弱。

应用

药味加减　若脾虚食滞兼寒者，去黄连，加干姜，温中祛寒；湿甚者，加车前子、泽泻，利水渗湿；无热象者，去黄连。

现代应用　常用于慢性胃炎、慢性肠炎、消化不良等属脾虚食滞者。

附方　枳术丸（《脾胃论》）
组成：炒枳实 30g，白术 60g。
用法：共为末，糊丸，每服 6～9g，荷叶煎汤或温开水送下，日 2 次。
功用：健脾消痞。
主治：脾虚气滞，饮食停积。胸脘痞满，不思饮食，舌淡苔白，脉弱。

思忖　健脾丸与枳术丸的功用异同点是什么？
相同点：健脾丸和枳术丸皆是消补兼施之剂。
不同点：健脾丸补脾消食之力大于枳术丸，且能渗湿止泻，化湿清热，故健脾丸系健脾消食止泻之方，适用于脾虚胃弱，食积停滞之证。
枳术丸则为健脾化积除痞之剂，适用于脾虚气滞停食之证。

善用　本方是治疗脾虚食积，兼有湿热证的常用方剂。临床应用以脘腹痞满，食少难消，大便溏薄，苔腻微黄，脉虚弱为辨证要点。

肉豆蔻

诵记　健脾参术苓草陈，肉蔻香连合砂仁，楂肉山药曲麦炒，消补兼施不伤正。

黄　连

甘　草

茯　苓

人　参

神　曲

砂　仁

麦　芽

陈　皮

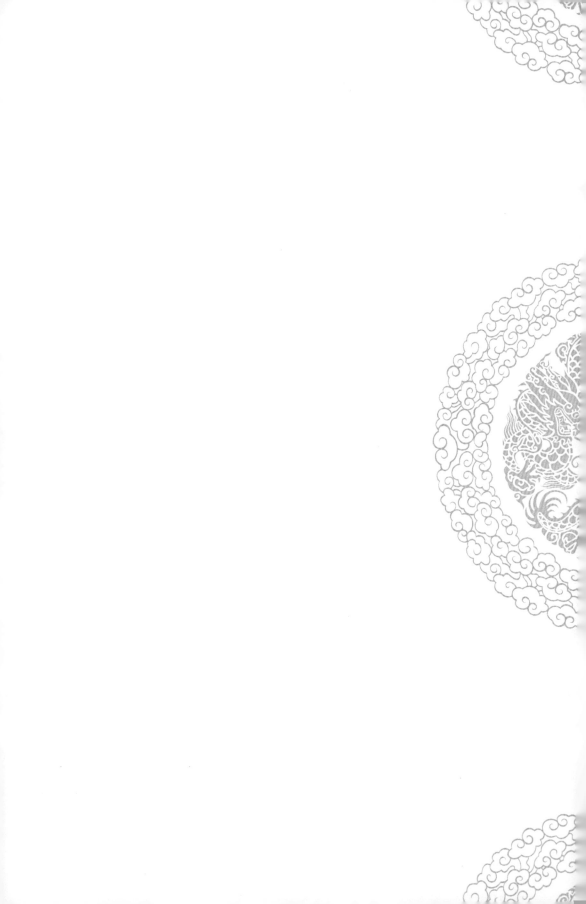

驱虫剂

驱虫剂是以驱虫、杀虫或安蛔等作用为主，用于治疗人体寄生虫病的方剂。

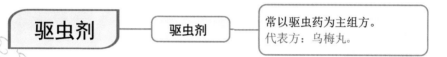

使用驱虫剂时，要注意掌握某些有毒驱虫药的用量，以免中毒或损伤正气；驱虫后，应注意调理脾胃，以善其后。

驱虫剂宜空腹服用，服后忌食油腻食物。

驱虫药多系攻伐之品，不宜久服，年老、体弱者及孕妇宜慎用。

乌梅
30g

蜀椒
5g

桂枝
6g

细辛
3g

干姜
9g

组成

人参
6g

黄连
9g

黄柏
6g

当归
6g

炮附子
6g

用法

乌梅用醋浸泡一宿，去核打烂，和余药打匀，烘干或晒干，研成细末，加蜜制丸，每服9g，日2～3次，空腹温开水送下；亦可作汤剂，水煎服。

证治机理

本方主症是因患者素有蛔虫，兼肠寒胃热，蛔虫上扰所致。病性为寒热错杂，虚实夹杂。蛔虫喜温而恶寒，故有"遇寒则动，得温则安"之说，其性喜钻窜，寄生于肠中。肠寒不利于蛔虫生存，则其寻热上窜，不时扰动肠腑，故脘腹阵痛，时发时止；蛔虫阻塞胃肠，腑气不通，胃失和降，则呕吐，甚至吐蛔；虫团阻塞气机，使阴阳之气不相顺接，则四肢厥冷，发为蛔厥。若素体脾阳不足，气血虚弱，加之饮食不洁，酿成久泻、久痢，亦属寒热错杂，胃热肠寒。治宜寒热并调、温脏安蛔止痛。

方解

乌梅丸
《伤寒论》

君

乌梅，重用，取其味酸以安蛔，使蛔静则痛止。

臣

蜀椒、细辛，味辛性温，辛以伏蛔，温以祛寒。黄连、黄柏，味苦性寒，苦能下蛔，寒能清解蛔虫上扰、气机逆乱所生之热。

佐

附子、桂枝、干姜，皆为辛热之品，既可增强温脏祛寒之功，亦有辛可伏蛔之力。
当归、人参，补养气血，扶助正气，且合桂枝以养血通脉，调和阴阳以解四肢厥冷。

使

蜂蜜（以蜜为丸），甘缓和中。

解析

诸药相合，使阳复寒散而厥回，蛔静不扰而痛止。

配伍特点

酸苦辛甘药并用，"蛔得酸则静，得辛则伏，得苦则下"（《古今名医方论》）；温清补敛法合施，以图散寒清热，扶正祛邪，标本兼顾。

功用
温脏安蛔。

主治
脏寒蛔厥证。脘腹阵痛，手足厥冷，烦闷呕吐，时发时止，得食则吐，甚则吐蛔。或久泻久痢。

应用

药味加减
本方重在安蛔，驱虫力弱，应用时加使君子、苦楝皮、槟榔以杀虫、驱虫；呕吐严重者，可加生姜、半夏、吴茱萸以降逆止呕；腹痛甚者，加芍药、甘草以缓急止痛。

现代应用
常用于胆道蛔虫症、慢性菌痢、慢性胃肠炎、结肠炎等属寒热错杂，气血虚弱证者。

附方
理中安蛔汤（《万病回春》，原名安蛔汤）
组成：人参 7g，白术 10g，茯苓 10g，干姜 5g，乌梅 9g，花椒 3g。
用法：水煎服。
功用：温中安蛔。
主治：中焦虚寒蛔扰证。便溏溲清，腹痛肠鸣，便蛔或吐蛔，四肢不温，舌苔薄白，脉虚缓。

思忖
乌梅丸和理中安蛔汤的功用异同点是什么？
相同点：乌梅丸和理中安蛔汤均有安蛔驱虫之功。
不同点：乌梅丸酸苦辛并进，寒热并用，攻补兼施，既能安蛔止痛，又能温脏补虚，适用于胃热肠寒、寒热错杂之蛔厥重证。
理中安蛔汤温中祛寒配以驱蛔，适用于中焦虚寒之蛔扰证。

善用
本方是治疗寒热错杂、蛔虫上扰之蛔厥的常用方。临床应用以腹痛时作，烦闷呕吐，甚则吐蛔，或手足厥冷为辨证要点。蛔虫病发作之时，可先用本方安蛔，再行驱虫。

诵记
乌梅丸用细辛桂，黄连黄柏及当归，
人参椒姜加附子，清上温下又安蛔。

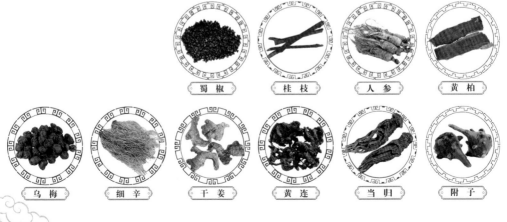

蜀椒　桂枝　人参　黄柏
乌梅　细辛　干姜　黄连　当归　附子

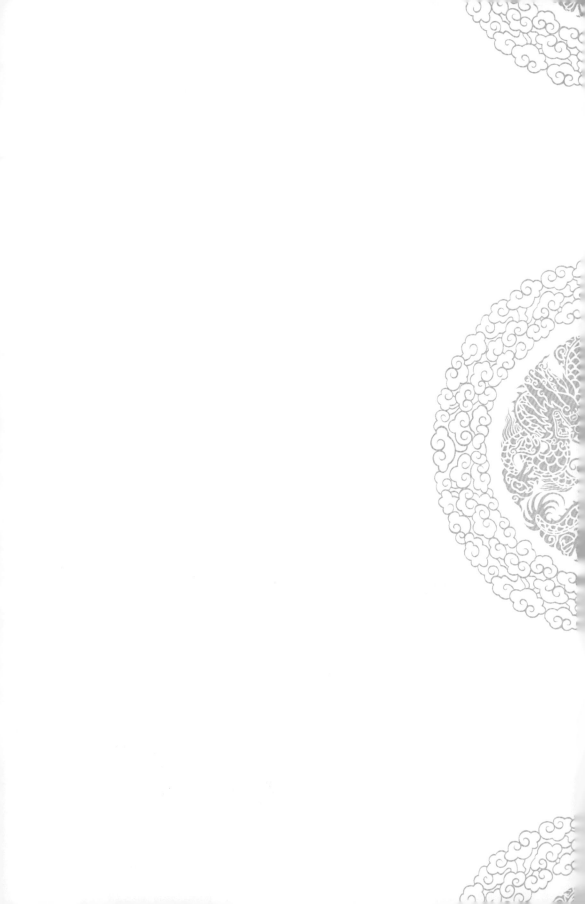

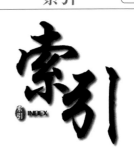

一画

一贯煎 …… 140

二画

二陈汤 …… 284

二妙散 …… 262

十灰散 …… 220

十全大补汤 …… 133

十枣汤 …… 042

七厘散 …… 213

人参养荣汤 …… 133

八正散 …… 258

八珍汤 …… 132

九仙散 …… 152

九味羌活汤 …… 016

三画

三仁汤 …… 260

三妙丸 …… 263

大安丸 …… 299

大羌活汤 …… 017

大补阴丸（原名大补丸）…… 138

大青龙汤 …… 018

大定风珠 …… 236

大承气汤 …… 034

大活络丹 …… 233

大黄牡丹汤 …… 036

大黄附子汤 …… 038

大黄䗪虫丸 …… 207

小儿回春丹 …… 181

小青龙加石膏汤 …… 021

小青龙汤 …… 020

小金丹 …… 113

小建中汤 …… 104

小承气汤 …… 035

小活络丹 …… 232

小柴胡汤 …… 048

小蓟饮子 …… 222

川芎茶调散 …… 228

四画

天王补心丹 …… 170

五苓散 …… 264

五味消毒饮 …… 075

不换金正气散 …… 253

贝母瓜蒌散 ·············· 290
牛黄清心丸 ·············· 179
升陷汤 ·············· 121
乌梅丸 ·············· 304
六一散 ·············· 096
六君子汤 ·············· 117
六味地黄丸 ·············· 136
六和汤 ·············· 255

仙方活命饮 ·············· 074
白头翁汤 ·············· 088
白虎加人参汤 ·············· 063
白虎汤 ·············· 062
瓜蒌薤白白酒汤 ·············· 192
瓜蒌薤白半夏汤 ·············· 193
半夏白术天麻汤 ·············· 294，295
半夏泻心汤 ·············· 056
半夏厚朴汤 ·············· 194
加味逍遥散 ·············· 053

五画

玉屏风散 ·············· 122
甘麦大枣汤 ·············· 173
甘草泻心汤 ·············· 057
左金丸 ·············· 080
龙胆泻肝汤 ·············· 078
平胃散 ·············· 252
归脾汤 ·············· 130
四生丸 ·············· 221
四君子汤 ·············· 116
四妙丸 ·············· 263
四物汤 ·············· 126
四逆汤 ·············· 108
四逆散 ·············· 050
四神丸 ·············· 156
生化汤 ·············· 216
生脉散 ·············· 124
生姜泻心汤 ·············· 057
生铁落饮 ·············· 169

六画

地黄饮子 ·············· 146
芍药汤 ·············· 086
百合固金汤 ·············· 142
至宝丹 ·············· 182
当归四逆汤 ·············· 110
当归饮子 ·············· 231
当归补血汤 ·············· 128
朱砂安神丸 ·············· 168
竹叶石膏汤 ·············· 064
延胡索汤 ·············· 197
血府逐瘀汤 ·············· 208
交泰丸 ·············· 175
安宫牛黄丸 ·············· 178
导赤散 ·············· 076
导痰汤 ·············· 285
异功散 ·············· 117

阳和汤 ·················· 112

七画

麦门冬汤 ·················· 244

苍耳子散 ·················· 229

苏子降气汤 ·················· 198

苏合香丸 ·················· 184

杏苏散 ·················· 240

杞菊地黄丸 ·················· 137

还少丹 ·················· 147

吴茱萸汤 ·················· 106

牡蛎散 ·················· 150

羌活胜湿汤 ·················· 278

完带汤 ·················· 276

补中益气汤 ·················· 120

补阳还五汤 ·················· 210

阿胶鸡子黄汤 ·················· 237

附子汤 ·················· 271

附子理中丸 ·················· 103

八画

青蒿鳖甲汤 ·················· 090

苓甘五味姜辛汤 ·················· 292

苓桂术甘汤 ·················· 268

肾气丸 ·················· 144

易黄汤 ·················· 164

固冲汤 ·················· 162

败毒散 ·················· 028

知柏地黄丸 ·················· 137

金铃子散 ·················· 196

金锁固精丸 ·················· 158

炙甘草汤 ·················· 134

泻心汤 ·················· 071

泻白散 ·················· 082

泻青丸 ·················· 079

定喘汤 ·················· 200

实脾散 ·················· 272

建瓴汤 ·················· 235

参苏饮 ·················· 030

参附汤 ·················· 109

参苓白术散 ·················· 118

九画

荆防败毒散 ·················· 029

茵陈五苓散 ·················· 265

茵陈四逆汤 ·················· 257

茵陈蒿汤 ·················· 256

枳术丸 ·················· 301

枳实薤白桂枝汤 ·················· 193

栀子柏皮汤 ·················· 257

胃苓汤 ·················· 265

香砂六君子汤 ·················· 117

香薷散 ·················· 094

复元活血汤 ·················· 212

保和丸 ·················· 298

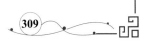

独活寄生汤 ································ 280
养阴清肺汤 ································ 248
济生肾气丸 ································ 145

十画

举元煎 ······································ 121
真人养脏汤 ································ 154
真武汤 ······································ 270
桂枝加龙骨牡蛎汤 ···················· 015
桂枝加厚朴杏子汤 ···················· 015
桂枝加葛根汤 ··························· 015
桂枝汤 ······································ 014
桂枝茯苓丸 ······························ 218
桃红四物汤 ······························ 127
桃核承气汤 ······························ 206
柴平汤 ······································ 253
柴胡加龙骨牡蛎汤 ···················· 049
柴胡桂枝干姜汤 ······················· 049
柴胡疏肝散 ························ 051，190
逍遥散 ······································ 052
健脾丸 ······································ 300
射干麻黄汤 ······························ 021
胶艾汤 ······································ 127
益元散 ······································ 097
消风散 ······································ 230
涤痰汤 ······································ 285
调胃承气汤 ······························ 035
桑杏汤 ······································ 241

桑菊饮 ······································ 024
桑螵蛸散 ·································· 160

十一画

理中丸 ······································ 102
理中安蛔汤 ······························ 305
黄土汤 ······································ 224
黄连汤 ······································ 057
黄连阿胶汤 ······························ 174
黄连解毒汤 ······························ 070
萆薢分清饮 ························· 274，275
菊花茶调散 ······························ 229
银翘散 ······································ 022
猪苓汤 ······································ 266
麻子仁丸 ·································· 040
麻黄加术汤 ······························ 013
麻黄汤 ······································ 012
麻黄杏仁甘草石膏汤 ·················· 026
麻黄杏仁薏苡甘草汤 ·················· 013
旋覆代赭汤 ······························ 202
清气化痰丸 ······························ 288
清心莲子饮 ······························ 077
清金化痰汤 ······························ 289
清带汤 ······································ 165
清胃散 ······································ 084
清骨散 ······································ 091
清营汤 ······································ 066
清暑益气汤 ························· 098，099

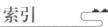
清燥救肺汤 ················ 242

十二画

越鞠丸 ····················· 188
葛根黄芩黄连汤 ············ 058
葶苈大枣泻肺汤 ············ 083
紫金锭 ····················· 185
紫雪 ······················· 180
黑逍遥散 ··················· 053
痛泻要方 ··················· 054
普济消毒饮 ················· 072
温经汤 ················ 214, 215
温胆汤 ····················· 286
犀角地黄汤 ················· 068

十三画

新加香薷饮 ················· 095

十四画

碧玉散 ····················· 097
酸枣仁汤 ··················· 172
缩泉丸 ····················· 159

十五画

增液汤 ····················· 246
增液承气汤 ················· 044
镇肝熄风汤 ················· 234

十九画

藿朴夏苓汤 ················· 261
藿香正气散 ················· 254

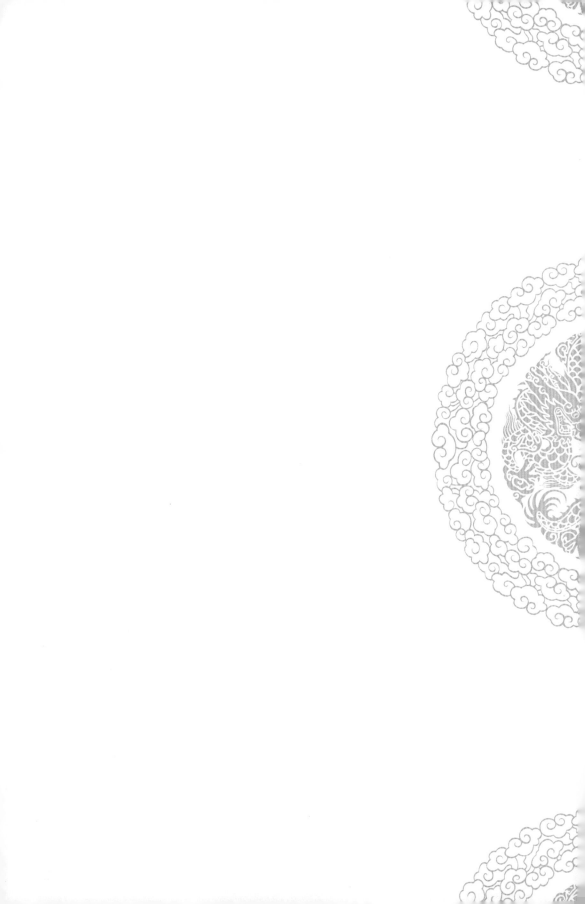

参考书目

1. 姬水英.方剂学［M］.北京：中国中医药出版社，2020.

2. 李冀.方剂学［M］.北京：中国中医药出版社，2016.

3. 王义祁.方剂学［M］.北京：人民卫生出版社，2018.

4. 周永学，李铭.方剂学［M］.北京：中国中医药出版社，2019.

5. 贾波，王均宁.方剂学［M］.上海：上海科学技术出版社，2018.

6. 杨扬.中药与方剂学［M］.北京：中国中医药出版社，2015.

7. 高汉森.方剂学［M］.长沙：湖南科学技术出版社，2014.

8. 陈德兴，文小平.方剂学［M］.北京：清华大学出版社，2013.

9. 李兴广，张珊，姜昭妍.方剂学速记歌诀［M］.北京：化学工业出版社，2020.

10. 刘西建，张艳.方剂学速学速记［M］.北京：化学工业出版社，2018.

11. 李庆业，杨斌.方剂学图表解［M］.北京：人民卫生出版社，2012.